JN194504

脳内環境辞典

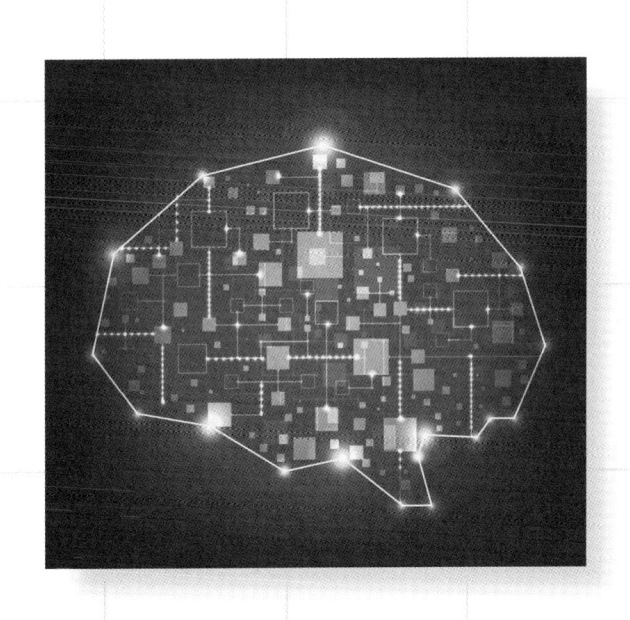

【編集】 **高橋良輔**（京都大学大学院医学研究科臨床神経学教授）

山中宏二（名古屋大学環境医学研究所病態神経科学分野教授）

樋口真人（量子科学技術研究開発機構脳機能イメージング研究部チームリーダー）

漆谷　真（滋賀医科大学内科学講座神経内科教授）

「脳内環境辞典」発刊にあたって

　「脳内環境」という言葉は，新学術領域「脳内環境－恒常性維持機構とその破綻」を立案する際，コアメンバーの議論の末に生まれた造語です。神経変性疾患を理解するうえで神経細胞だけでなく，グリア細胞をはじめとする神経細胞を取り巻く環境にも目を向けなければならない，いや，脳内の環境こそが疾患研究にブレークスルーを生むうえで重要ではないかという考えから生まれたタイトルでした。最近は新学術領域「脳内環境」に関わった以外の先生方のご講演などでも「脳内環境」という言葉が使われることがあり，病態神経科学の領域で市民権を得つつあるのを嬉しく感じています。「脳内環境」の生みの親であるコアメンバーはのちに計画班員となった山中宏二先生（名古屋大学），木山博資先生（名古屋大学），樋口真人先生（現・量子科学技術研究開発機構），服部信孝先生（順天堂大学），内山安男先生（順天堂大学），川上秀史先生（広島大学），内匠　透先生（理研脳センター），三澤日出巳先生（慶応大学），漆谷　真先生（現・滋賀医科大学），加藤英政先生（現・愛媛大学）の諸氏です。

　2011 ～ 2015 年度までの 5 年間，「脳内環境」はコアメンバーに加えて，多くのわが国のトップクラスの神経科学者が公募班員として参加され，数多くの成果を生みました。それと同時に，本領域は斬新な発想を生む議論と共同研究の種を提供するサロンとしての機能を果たしたと自負しています。

　また領域アドバイザーを，国内から金澤一郎先生（故人，国際医療福祉大学），田中啓二先生（東京都医学研究機構），岡野栄之先生（慶応大学），海外から Jean-Pierre Julien 教授（Laval University, Canada），Gena Raivich 教授（University College of London, UK）といったこの領域の権威にお願いしました。大所高所から適確なご指導を頂戴したことに深く感謝申し上げます。

　さて，「脳内環境」の目的について，ホームページの「はじめに」で，「新学術領域『脳内環境』のめざすもの」と題して書いていますので，下記に引用します。

　　これまでの脳神経科学の研究の主役はニューロンでした。たとえばアルツハイマー病やパーキンソン病をはじめとする神経変性疾患では，「なぜニューロンが死ぬのか」という問題に研究の焦点があてられ，その過程で，異常タンパク質の蓄積，オルガネラの機能障害などの神経変性メカニズムが明らかになってきました。

　　しかし，いったん始まった変性過程がどのように進行するのか，なぜ病変が一か所にとどまらずに広がっていくのかが追求された結果，グリア細胞が関わる炎症の役割や，神経細胞から周囲の細胞への変性タンパク質の伝播という予想外の生命現象が新たに見出されました。つまり，これまで脇役と考えられていたグリア細胞や，ニューロンと周囲の細胞の相互作用の重要性が認識されるようになったのです。

　　本領域ではこのような脳内の細胞間相互作用によって形成・維持される「脳内環境」

の解明に焦点を当てます。「脳内環境」の理解には，グリア神経生物学，神経発生・再生医学，神経内分泌学等の基礎神経科学や，細胞・組織・個体レベルでの分子イメージングの手法が不可欠です。本領域では「脳は多彩な細胞群からなるコミュニティーである」との共通認識のもと，基礎神経科学者と疾患研究者が積極的に共同研究を行い，「脳内環境」がいかにニューロンの健全性を保っているかを明らかにします。

　同時にこれまでニューロンの解析だけでは理解できなかった脳内環境の破綻により生ずる精神・神経疾患の病態を解明し，新たな発想に基づく疾患バイオマーカー同定や治療戦略創出を行います。

・・

　新学術領域「脳内環境」は，5年間の活動でこのような目標に着実に近づくとともに，「脳内環境学」という新たな学問領域の創生を行いました。

　「脳内環境辞典」は，「脳内環境」の計画班員，公募班員がその成果を中心に，脳内環境学の現在の到達点についてわかりやすく解説する内容になっています。本書が病態神経科学に興味を持たれる学生や研究者の方々のお役に立ち，読者の中から新たな脳内環境学の担い手が誕生し，この領域がますます発展することを願います。

（平成 29 年 3 月 8 日，京都にて）

　新学術領域「脳内環境」領域代表，京都大学医学研究科臨床神経学教授　**高橋良輔**

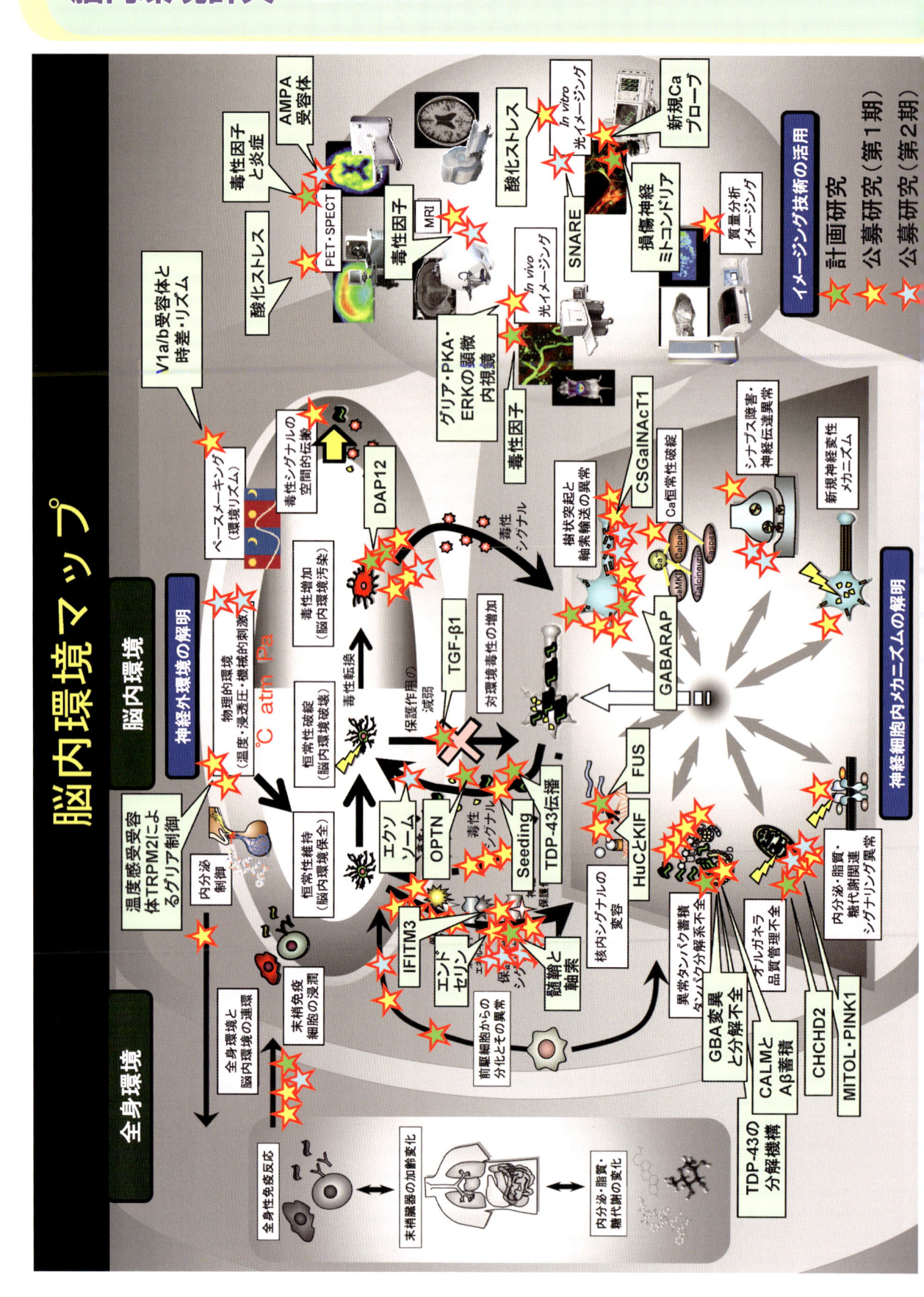

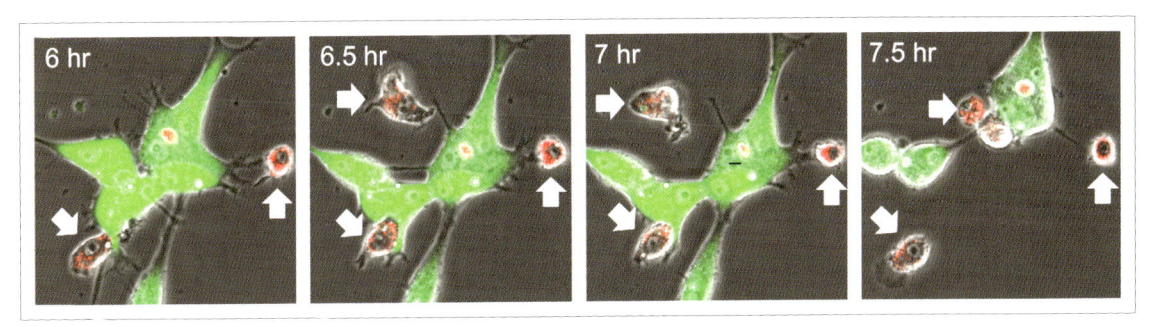

● ミクログリア（矢印）による神経突起剪定の培養細胞実験系　（本文 33 頁参照）

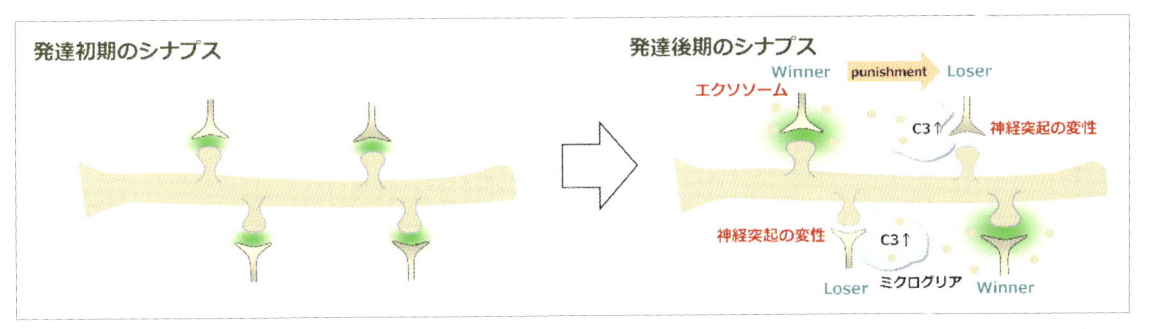

● 神経細胞由来エクソソームによる神経突起剪定の制御機構　（本文 33 頁参照）

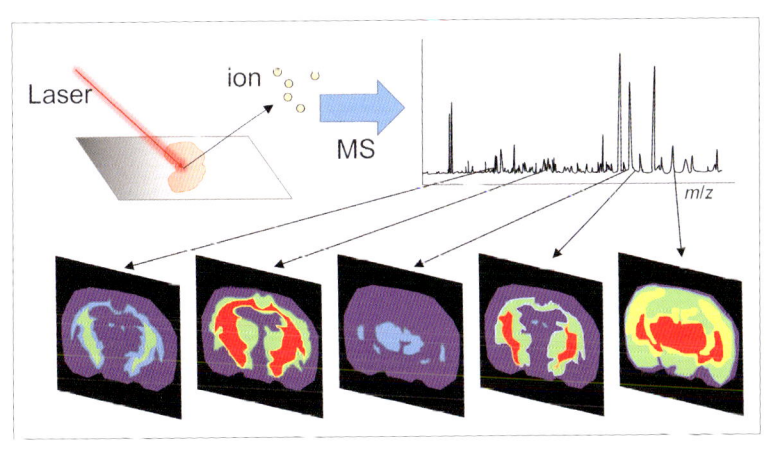

● （本文 47 頁参照）

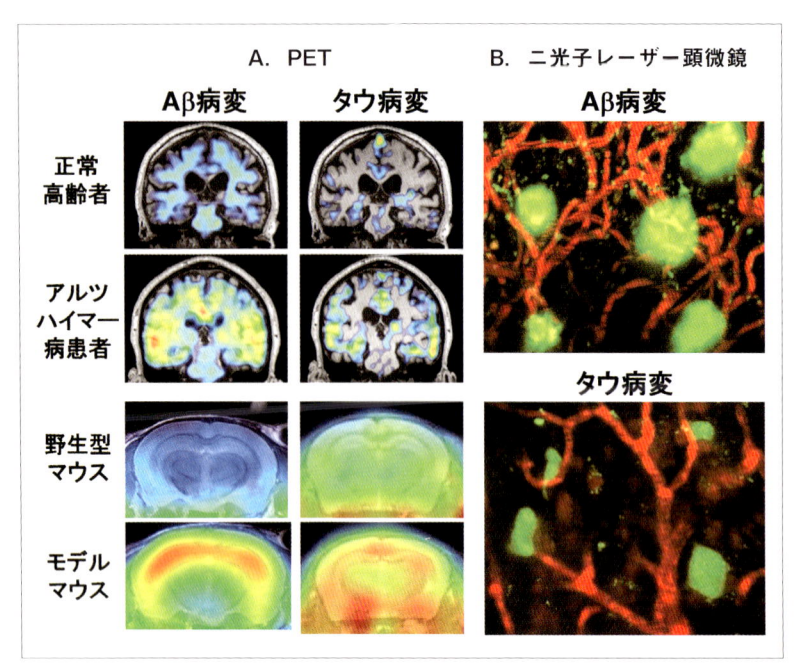

● PET およびインビボ二光子レーザー顕微鏡による Aβ 病変とタウ病変のイメージング 　　　　　　　　　　　　　　　　　　　　　　　　　　（本文 67 頁参照）

A. ヒトとマウスにおける PET 画像。Aβ 病変とタウ病変は，それぞれ放射性標識した PiB と PBB3 で検出。Aβ 病変およびタウ病変のモデルマウスは，それぞれアミロイド前駆体およびタウトランスジェニックマウスを使用。

B. アミロイド前駆体およびタウトランスジェニックマウスにおける二光子レーザー顕微鏡画像。血管は sulforhodamine 101 で描出し，Aβ 病変とタウ病変は，それぞれ PBB2 と PBB3 の非放射性体を静注することで可視化。

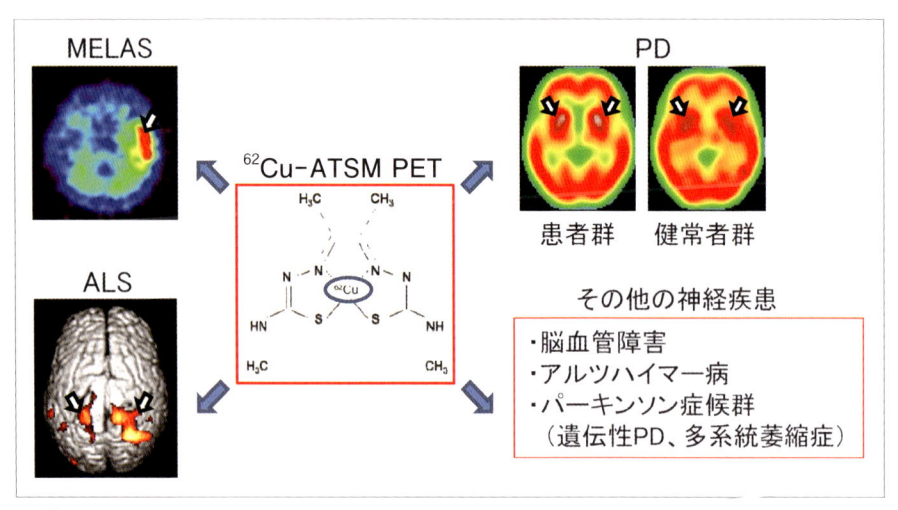

● ^{62}Cu-ATSM の構造と各種神経疾患へ応用 　　　　　　　　　　　　　（本文 77 頁参照）

矢印は酸化ストレスの増強した部位を示す。

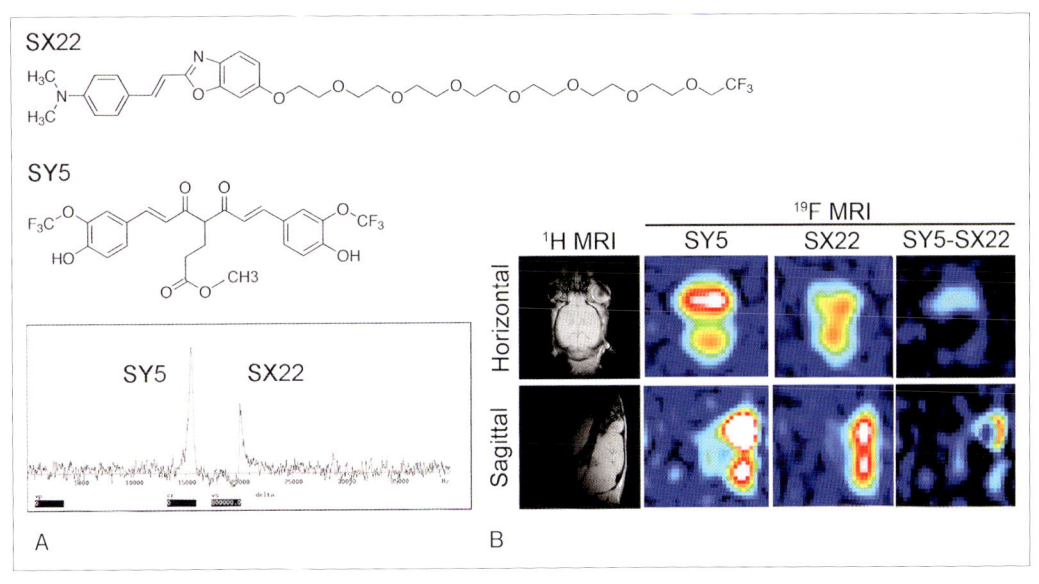

●（本文 85 頁参照）

A. Shiga-X22（SX22）と Shiga-Y5（SY5）の化学式とケミカルシフト。

B. APP/PS1 マウスに SX22 と SY5 を同時投与して得たプロトン MR 画像（¹H MRI）とフッ素 MR 画像（¹⁹F MRI）。

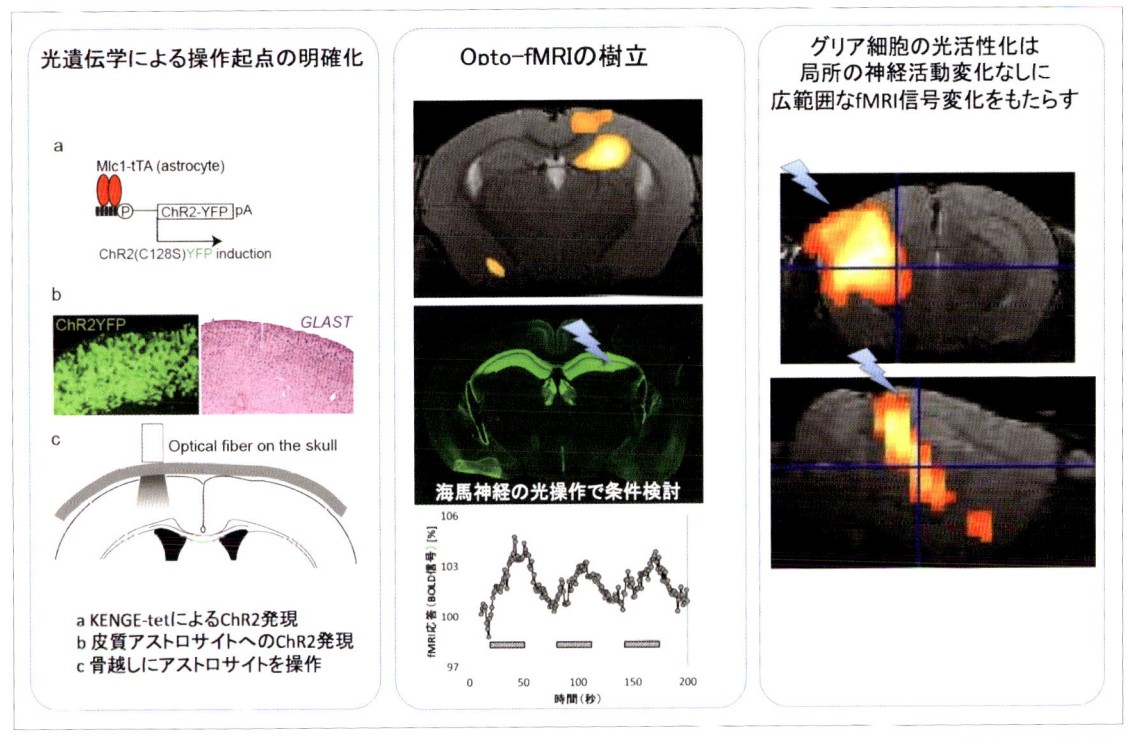

●グリア細胞操作を起点とする神経活動変化と伝播様式解析

（本文 127 頁参照）

脳内環境辞典

編　集：高橋良輔・山中宏二・樋口真人・漆谷　真

● 序文：「脳内環境辞典」発刊にあたって ················4
高橋良輔

● 脳内環境マップ ················6

● カラーグラビア ················7

アストロサイト ················18
小峯　起・山中宏二

アディポネクチン（APN）················20
高松芳樹・小池和佳子・藁谷正明・杉野　弘・橋本　款

アファディン ················22
萬代研二

アミロイド β タンパク質 ················24
富田泰輔

アルギニンバソプレッシン V1a, V1b 受容体 ················26
山口賀章

アルツハイマー病 ················28
木下彩栄

遺伝子コード型 Ca^{2+} プローブ（GECI）················30
大倉正道

エクソソーム ················32
華山力成

オステオポンチン ················34
三澤日出巳

温度感受性 TRP チャネル ················36
富永真琴

ガングリオシド ················38
大海雄介

間葉系幹細胞 ················40
平井宏和

軸索再生阻害因子…………………………………………………………42
　　　　　　　　　　　　　　　　　　　五十嵐道弘

視交叉上核………………………………………………………………44
　　　　　　　　　　　　　　　　　　前川洋太・岡村　均

質量分析イメージング…………………………………………………46
　　　　　　　　　　　　　　　　　　　　矢尾育子

樹状突起スパイン………………………………………………………48
　　　　　　野口　潤・葉山達也・長岡　陽・高橋倫子・河西春郎

侵害受容器………………………………………………………………50
　　　　　　　　　　　　　　　　　　　　碓井理夫

神経回路形成因子 LOTUS……………………………………………52
　　　　　　　　　　　　　　　　　　　竹居光太郎

神経幹細胞………………………………………………………………54
　　　　　　　　　　　　　　　　　　　　菅田浩司

神経受容体のミクロイメージング……………………………………56
　　　　　　　　　　　　　　　　　　　　林　　崇

神経障害性疼痛…………………………………………………………58
　　　　　　　　　　　　　　　　　　　　中川貴之

セロトニン（serotonin, 5-hydroxytryptamine）……………………60
　　　　　　　　　　　　　　　　　　　　河崎洋志

選択的オートファジー…………………………………………………62
　　　　　　　　　　　　　　　　　　　　松本　弦

タウ………………………………………………………………………64
　　　　　　　　　　　　　　　　　　　　高島明彦

タウ・アミロイドイメージング………………………………………66
　　　　　　　　　　　　　　　　　　　　樋口真人

タンパク質分解障害……………………………………………………68
　　　　高橋良輔・漆谷　真・田代善崇・星野友則・山下博史・上村紀仁・山門穂高

電位依存性プロトンチャネル VSOP/Hv1…………………………70
　　　　　　　　　　　　　　　　　　河合喬文・岡村康司

ニューロトリプシン……………………………………………………72
　　　　　　　　　　　　　　　　　　　　宮井和政

脳インスリン様シグナル………………………………………………74
　　　　　　　　　　　　　　　　　　　　田口明子

脳酸化ストレス PET イメージング…………………………………76
　　　　　　　　　　　　　　　米田　誠・井川正道・岡沢秀彦

脳内キナーゼイメージング……………………………………………78
　　　　　　　　　　　　　　　　　　　　船曳和雄

脳内分子イメージング ……………………………………………………80
菊池昭夫・武田　篤

ヒト iPS 細胞 …………………………………………………………82
加藤英政

フッ素 MR 画像法 …………………………………………………84
遠山育夫・柳沢大治郎・田口弘康

プロテアソーム ……………………………………………………86
村田茂穂

ミエリン ……………………………………………………………88
濱口真慈・村松里衣子・山下俊英

ミクログリア ………………………………………………………90
竹内英之

モノカルボン酸トランスポーター ………………………………92
永瀬将志・加藤総夫

ユビキチンリガーゼ ZNRF1 ……………………………………94
若月修二・荒木敏之

リソソームカテプシン D …………………………………………96
内山安男

レドックスシグナル ………………………………………………98
柿澤　昌

αシヌクレイン ………………………………………………………100
広常真治

AMPA 受容体 ……………………………………………………102
高橋琢哉

ATP13A2 …………………………………………………………104
佐藤栄人・服部信孝

CIN85（Cbl-interacting protein of 85kDa）…………………106
下川哲昭・西連寺　拓

DAP12 ……………………………………………………………108
小西博之・木山博資

DINE/ECEL1 ……………………………………………………110
桐生寿美子・木山博資

Hu（nElavl）タンパク質 ………………………………………112
小川優樹・岡野ジェイムス洋尚

IFITM3（interferon-induced transmembrane protein 3）……114
山田清文

MITOL/MARCH5 …………………………………………………116
柳　　茂

Na_x ……………………………………………………………………………………… 118
　　　　　　　　　　　　　　　　　　　　　　　　　檜山武史

NF-Y ……………………………………………………………………………………… 120
　　　　　　　　　　　　　　　　　　　　　　　　　山中智行

Nrf2 ……………………………………………………………………………………… 122
　　　　　　　　　　　　　　　　　　　　　浅沼幹人・宮崎育子

Optineurin ……………………………………………………………………………… 124
　　　　　　　　　　　　　　　　　　　　　川上秀史・倉持真人

opto-fMRI ……………………………………………………………………………… 126
　　　　　　　　　　　　　　　　　　　　　　　　　田中謙二

PINK1/Parkin ………………………………………………………………………… 128
　　　　　　　　　　　　　　　　　　　　　　　　　松田憲之

SIRP ファミリー受容体 ……………………………………………………………… 130
　　　　　　　　　　　　　　　　　　　　　　　　　大西浩史

SOD1 …………………………………………………………………………………… 132
　　　　　　　　　　　　　　　　　　　　　　　　　古川良明

TDP-43 ………………………………………………………………………………… 134
　　　　　　　　　　　　　　　　　　　　　　　　野中　隆

Thyroid hormone ……………………………………………………………………… 136
　　　　　　　　　　　　　　　　　　　　　下川哲昭・鯉淵典之

Translocated in liposarcoma（TLS）/Fused in sarcoma（FUS） ………… 138
　　　　　　　　　　　　　　　　　　　　　貝塚剛志・内匠　透

TRPV4 ………………………………………………………………………………… 140
　　　　　　　　　　　　　　　　　　　　　　　　　柴崎貢志

USP15 ………………………………………………………………………………… 142
　　　　　　　　　　　　　　　　　　　　鶴田文憲・金　材炫・千葉智樹

VHL（von-Hippel-Lindau protein）………………………………………………… 144
　　　　　　　　　　　　　　　　　　　　　　　　漆谷　真

Wnt3 …………………………………………………………………………………… 146
　　　　　　　　　　　　　　　　　　　　　　　　　桑原知子

用語ライブラリー……………………………………………………………………… 150
　　　本文中の ＊ をつけました用語の解説を掲載しています。

索引…………………………………………………………………………………… 154

■執筆者一覧

浅沼幹人
岡山大学大学院医歯薬学総合研究科 脳神経機構学分野（神経情報学）教授

荒木敏之
国立精神・神経医療研究センター 神経研究所 疾病研究第五部 部長

五十嵐道弘
新潟大学大学院医歯学総合研究科 分子細胞機能学分野 教授

井川正道
福井大学医学部附属病院 神経内科 助教

上村紀仁
京都大学大学院医学研究科 臨床神経学

碓井理夫
京都大学大学院生命科学研究科 細胞認識学分野 講師

内山安男
順天堂大学大学院医学研究科 神経疾患病態構造学講座 特任教授

漆谷 真
滋賀医科大学 内科学講座 神経内科 教授

大海雄介
中部大学生命健康科学部 臨床工学科 助手

大倉正道
埼玉大学大学院理工学研究科 脳末梢科学研究センター 准教授

大西浩史
群馬大学大学院保健学研究科 生体情報検査科学講座 教授

岡沢秀彦
福井大学高エネルギー医学研究センター 分子イメージング展開領域 生体機能解析学部門 教授・センター長

岡野ジェイムス洋尚
東京慈恵会医科大学 再生医学研究部 教授

岡村 均
京都大学大学院薬学研究科 システムバイオロジー分野 教授

岡村康司
大阪大学大学院医学系研究科 統合生理学教室 教授

小川優樹
東京慈恵会医科大学 再生医学研究部

貝塚剛志
理化学研究所 脳科学総合研究センター 研究員

柿澤 昌
京都大学大学院薬学研究科 生体分子認識学分野 准教授

河西春郎
東京大学大学院医学系研究科 構造生理学部門 教授

加藤英政
愛媛大学大学院医学系研究科 機能組織学講座 准教授

加藤総夫
東京慈恵会医科大学 総合医科学研究センター 神経科学研究部 教授

河合喬文
大阪大学大学院医学系研究科 統合生理学教室 助教

川上秀史
広島大学原爆放射線医科学研究所 分子疫学研究分野 教授

河崎洋志
金沢大学医薬保健研究域 脳・肝インターフェースメディシン研究センター センター長／医学系 脳神経医学研究分野 教授

菅田浩司
慶應義塾大学医学部 生理学教室 専任講師

菊池昭夫
東北大学大学院医学系研究科 神経内科学分野 助教

木下彩栄
京都大学大学院医学研究科 人間健康科学系専攻 教授

木山博資
名古屋大学大学院医学系研究科 機能組織学分野 教授

桐生寿美子
名古屋大学大学院医学系研究科 機能組織学分野 准教授

金 材炫
筑波大学 生命環境科学研究科 生物科学専攻

倉持真人
広島大学原爆放射線医科学研究所 分子疫学研究分野 研究員

桑原知子
産業技術総合研究所 創薬基盤研究部門 ステムセルバイオテクノロジー研究グループ 主任研究員

小池和佳子
東京都医学総合研究所 パーキンソン病研究室

鯉淵典之
群馬大学大学院医学系研究科 応用生理学分野 教授

小西博之
名古屋大学大学院医学系研究科 機能組織学分野 助教

小峯 起
名古屋大学環境医学研究所 病態神経科学分野 助教

西連寺　拓
群馬大学大学院医学系研究科 応用生理学分野

佐藤栄人
順天堂大学大学院医学研究科 神経学 准教授

柴崎貢志
群馬大学大学院医学系研究科 分子細胞生物学 准教授

下川哲昭
高崎健康福祉大学健康福祉学部 健康栄養学科 教授

杉野　弘
東京都医学総合研究所 パーキンソン病研究室

高島明彦
学習院大学大学院理学部 生命科学科 神経生物学 教授

高橋琢哉
横浜市立大学大学院医学研究科 生理学 教授

高橋倫子
東京大学大学院医学系研究科 構造生理学部門 講師

高橋良輔
京都大学大学院医学研究科 臨床神経学 教授

高松芳樹
東京都医学総合研究所 パーキンソン病研究室 主任研究員

田口明子
国立長寿医療研究センター 統合加齢神経科学研究部 部長

田口弘康
滋賀医科大学 神経難病研究センター 創薬研究部門 特任教授

内匠　透
理化学研究所 脳科学総合研究センター シニア・チームリーダー

竹居光太郎
横浜市立大学大学院生命医科学研究科 生体機能医科学研究室 教授

竹内英之
横浜市立大学大学院医学研究科 神経内科学・脳卒中医学 准教授

武田　篤
仙台西多賀病院 院長

田代善崇
京都大学大学院医学研究科 人間健康科学系専攻 在宅医療看護学
京都大学大学院医学研究科 臨床神経学

田中謙二
慶應義塾大学医学部 精神・神経科学教室 准教授

千葉智樹
筑波大学 生命環境科学研究科 生物科学専攻 教授

鶴田文憲
筑波大学 生命環境科学研究科 生物科学専攻 助教

遠山育夫
滋賀医科大学 神経難病研究センター 神経診断治療学部門 教授

富田泰輔
東京大学大学院薬学系研究科 機能病態学教室 教授

富永真琴
岡崎統合バイオサイエンスセンター 細胞生理研究部門 教授

長岡　陽
東京大学大学院医学系研究科 構造生理学部門

中川貴之
京都大学医学部附属病院 薬剤部 准教授，副薬剤部長

永瀬将志
東京慈恵会医科大学 総合医科学研究センター 神経科学研究部

野口　潤
国立精神・神経医療研究センター 神経研究所 微細構造研究部 室長
東京大学大学院医学系研究科 構造生理学部門 助教

野中　隆
東京都医学総合研究所 認知症プロジェクト 副参事研究員

橋本　款
東京都医学総合研究所 パーキンソン病研究室 室長

服部信孝
順天堂大学大学院医学研究科 神経学 教授

華山力成
金沢大学医学系 免疫学 教授

濱口真慈
大阪大学大学院医学系研究科 分子神経科学

林　崇
国立精神・神経医療研究センター 神経研究所 病態生化学研究部 細胞生化学研究室 室長

葉山達也
東京大学大学院医学系研究科 構造生理学部門

樋口真人
量子科学技術研究開発機構 脳機能イメージング研究部 チームリーダー

檜山武史
基礎生物学研究所 統合神経生物学研究部門 助教

平井宏和
群馬大学大学院医学系研究科 脳神経再生医学分野 教授

広常真治
大阪市立大学大学院医学研究科 細胞機能制御学 教授

船曳和雄
先端医療センター研究所 上席研究員

古川良明
慶應義塾大学理工学部 生命機構化学研究室 准教授

星野友則
京都大学大学院医学研究科 臨床神経学

前川洋太
京都大学大学院薬学研究科 システムバイオロジー分野

松田憲之
東京都医学総合研究所 ユビキチンプロジェクト プロジェクトリーダー

松本　弦
長崎大学大学院医歯薬学総合研究科 形態制御解析学分野 講師

萬代研二
神戸大学大学院医学研究科 病態シグナル学部門 特命准教授

三澤日出巳
慶應義塾大学薬学部 薬理学講座 教授

宮井和政
大阪府立大学大学院総合リハビリテーション学研究科 教授

宮崎育子
岡山大学大学院医歯薬学総合研究科 脳神経機構学分野（神経情報学）助教

村田茂穂
東京大学大学院薬学系研究科 蛋白質代謝学教室 教授

村松里衣子
大阪大学大学院医学系研究科 分子神経科学 准教授

矢尾育子
浜松医科大学 光尖端医学教育研究センター フォトニクス医学研究部 光イメージング研究室 准教授

柳　茂
東京薬科大学 生命科学部 分子生化学研究室 教授

柳沢大治郎
滋賀医科大学 神経難病研究センター 神経診断治療学部門 准教授

山門穂高
京都大学大学院医学研究科 臨床神経学 助教

山口賀章
京都大学大学院薬学研究科 システムバイオロジー分野 助教

山下俊英
大阪大学大学院医学系研究科 分子神経科学 教授

山下博史
京都大学大学院医学研究科 臨床神経学 助教

山田清文
名古屋大学大学院医学系研究科 医療薬学 教授

山中宏二
名古屋大学環境医学研究所 病態神経科学分野 教授

山中智行
同志社大学大学院脳科学研究科 認知記憶加齢部門 特任准教授

米田　誠
福井県立大学看護福祉学研究科 教授
福井大学高エネルギー医学研究センター 脳神経病態解析学部門 客員教授

若月修二
国立精神・神経医療研究センター 神経研究所 疾病研究第五部 室長

藁谷正明
東京都医学総合研究所 パーキンソン病研究室 客員研究員

脳内環境辞典

アストロサイト

■ **Keywords**
アストロサイト，筋萎縮性側索硬化症，SOD1，
変異 SOD1 マウス，TGF-β

■ **アストロサイトとは**

　脳を構成する細胞の多くを占めるグリア細胞として，主にアストロサイト，オリゴデンドロサイト，ミクログリアが知られている。アストロサイトは，神経組織の隙間を埋める単なる膠（にかわ）として従来捉えられていたが，近年，神経細胞外のイオン環境の調節や神経伝達物質の取り込みなどによる神経伝達の調節，乳酸の供給による神経細胞へのエネルギー供給，脳のバリア機構である血液脳関門の形成，神経栄養因子や伝達物質の放出による神経活動の調節など，といった多様な機能をもつことが明らかになっている。精神疾患や神経変性疾患などにおいても，アストロサイトの機能異常がその病態に寄与していることが示唆されており，治療標的の1つとして注目されている。

筋萎縮性側索硬化症の病態におけるアストロサイトの役割

筋萎縮性側索硬化症（ALS）とは

　筋萎縮性側索硬化症（amyotrophic lateral sclerosis：ALS）は，運動神経の細胞死を特徴とする神経変性疾患であり，多くは非遺伝性（孤発性）に発症するが，約 10%は遺伝性に発症する。優性遺伝性 ALS の原因遺伝子産物として最初に報告された SOD1（superoxide dismutase 1）は，活性酸素種であるスーパーオキシドを過酸化水素に変換する酵素である。ALS 患者由来の SOD1 変異による神経毒性は，酵素活性と関係なく，タンパク質のフォールディング異常に起因すると考えられる。また，ALS 変異を有するヒト SOD1 遺伝子を全身に発現するトランスジェニックマウス（変異 SOD1 マウス）は，運動神経の変性による進行性の骨格筋麻痺やグリア細胞の活性化など，ALS の病態をよく再現するモデルとして研究に汎用されている。

　これまで，ALS などの神経変性疾患の病巣において疾患の進行に伴って観察されるミクログリアやアストロサイトといったグリア細胞の活性化や増生は，神経変性を起因とした二次的な現象と捉えられていたが，われわれを含む一連の研究から，神経細胞の周囲に存在するグリア細胞が疾患の進行過程に積極的に関与することが明らかにされ，「非細胞自律性」の神経細胞死（神経変性は神経細胞に起因する病的変化のみで自律性に起こるわけではなく，非神経細胞由来の病的変化も神経変性に積極的に関与する）という新しい概念が提唱されている。

ALS 病態におけるアストロサイトの役割

　アストロサイトにおける変異 SOD1 の影響を明らかにするため，われわれは Cre-loxP システムを用い，アストロサイト特異的に変異 SOD1 を除去した ALS マウスを作製して解析を行った。アストロサイト特異的に変異 SOD1 を除去すると発症時期は変化しなかったが，病態の進行速度が著しく遅延し，生存期間の延長がみられた。つまり，アストロサイトの病的変化が ALS の疾患進行および神経変性を加速することが判明した[1]。また，遺伝性および孤発性の ALS 患者の死後脊髄組織由来の神経前駆細胞から分化誘導したアストロサイトや初代培養アストロサイトと ES 細胞から分化させた運動神経細胞との共培養実験により，これらのアストロサイトが神経毒性を示すことが明らかにされ，アストロサイトの神経毒性は遺伝性および孤発性 ALS の両方に共通することが示された[2,3]。

　変異 SOD1 によるアストロサイトの神経毒性発揮機序として，シナプス間隙のグルタミン酸の除去を担うグルタミン酸トランスポーター EAAT2 のアストロサイトにおける発現低下による神経細胞の興奮毒性や，NADPH オキシダーゼの発現上昇に起因する活性酸素産生による神経傷害[4,5]，運動神経に発現する MHC クラス I の発現低下やアストロサイトに発現するギャップ結合タンパク質であるコネキシン 43 を通じたアストロサイトによる神経毒性機序が示されている[6-8]。

　最近われわれは，ALS 病態において，活性化アストロサイトがミクログリアの活性化や免疫細胞の浸潤および免疫反応を制御していることを明らかにした[9]。これまで，抑制性サイトカインである TGF-β1 は，ALS 患者の脳脊髄液で上昇していることが報告されていたが，ALS 病態への関与については不明であった。われわれは，TGF-β1 が変異 SOD1 マウスの活性化アストロサイトから主に産生され，病態の

進行に伴って発現が上昇し，アストロサイト由来の TGF-β1 をさらに増加させた変異 SOD1 マウスでは，病態の進行が加速することを明らかにした。これまで TGF-β1 は，運動神経に対する直接的な保護効果をもつことが知られていたが，ALS の進行期においては，ミクログリアや T 細胞の神経保護活性を抑制するこ

とで，むしろ神経傷害的に機能することが判明した(図1)。さらにわれわれは，TGF-β1 シグナル阻害剤の発症後投与により，変異 SOD1 マウスの生存期間を延長させることに成功しており，アストロサイトからの過剰な TGF-β1 の産生抑制を標的とした新規治療法開発に向けて研究を推進している。

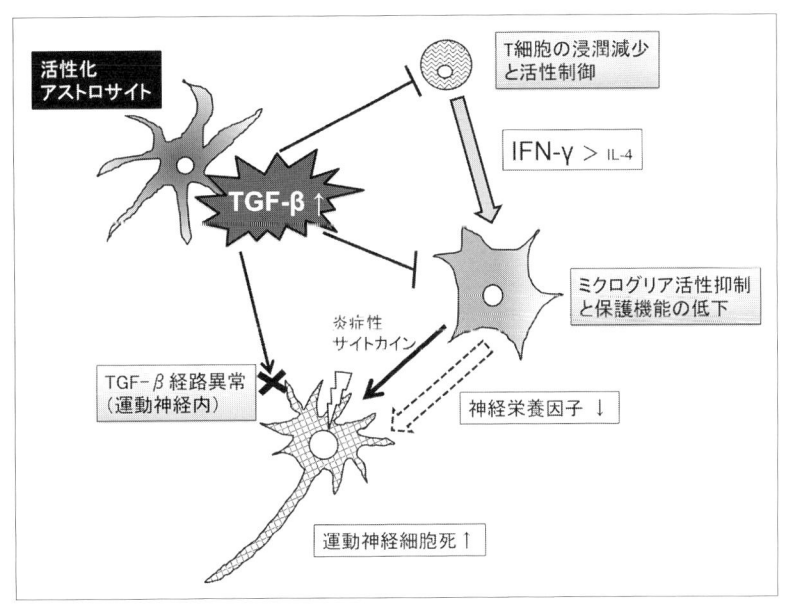

図1　ALS 病態におけるアストロサイト由来 TGF-β の役割

ALS の病巣で活性化したアストロサイトから放出された TGF-β は，ミクログリアの活性抑制のみならず，免疫細胞の浸潤の減少や活性を制御することで，免疫細胞が産生するサイトカインのバランスを変化させ，ミクログリアからの神経栄養因子の産生を減少させる。また，運動神経内においても TGF-β 経路の異常が報告されている。

●● **参考文献** ●●

1）Yamanaka K, et al : Nat Neurosci 11, 251-253, 2008.
2）Haidet-Phillips AM, et al : Nat Biotechnol 29, U824-U879, 2011.
3）Re DB, et al : Neuron 81, 1001-1008, 2014.
4）Rothstein JD, et al : Ann Neurol 38, 73 84, 1995.
5）Marchetto MCN, et al : Cell Stem Cell 3, 649-657, 2008.
6）Cui Y, et al : J Neuroinflammation 11, 42, 2014.
7）Song S, et al : Nat Med 22, 397-403, 2016.
8）Almad AA, et al : Glia 64, 1154-1169, 2016.
9）Endo F, et al : Cell Rep 11, 592-604, 2015.

●● **参考ホームページ** ●●●●●●●●●●●●●●●●●●●●●●●●●

・名古屋大学環境医学研究所病態神経科学分野
　http://www.riem.nagoya-u.ac.jp/4/mnd/index.html

（小峯　起・山中宏二）

アディポネクチン（APN）

アディポネクチン（APN）とは

　アディポネクチン（APN）は，抗炎症効果をもち，インスリン受容体シグナルの感受性を高める作用をもつ善玉のアディポカインであり，TNF-α，IL-1などの炎症を促進する悪玉のアディポカインと対比される。APN は血液中に豊富に存在し，肥満，高血圧，Ⅱ型糖尿病，動脈硬化などのメタボリック症候群の病態に対して抑制的に働くことが知られている。さらに，骨粗鬆症や鬱病を含む多くの疾患においても，APN の治療効果が期待されている。他方，アルツハイマー病などの神経変性疾患と APN の関係は必ずしも明らかではないが，近年，神経変性疾患の病態に糖代謝異常が関与することが指摘されており，APN の動態が病態メカニズムや治療において重要であると思われる。

■ Keywords

アルツハイマー病（AD），神経変性疾患，
インスリン受容体シグナル，アディポネクチン（APN）

神経変性疾患における APN の役割と治療への応用

はじめに

　近年，アルツハイマー病（AD）やパーキンソン病（PD）の神経変性疾患の病態に糖代謝の機能障害が重要であり，また糖尿病や肥満などのメタボリック症候群が神経変性疾患のリスクを高めることが明らかにされてきたが[1]，これらのことから，インスリン抵抗性を改善することが神経変性疾患の治療に有効であると推定される。実際 PD の臨床試験（第 2 相試験）においてインクレチンなどの糖尿病治療薬が有効であることが示唆されている[2]。このような背景でわれわれは，抗炎症効果をもち，インスリン受容体シグナルの感受性を高める作用をもつ善玉のアディポカインとして知られるアディポネクチン（APN）に注目し，APN の神経変性における役割を α シヌクレイントランスジェニックマウスに対する投与実験[3]，AD 患者の血清の解析[4] を通して検討した結果，APN が神経変性疾患のメカニズムや治療に大きく関わることを見出した。

実験モデル動物における APN の神経変性抑制効果

　APN は，神経細胞のエネルギーバランスの調節，神経保護作用，神経新生の促進など，神経系において多彩な機能をもつことが報告されてきた。さらに APN は，インスリンシグナルの感受性を高め，イン

スリンによる神経細胞の増殖や分化を間接的に制御しうることやミクログリアの異常活性化による炎症を抑制すると思われることから，APN が神経変性の抑制作用をもつと考えられた[3]。実際われわれは，α シヌクレイントランスジェニックマウスに対する APN の投与実験を行い，α シヌクレインの凝集の抑制，ロータロッドやポールテストで運動機能が改善することを観察した[3]。同様に，Aβ 投与によるマウス脳の神経変性が APN を投与することにより緩和されたことが報告された[5]。また最近では，APN のノックアウトマウスにおいて AMPK が減少し，タンパク凝集や認知力障害が亢進することが示されている[6]。

AD 患者の血清における APN 濃度の増加，APN の神経変性促進作用

　以上のように APN は，モデル動物においては神経変性の抑制効果をもつが，実際の患者脳における APN の役割に関しては必ずしも明らかではない。糖尿病や肥満や Ⅱ型糖尿病のメタボリック症候群においては血清の APN が減少し，実験動物において外から APN を補うと症状が改善することから，APN の loss of function が病態に関与していると想定される。これらのメタボリック症候群と AD の病態は，インスリン受容体シグナル伝達の低下，ミトコンドリア機能低下，酸化ストレス，慢性炎症，終末糖化産物（AGEs）の関与など多くの重複がみられることから，AD においても血清 APN の減少が予想される。しかしながら，これとは逆にわれわれを含むいくつかの最近の報告は，AD において血清の APN が増加することを観察している[4][7]-[9]。特に Mayo Clinic の報告は，AD 患者の血清 APN 濃度とアミロイド病変・認知機能低下が相関することから，AD の病態においては，APN の gain of function が関与している可能性が示唆されたのである[9]。

AD の病態における APN の二重性とそれに基づいた治療戦略

　AD 患者において血清 APN 濃度が上昇するメカニズムは明らかでないが，神経系におけるインスリンシグナルの重要性を考慮すれば，インスリン受容体シグ

ナルの不活化を補うために，すなわち神経変性を抑制するために，APN の発現が上昇したと考えるのが自然である。しかしながら，APN は tau にトラップされ，タンパク凝集，神経原線維変化は促進され，封入体（タングル）形成へと至ると考えられる[4]（図1）。このように，APN が神経変性に対して抑制作用・促進作用のいずれも併せもつのなら，それに対応した治療戦略が必要となろう。まず，神経保護作用を促進するためには，メタボリック症候群に対する治療戦略と同様に APN 受容体アゴニストにより，APN 受容体シグナルの促進が考えられるだろう。さらに，APN の神経変性促進作用に tau が大きく関係しているのなら，tau の免疫療法が効果的であろう[10]。また，APN

の脳血液関門の透過性を治療標的にするならば，高血圧や動脈硬化の進展を防ぐことも有効かもしれない。

おわりに

上述したように，APN は神経変性抑制作用・促進作用という二重性をもって AD の病態に関与しており，たいへん興味深い。AD における血清 APN の増加は早期診断や disease modifying therapy のバイオマーカーに役立つ可能性もある。このような APN の性質は，糖尿病やその他のメタボリック症候群に対する従来の治療戦略を少し変える必要があるかもしれない。われわれは，抗インスリン耐性治療・tau 免疫療法の併用療法が有効ではないかと想定している。

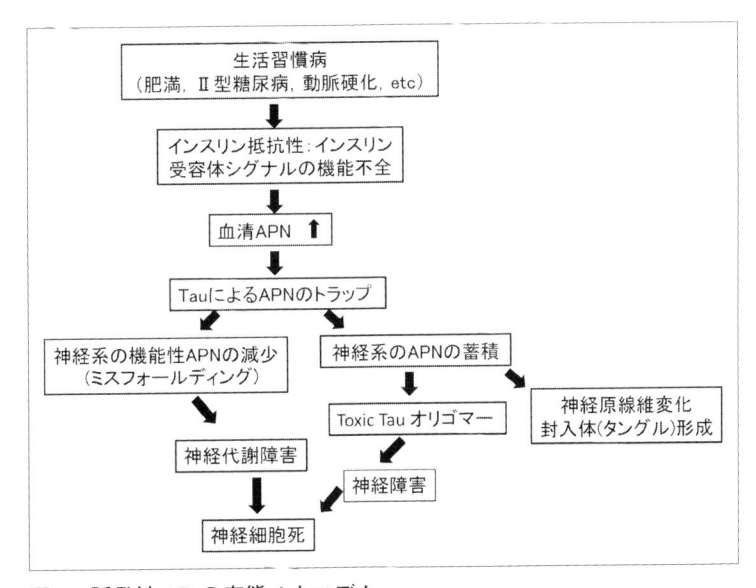

図1　弧発性 AD の病態メカニズム

生活習慣病などが原因で脳のインスリンシグナルの活性が低下すると，それを補うために血清中の APN の濃度が増加する。神経組織では，APN は tau にトラップされ，APN はミスフォールディングし，機能的な APN は減少する結果，神経保護作用は低下し，神経細胞死へと至る。同時に tau のタンパク凝集は促進され，オリゴマーは神経細胞死を促進し，成熟したフィブリルはタングルなどの組織像を呈する。

●● 参考文献 ●●●

1) Cai H, et al : Curr Alzheimer Res 9, 5-17, 2012.
2) Takamatsu Y, Ho G, et al : NPJ Parkinsons Dis 3, 4, 2017.
3) Sekiyama K, et al : Ann Clin Transl Neurol 1, 479-489, 2014.
4) Waragai M, et al : J Alzheimers Dis 52, 1453-1459, 2016.
5) Ali T, et al : Sci Rep 5, 11708, 2015.
6) Ng RC, et al : Mol Neurodegener 11, 71, 2016.
7) Une K, et al : Eur J Neurol 18, 1006-1009, 2011.
8) van Himbergen TM, et al : Arch Neurol 69, 594-600, 2012.
9) Wennberg AM, et al : J Alzheimers Dis 53, 573-581, 2016.
10) Sigurdsson EM : Curr Alzheimer Res 6, 446-450, 2009.

（高松芳樹・小池和佳子・藁谷正明・杉野　弘・橋本　款）

アファディン

■ アファディンとは

アファディンはアクチン線維に結合する細胞膜裏打ちタンパク質で，上皮細胞や線維芽細胞のアドヘレンスジャンクションに局在し，細胞接着分子のネクチンと結合してアドヘレンスジャンクションとタイトジャンクションおよび細胞極性の形成を制御し，細胞間接着の形成を促進する[1)-5)]。脳の海馬の苔状線維シナプスにおいては，アファディンはアドヘレンスジャンクションに類似した構造のプンクタアドヘレンシアジャンクションに局在し[6)]，苔状線維シナプスの形成と興奮性シナプス伝達の制御に重要な機能を果たしている[7)]。さらに，アファディンは方向性をもった細胞の運動や分化も制御する[4)5)]。アファディンは線虫から哺乳類にかけて動物種を超えて保存されている。最近，がんの浸潤・転移，パーキンソン病，統合失調症などの病態・疾患におけるアファディンの関与が指摘されている。

大脳皮質形成におけるアファディンの機能

哺乳類の大脳皮質は多様な神経細胞からなる層構造を形成している。興奮性神経細胞は主として，発生期の脳の脳室帯と呼ばれる，脳室の周囲を取り囲む細胞層に存在する神経幹細胞のラディアルグリア細胞の不等分裂によって産生される。ラディアルグリア細胞は脳室面と基底面（大脳皮質表面）に放射状突起を伸長させ，それぞれの面に結合している。産生された新生神経細胞は，ラディアルグリア細胞の放射状突起に接着し，それを足場として放射状に移動して大脳皮質の特定の層に定着する。この移動様式はロコモーションと呼ばれる。一方，新生神経細胞の移動には，移動方向に伸長した突起の短縮によって細胞体が引き上げられるという様式の細胞体トランスロケーションも知られている。

個体発生期のマウス脳では，アファディンはラディアルグリア細胞に発現しており，神経幹細胞から神経細胞への分化と大脳皮質の層形成にも関与していると考えられた。そこで，アファディン遺伝子欠損マウスを用いて大脳皮質の発生過程におけるアファディンの機能を解析した。従来法で作製したアファディン欠損マウスは，外胚葉と中胚葉に由来する組織の発生の異

■ Keywords
アファディン，水頭症，二重皮質，大脳皮質

常によって胎生 10.5 日以降生存しないが[3)]，アファディンを Nestin-Cre や Emx1-Cre 依存性に欠損させた条件付き遺伝子欠損マウスでは胎生致死が回避された。

Nestin-Cre マウスは Cre リコンビナーゼを神経細胞やグリア細胞の前駆細胞に発現する。Nestin-Cre 依存性のアファディン欠損マウスは，出生後早期に水頭症を発症して死亡した。このアファディン欠損マウスでは，中脳水道と第3脳室表面に存在する脳室上衣細胞の前駆細胞であるラディアルグリア細胞のアドヘレンスジャンクションが形成されず，脳室上衣細胞が脳室表面から消失していた。さらに，中脳水道や第3脳室腹側部周辺の神経組織が癒合し，中脳水道が狭窄し，第3脳室腹側部が閉塞していた。その結果，脳髄液還流が障害されて脳圧が亢進し，水頭症を発症したと考えられた[8)]。脳圧は脳内環境の恒常性の維持のために厳密に制御されており，脳圧亢進は重篤な合併症を引き起こす。このように，アファディンは脳内環境の恒常性の維持のための物質的基盤として機能している。

Emx1-Cre マウスは Cre リコンビナーゼを大脳皮質と海馬の神経細胞やグリア細胞の前駆細胞に発現する。Emx1-Cre 依存性のアファディン欠損マウスは，水頭症を発症しなかったが，約30%は離乳時期前後に不明の原因で死亡した。Emx1-Cre 依存性アファディン欠損マウスの大脳皮質は，皮質下帯状異所性灰白質（別名，二重皮質）を形成していた（**図1**）。すなわち，正所性の大脳皮質下の白質層の下部にもう一層の異所性の大脳皮質が形成されていた。正所性大脳皮質は正常の大脳皮質に比べて菲薄化していたが，層構造は維持されていた。一方，異所性大脳皮質は種々の神経細胞からなる無秩序な細胞の塊を形成していた。このアファディン欠損マウスの胎仔期の大脳皮質では，ラディアルグリア細胞のアドヘレンスジャンクションが破壊されており，その脳室面側の放射状突起の方向や形態の異常と，新生神経細胞の移動の異常が認められた。したがって，新生神経細胞の移動のためのラディアルグリア細胞の放射状突起による足場の形成が障害されたため，新生神経細胞のロコモーションによる移動が正常に行われず異所性大脳皮質が形成さ

れたと考えられた[9]。一方，アファディンは放射状突起を足場としない新生神経細胞の移動様式の細胞体トランスロケーションにも関与していた。アファディンは，ネクチンと協調して分泌タンパク質のリーリン依存的な新生神経細胞の細胞体トランスロケーションも制御していた[10]。これらの結果からアファディンは，ラディアルグリア細胞の放射状突起の形態形成を介してロコモーションを制御し，さらに細胞体トランスロケーションを制御することによって，大脳皮質の形成

機構に関与していることが明らかになっている。

このように，アファディンは上皮細胞のアドヘレンスジャンクションの形成を制御する機能に加えて，脳の形態形成や脳内環境の恒常性の維持においても重要な機能を果たしている一方，アファディンの発現が統合失調症の患者脳において低下していることや，アファディンが PINK1/Parkin のシグナルを調節することが報告され，アファディンがこれらの疾患の発症や病態の進展に関与している可能性がある。

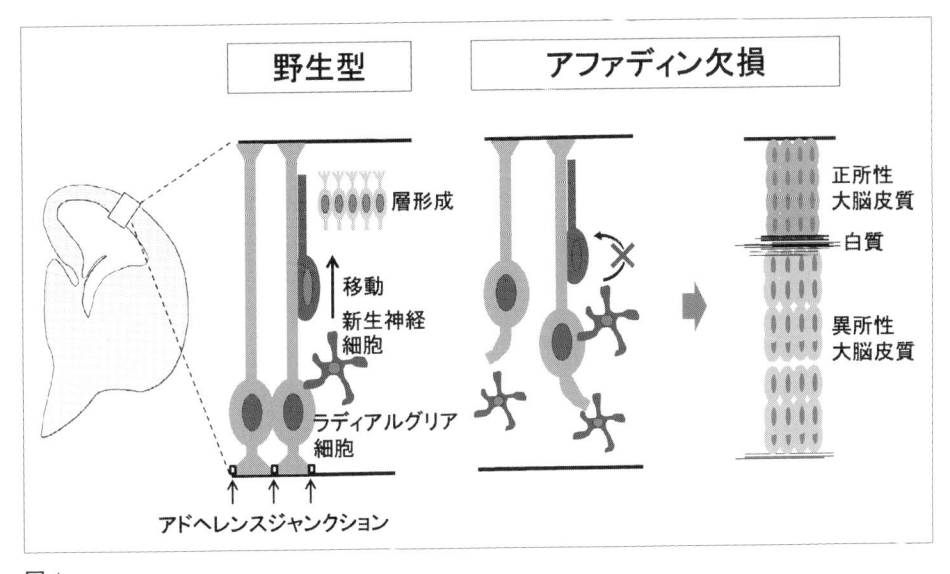

図1

•• 参考文献 •••

1) Mandai K, Nakanishi H, et al : J Cell Biol 139, 517-528, 1997.
2) Takahashi K, Nakanishi H, et al : J Cell Biol 145, 539-549, 1999.
3) Ikeda W, Nakanishi H, et al : J Cell Biol 146, 1117-1132, 1999.
4) Takai Y, Ikeda W, et al : Annu Rev Cell Dev Biol 24, 309-342, 2008.
5) Mandai K, Rikitake Y, et al : Prog Mol Biol Transl Sci 116, 433-454, 2013.
6) Mizoguchi A, Nakanishi H, et al : J Cell Biol 156, 555-565, 2002.
7) Toyoshima D, Mandai K, et al : PLoS One 9, e89763, 2014.
8) Yamamoto H, Maruo T, et al : PLoS One 8, e80356, 2013.
9) Yamamoto H, Mandai K, et al : Brain Res 1620, 139-152, 2015.
10) Gil-Sanz C, Franco SJ, et al : Neuron 79, 461-477, 2013.

（萬代研二）

アミロイドβタンパク質

アミロイドβタンパク質とは

アルツハイマー病（Alzheimer disease：AD）患者脳における特徴的な病理像である老人斑の主要構成成分は、アミロイドβタンパク質（amyloid-β peptide：Aβ）である。Aβは神経細胞において前駆体タンパク質であるAPPがβおよびγセクレターゼの2つのプロテアーゼによって連続的に加水分解されて産生・分泌される。さらに細胞外プロテアーゼやグリア細胞による貪食を受けることで分解される（図1）。これまでの遺伝学・生化学そして細胞生物学的な解析から、ADの発症機序として、この産生・分解バランスの異常による脳内Aβ量の上昇、さらに凝集および蓄積が神経細胞機能の変容、神経細胞死を惹起してAD発症を招来するという考え方が受け入れられている。

■ Keywords

アルツハイマー病，アミロイドβタンパク質，セクレターゼ，プロテアーゼ，グリア細胞，炎症，脂質メディエーター

脳内環境により制御されるアミロイドβタンパク質の代謝システム

Aβ産生を担うプロテアーゼのうち、βセクレターゼによる切断は産生されるAβ総量を規定する。一方、γセクレターゼによって決定されるC末端長にAβの凝集性が強く依存し、特に分泌されるAβの中では、Aβ42やAβ43では凝集性が著しく高い。家族性AD（familial AD：FAD）に連鎖する遺伝子変異は、いずれも総AβもしくはAβ42産生の増加、またはAβそのものの凝集を促進する[1]。一方、孤発性AD患者においては、Aβ産生活性変化の他、脳からのAβクリアランスの亢進が報告されている[2]。すなわち、Aβ産生や分解を制御するメカニズムが多様であり、それらの変化の総体としての脳内Aβ量の慢性的な増加が最終的にAD発症につながっていることが推測される。そこでAβ代謝システムに変化を与える多様な脳内環境の理解をめざし、①遺伝学的因子、②炎症性メディエーター、③グリア細胞の関与、の観点から研究を進めた。

①については、ゲノムワイド関連解析から見出された遺伝学的AD発症リスク因子のうち小胞輸送分子とセクレターゼ活性に着目して研究を進めてきた[3]。そしてマイナーアレルがAD発症リスクを軽減させる遺伝学的予防因子 *PICALM* が、脳内Aβ42量を規定することを見出した[4]。*PICALM* はクラスリン依存性エンドサイトーシスにおけるアダプター分子CALMをコードし、細胞表面膜上に存在するγセクレターゼをカーゴとしてリソソームへの輸送を制御することで、γセクレターゼ活性ひいてはAβ蓄積を変化させる[5]。また、*APOE* に続いて大きなエフェクトを示す遺伝学的リスク因子 *BIN1* も小胞輸送に関連するアダプター分子であるが、βセクレターゼである BACE1 の細胞内輸送、特に初期エンドソームから後期エンドソーム・リソソームに至る過程を制御し、その機能欠損はAβ産生を上昇させることが明らかとなった[6]。

②および③については、AD患者脳内では老人斑蓄積や神経細胞死に伴ってグリア細胞の炎症反応が認められる。そこで炎症性サイトカインやメディエーターがAβ代謝に影響する可能性を考え、炎症を制御する脂質メディエーターやそのシグナル経路について検討を進めた。その結果、スフィンゴシン1リン酸受容体のアンタゴニストである FTY720 や合成セラミドである PDMP がγセクレターゼ活性を変化させることを見出した[7][8]。すなわち、細胞外環境における炎症反応に呼応して放出された炎症性脂質メディエーターが神経細胞におけるAβ産生機構に影響することが示された。また、さらに周囲のAβ濃度の上昇をアストロサイトが感知し、Aβ分解酵素 KLK7 の産生を亢進させることでホメオスタティックに脳内Aβ濃度を制御する機構をもつことが明らかとなった。

これらの研究結果は、慢性的な脳内環境の変化がセクレターゼ活性やAβ分解活性に影響していることを示している。今後さらなる基礎・臨床研究を推進していくことで、これらAβ代謝システムを制御する分子機構を標的とした新たなAD治療・予防薬開発につながることが期待される。

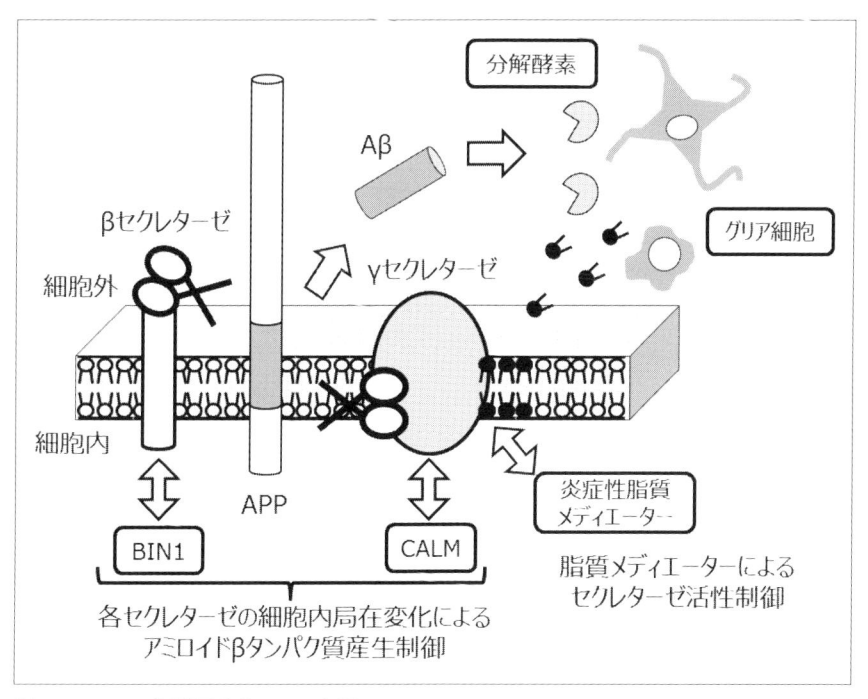

図1 APP の代謝経路と FAD 変異

APP は β セクレターゼによって切断を受け，引き続いて γ セクレターゼによって切断されることで A β が産生される。遺伝学的リスク因子や炎症性脂質メディエーターによって，これらセクレターゼの活性が制御される。また A β 量の増加に呼応してグリア細胞が A β 分解酵素を放出する。

●● **参考文献** ●●●

1）Kanatsu K, Tomita T : Front Biosci 22, 180-192, 2017.
2）Mawuenyega KG, et al : Science 330, 1774, 2010.
3）Kanatsu K, Tomita T : Biol Chem 397, 827-835, 2016.
4）Kanatsu K, et al : Nat Commun 5, 3386, 2014.
5）Kanatsu K, et al : Hum Mol Genet, 2016, in press.
6）Miyagawa T, et al : Hum Mol Genet 25, 2948-2958, 2016.
7）Takasugi N, et al : PLoS One 8, e64050, 2013.
8）Takasugi N, et al : Biochem Biophys Res Commun 457, 194-199, 2015.

（富田泰輔）

アルギニンバソプレッシン V1a, V1b 受容体

■ アルギニンバソプレッシン V1a, V1b 受容体とは

V1a と V1b は共に，アルギニンバソプレッシン（AVP）をリガンドとする7回膜貫通型の G タンパク質共役型受容体であり，Gαq/11 と共役する。V1a は，脳，肝臓，腎臓，血管に発現しているが，特に概日リズム中枢である視交叉上核（SCN）では AVP と共発現しており，その発現は暗期にピークとなる24時間リズムを示す。V1b も SCN で発現するとの報告があるが，他にも海馬や下垂体前葉でも発現している。特に下垂体前葉では，corticotropin-releasing hormone と共に adrenocorticotropic hormone の分泌を促進する。AVP の生理作用として腎臓における水の再吸収が広く知られているが，これは V2 という V1a や V1b とは異なる受容体を介する。

はじめに

ホルモン分泌や血圧変動など，私達の多くの生理現象は約24時間周期のリズム性（概日リズム）を示す。哺乳類動物における概日リズムの中枢は，脳視床下部の視交叉上核（suprachiasmatic nucleus：SCN）である[1,2]。分散培養や神経伝達遮断といった実験から，SCN は神経結合により安定した概日リズムを発振する時間恒常性を示すとされるが，その分子機構はほとんど手つかずであった[3,4]。SCN の代表的な神経系として，vasoactive intestinal peptide（VIP）系とアルギニンバソプレッシン（AVP）系が古くより知られる。VIP のノックアウト（KO）マウスは，概日行動リズムに異常が認められたが，AVP の KO マウスは致死であるためか，長らく AVP の概日機能は不明であった[5]。そこで私達は，SCN で発現する AVP の受容体である V1a と V1b に着目し，V1a と V1b のダブルノックアウトマウス（V1aV1bDKO マウス）を作製し，概日時計機能を調べた[6]。

V1aV1bDKO マウスは時差症状を示さない

概日リズム研究の第一歩として，概日行動リズムの周期長や短期光パルスによる行動位相変動量を測定するが，V1aV1bDKO マウスにおけるこれらの値は正常であった。また，概日リズムを生み出す分子である時計遺伝子の発現振動パターンや，光刺激に対する反応性も正常であった。しかしながら，外界の明暗環境

■ Keywords

概日時計，視交叉上核，時計遺伝子，時差，アルギニンバソプレッシン

を8時間前進させる時差環境下で行動を測定したところ，野生型（WT）マウスでは行動リズムは日々少しずつ前進し，およそ10日後に新しい明暗環境に再同調したが，V1aV1bDKO マウスは瞬時に再同調した。すなわち V1aV1bDKO マウスは，通常の明暗や恒暗環境下では正常な概日機能を有するが，時差環境下におかれた時のみ行動リズム位相が瞬時に再同調するという，極めてユニークな特徴をもつマウスであることがわかった。続いて私達は，時差環境下の SCN における時計遺伝子（Per1, Per2, Bmal1, Dbp）の概日リズム変動をリアルタイム PCR 法により測定した。WT マウスの SCN において，これら4つの時計遺伝子は，明暗前進を起こす前はどれも明瞭な日周リズムを示したが，明暗前進直後にはそのリズム性が消失した。その後，リズムの振幅は少しずつ回復し，8日目に時差前と同等の日周リズムが観察された。一方で，V1aV1bDKO マウスの SCN における時計遺伝子発現は，3日目と非常に早く回復した。また，時計遺伝子は末梢臓器でもリズムを刻むが，肝臓における時計遺伝子は，WT マウスでは10日後に，V1aV1bDKO マウスでは5日目に再同調した。これは，いずれの遺伝子系においても，まず SCN が再同調し，続いて末梢時計が再同調することを示している。

なぜ V1aV1bDKO マウスは，時差に瞬時に再同調できるのか？

私達は SCN における V1a の発現を調べたところ，AVP 細胞と共存することがわかった。また SCN の AVP 細胞は，他の SCN 内 AVP 細胞に神経投射していることから，SCN の AVP 細胞同士は自身の受容体を介して局所シナプスを形成していると考えられる[7]（図1）。そこで私達は，Per1 遺伝子のプロモーターでルシフェラーゼを発現するレポーターマウスから作製した SCN 切片培養を用いて，V1a と V1b の SCN 細胞振動における役割を解析した。WT マウスの SCN では，各細胞振動のピークは，背内側部（DM）から腹外側部（VL）へと順序よく続く。ここで，タンパク合成阻害剤であるシクロヘキシミド（CHX）を処理すると，すべての細胞振動がリセットされ，そ

の後一斉に再開されるが，その際に DM から VL への順序は保持されていた。一方で，CHX 処理後の V1aV1bDKO マウスの SCN では，細胞振動は DM から VL への順序通りには回復しなかった。すなわちリズム攪乱環境下で，WT マウスの SCN は従来の概日リズムを維持できるが，AVP 神経結合がない V1aV1bDKO マウスの SCN では保持できないと考えられる。この結果から，時差環境下の行動リズムを考察する。時差環境下では，暗期に入って 4 時間後に不意に蛍光灯が点灯するが，これは SCN への大きな外乱である。ところが，WT マウスの SCN は外乱下でも元々の概日リズムを維持できるため，行動リズムがすぐには変動せず，新しい明暗リズムに再同調するのに多くの日数を要するものと考えられる。一方で，V1aV1bDKO マウスの SCN は，時間恒常性が脆弱であり明暗前進後には従来の概日リズムを保持できず，おそらく時差後の明暗リズムによって新たにリズムが形成され，結果として時差環境下にて瞬時に再同調したようにみえると考えられる。

おわりに

　地球の自転によって生じる昼と夜の定期的なサイクルに適応するため，ありとあらゆる生命体は自身の体内にて安定振動する時計を獲得した。この体内時間の恒常性により，生体は明暗や温度変化などの外的因子に頼ることなく，時間の変化を予測して行動している。今回の時差実験により，WT マウスでは明暗リズムを前進させた後の再同調がすぐには完了せず 10 日程度を要したが，まさにこれは概日時計が頑強であることを示す行動結果であり，時差症状はその頑強性による副作用といえる。また，V1aV1bDKO マウスは時差症状を示さなかったが，実は V1a と V1b のアンタゴニストを WT マウスの SCN に投与することでも時差の再同調を促進することから，SCN の AVP と V1a/V1b のシグナルが，この概日時計の安定性を担う分子神経機構とわかる（**図 1**）。近年の疫学研究により，慢性的な時差勤務であるシフトワークは，脳内時間恒常性に破綻をきたし，生活習慣病のリスク因子となることがわかったが，この V1a と V1b をターゲットと

したシフトワーカーの病態を改善する創薬を私は夢見ている。

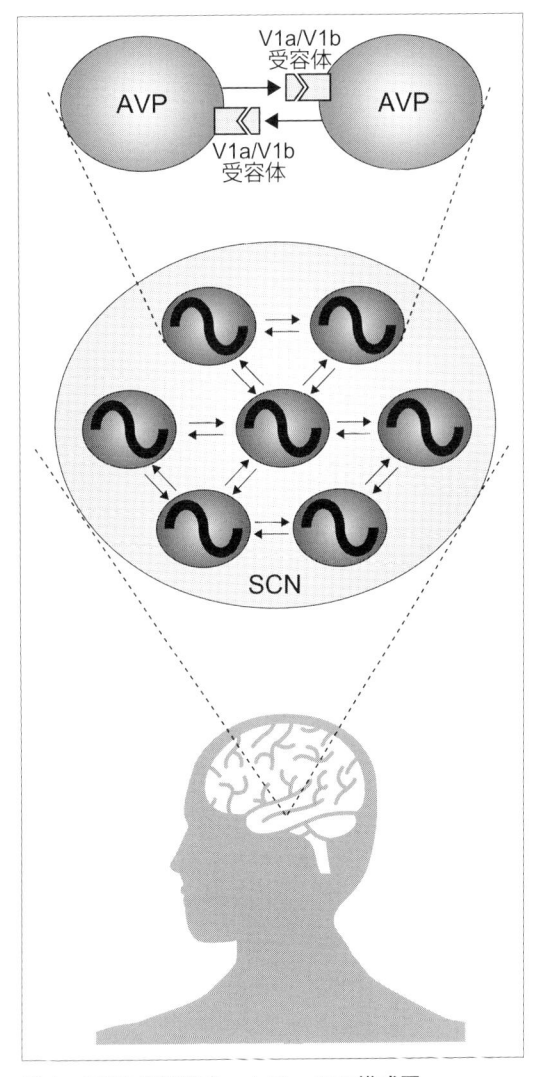

図 1　SCN 細胞間ネットワークの模式図
　SCN の AVP 細胞は，V1a/V1b 受容体を介してお互い結合し，外乱に対する概日時計の安定性を生み出す。

・・ 参考文献 ・・・

1) Welsh DK, Takahashi JS, et al : Annu Rev Physiol 72, 551-577, 2010.
2) Mohawk JA, Green CB, et al : Annu Rev Neurosci 35, 445-462, 2012.
3) Welsh DK, Logothetis DE, et al : Neuron 14, 697-706, 1995.
4) Yamaguchi S, Isejima H, et al : Science 302, 1408-1412, 2003.
5) Aton SJ, Colwell CS, et al : Nat Neurosci 8, 476-483, 2005.
6) Yamaguchi Y, Suzuki T, et al : Science 342, 85-90, 2013.
7) Castel M, Feinstein N, et al : J Comp Neurol 298, 172-187, 1990.

（山口賀章）

アルツハイマー病

アルツハイマー病とは

　アルツハイマー病は，本邦において認知症の約60～70%を占めるとされる疾患である。海馬領域の神経細胞が初期より変性するために，通常，記憶障害より発症する。その後，大脳皮質に変性が広がるに従い，失行や失認といった様々な症状が出現する。病理所見では，アミロイドβ（Aβ）が沈着した老人斑，リン酸化されたタウタンパク質が神経細胞内に蓄積した神経原線維変化がみられる。家族性アルツハイマー病の遺伝子解析の結果などから，アミロイド前駆体タンパク質から2種のセクレターゼによって切り出されてAβが産生される過程に異常が生じることが，病態の上流にあるとされている。近年の画像診断の発達より，Aβの蓄積は認知症の発症より20年以上前から始まることが明らかになっており，発症前からの介入の重要性に注目が集まっている。

グリア細胞内のカルシウム調節破綻を介した神経変性過程の解明

　アルツハイマー病理の特徴として，主にアミロイドβ（Aβ）で構成され神経細胞外に沈着する老人斑と，神経細胞内に過剰にリン酸化されたタウを含む異常な封入体を形成する神経原線維変化が挙げられる。現時点では，脳の neuropil にAβが沈着することが，最終的に認知症に至るアルツハイマー病の発端であるとするアミロイド仮説は広く支持されているが，神経細胞外で起こっている出来事がどのように細胞内の神経原線維変化の形成に結びつくのかはいまだわかっていない。

　最近のアミロイドPET，タウPETによるイメージングの結果から，発症する20年以上前から，脳内のAβ代謝の変化が起き，その後，老人斑が全脳に広がっていくとともに，海馬を中心としたタウの沈着が加速されることが示唆されている。このように，長年の間にAβがどのように，タウタンパク質の過剰リン酸化を経て神経原線維変化の形成に寄与するのかが研究の焦点となってきている。この未知の過程を紐解くうえで，アストロサイトの存在に注目した。Aβは神経細胞から放出されるが，そのAβを介して神経細胞とア

Keywords

アルツハイマー病，老人斑，神経原線維変化，タウ，アミロイドβ，海馬，認知症

ストロサイトの間で何らかの相互作用があるのではないかという作業仮説を立て，アストロサイトが神経細胞に未知の影響を与えているのではないかという視点から実験を進めた。

　まず，アストロサイトがAβによってどのような因子を放出するかを調べる実験を行ったところ，いくつかの炎症関連因子，細胞接着因子が放出されていることが判明した。その中から，特に放出量の多かったインスリン様成長因子結合タンパク質3型（IGFBP-3）に着目した。インスリン様成長因子（IGF）は，文字どおりインスリンとよく似た構造をしており，その結合タンパク質（IGFBP）は，IGFの活性を制御すると言われている。アルツハイマー病では，脳の中のインスリン抵抗性が確認されており，同時にIGF抵抗性も起こっているという報告もある。IGFBPはIGF抵抗性の担い手として重要であると推察される。このような理由から，IGFBP-3に着目した。

　次に，ヒト脳を用いた実験において，アルツハイマー病ではIGFBP-3が多く発現していることをウェスタンブロットにて確認し，特にアストロサイト内で発現の増加が認められることを免疫染色にて確認した。細胞実験で，Aβによって刺激されたアストロサイトが，IGFBP-3を放出することを再確認すると同時に，IGFBP-3の生成がカルシニューリンを経由するシグナルによって行われていることを証明した。カルシニューリンとは，カルシウム依存性の脱リン酸化酵素で，カルシウムシグナルが伝達されると活性化する性質をもっている。そこで，ヒト脳を用いた実験でカルシニューリンの活性化を調べた。アルツハイマー病では，カルシニューリンが有意に活性化していることがウェスタンブロットにて確認され，特にアストロサイト内でカルシニューリンが多く発現していることが免疫染色にて確認された。

　最後に，このようにして分泌されたIGFBP-3が神経細胞に与える影響を調べるため，神経細胞のタウのリン酸化と細胞死に関する実験を行った。タウのリン酸化は，グリコーゲン合成酵素キナーゼ3β（GSK-3β）によっても制御されることが知られてお

り，GSK-3β の抑制を受けると，タウのリン酸化が抑制される。Aβ は GSK-3β の抑制を解除することで，タウのリン酸化を促す方向にあると言われている。今回の実験では，IGF は GSK-3β を抑制し，タウのリン酸化も抑制するが，IGFBP-3 はその IGF の作用を阻害するということがわかった。細胞死に関しても，IGF は細胞生存性に働くのに対して，IGFBP は IGF の作用を阻害する。このように，IGFBP-3 はタウのリン酸化を促し，細胞死に向かわせる作用をもっていることがわかった。

これらの実験結果から**図 1** に示すような以下のような構図が明らかとなった。神経細胞によって生成された Aβ が，アストロサイト内のカルシニューリンを活性化させ，結果として IGFBP-3 の放出を促す。その IGFBP-3 が今度は神経細胞内のタウのリン酸化を引き起こす，というものである。つまり，Aβ を介した神経細胞内のタウのリン酸化には，アストロサイトの関与が重要であり，IGFBP-3 が実際にその役割の一端を担っているということが明らかになった。これまで，老人斑と神経原線維変化という 2 つの病理所見はどのように互いに関連しているのか十分解明が進んでいなかったが，アストロサイトを介して病態が促進されている可能性が今回の研究で示唆された。その役割の一端を担っている IGFBP-3 は，アルツハイマー病の解明においても治療標的としても極めて重要な分子であると考えられる。

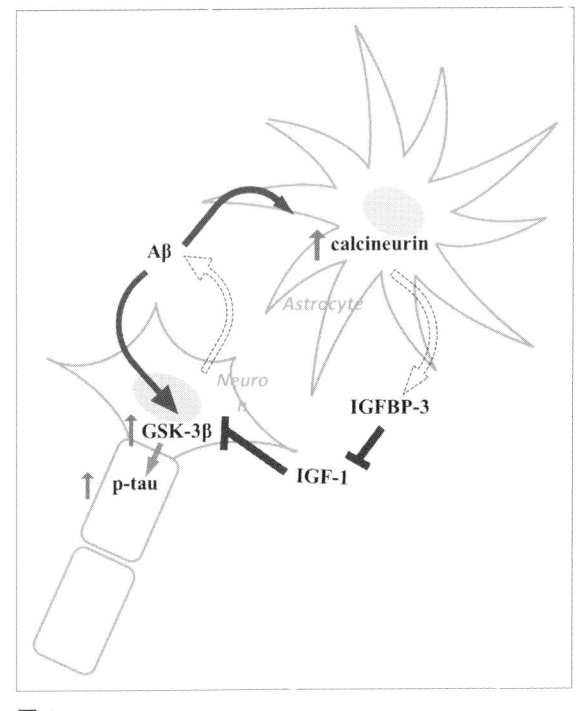

図 1

●● **参考文献** ●●●

1) Honda M, Minami I, et al : Biochem Biophys Res Commun 469, 587-592, 2016.
2) Aramaki E, Shikata S, et al : PLoS One 11, e0155195, 2016.
3) Watanabe K, Uemura K, et al : Mol Brain 8, 82, 2015.
4) Maesako M, Uemura M, et al : PLos One 10, e0131199, 2015.
5) Tashiro Y, Kinoshita A : Brain Nerve 68, 837-847, 2016.

（木下彩栄）

遺伝子コード型 Ca^{2+} プローブ（GECI）

遺伝子コード型 Ca^{2+} プローブ（GECI）とは

　タンパク質のみでできた（すなわち，遺伝子でコードされる）Ca^{2+} プローブ（genetically encoded Ca^{2+} indicators）であり，蛍光タイプと化学発光タイプに大別される。蛍光タイプは，①単一 GFP タイプ（GFP の構造変化に伴って蛍光強度変化を起こすタイプ。例：Camgaroo[1]，G-CaMP[2]，Pericam[3] など）および② FRET タイプ〔2つの色が異なる蛍光タンパク質を同一分子内にもち，この2つの蛍光タンパク質間で起こる FRET（Förster resonance energy transfer）の効率変化に伴って2色の蛍光強度比が変化するタイプ。例：Cameleon[4]，Troponeon[5] など〕に分類される。化学発光タイプは Ca^{2+} および基質に依存して発光するタイプである（例：Aequorin[6]）。

■ Keywords

緑色蛍光タンパク質（GFP），G-CaMP，R-CaMP，遺伝子コード型 Ca^{2+} プローブ（GECI），Camgaroo，Pericam，Cameleon，Troponeon，Aequorin，シナプス活動

高性能な遺伝子コード型 Ca^{2+} プローブ（GECI）G-CaMP を用いた脳内シナプス活動イメージング

　脳の神経回路において神経細胞は別の神経細胞とシナプスを介して交信している。最近ではシナプスがアストロサイトの微小突起による被覆を介して機能調節されることが注目されている。しかし，2つの神経細胞と1つのアストロサイトからなるこの三者間シナプスは，生理的な状況や病態時において，どのように形態や局所 Ca^{2+} 活動を変化させているのか，これまでほとんど解明されていない。そこで筆者らは三者間シナプスの構造-機能連関の解明に取り組みたいと考え，そのために必要となる高感度で蛍光変化量の大きい GECI の開発をめざしてきた。以下では筆者らが独自に開発した GECI である G-CaMP（図 1A）の応用研究を紹介する。

興奮性シナプス入力の可視化

　神経細胞の個々のシナプスへの興奮性入力による興奮性シナプス後電位（EPSP）や抑制性入力による抑制性シナプス後電位（IPSP）は細胞内で統合され，その統合された電位が閾値を越えると神経細胞は発火する。EPSP や IPSP によりシナプス入力がどのように統合されるのかを解明するうえで，シナプスレベルでの神経活動のイメージングが有効である。従来の

G-CaMP バリアント（G-CaMP2 以前のバリアント）を用いた Ca^{2+} イメージングでは EPSP に伴う樹状突起スパイン（興奮性シナプス）の微弱な Ca^{2+} 上昇を検出するのは非常に困難であった。この状況を打開するため，筆者らはスパイン局在型の高感度な GECI である G-CaMP6-actin を開発した[7]。ラット海馬培養スライスを用いて CA3 野錐体細胞に G-CaMP6-actin を導入したところ，G-CaMP6-actin はほぼすべてのスパインで発現することが確認された（図 1B）。次に，この CA3 野錐体細胞に軸索を投射する歯状回顆粒細胞層を電気刺激し，CA3 野錐体細胞のスパインにおける微弱な Ca^{2+} 上昇の計測を行った。その結果，発火を誘発しない閾値下の弱い電気刺激では，一部のスパインで確率的に比較的小さな Ca^{2+} 蛍光上昇が観測されたのに対し，発火を誘発する閾値上の強い電気刺激では，ほぼすべてのスパインで 100％の確率で Ca^{2+} 蛍光上昇が観測された（図 1C）。

グリア-神経連関によるシナプス活動の解明に向けた取り組み

　近年開発された高性能な細胞膜局在型 G-CaMP を用いてアストロサイトの細胞膜直下のユニークな Ca^{2+} 活動が検出されるようになってきた[8]。筆者らも細胞膜局在型 R-CaMP1.07 を用いてアストロサイトの細胞膜局所におけるスポット状の Ca^{2+} 活動の検出に成功している。

　また筆者らは最近，S100B 陽性アストロサイトに G-CaMP2 を発現させたマウスの海馬スライスを用いた研究により，代謝型グルタミン酸受容体を介するイノシトール3リン酸（IP$_3$）誘発性 Ca^{2+} 遊離（IICR）がアストロサイト突起内での Ca^{2+} 上昇に重要であり，IICR を阻害するとアストロサイト微小突起によって被覆されているシナプスの割合が減少することを報告した[9]。この結果は，アストロサイト突起内の Ca^{2+} 活動が機能的な三者間シナプスの形成に寄与していることを示すものである。

　一方ごく最近，GLT1 プロモーターでアストロサイ

トと興奮性神経細胞の一部に G-CaMP7 を発現させたマウスが作製され，経頭蓋直流電気刺激法（tDCS）による微弱な脳の電気刺激が大脳皮質の広い範囲でアストロサイトの同期した Ca^{2+} 上昇を誘発させることが見出された[10]。tDCS は，ヒトの種々の神経症状を改善したり，記憶力・認知機能を増強することが知られていたが，これまでその作動原理はよくわかっていなかった。本研究で tDCS がアストロサイトを活動させ，その活動がグリア−神経連関を介して神経可塑性を調節している可能性がみえてきた。

今後，様々な GECI やそれらを発現するモデル動物の活用が進み，グリア−神経連関を含めた多細胞・多シナプスの時空間活動を解析する研究が飛躍的に発展することが期待される。

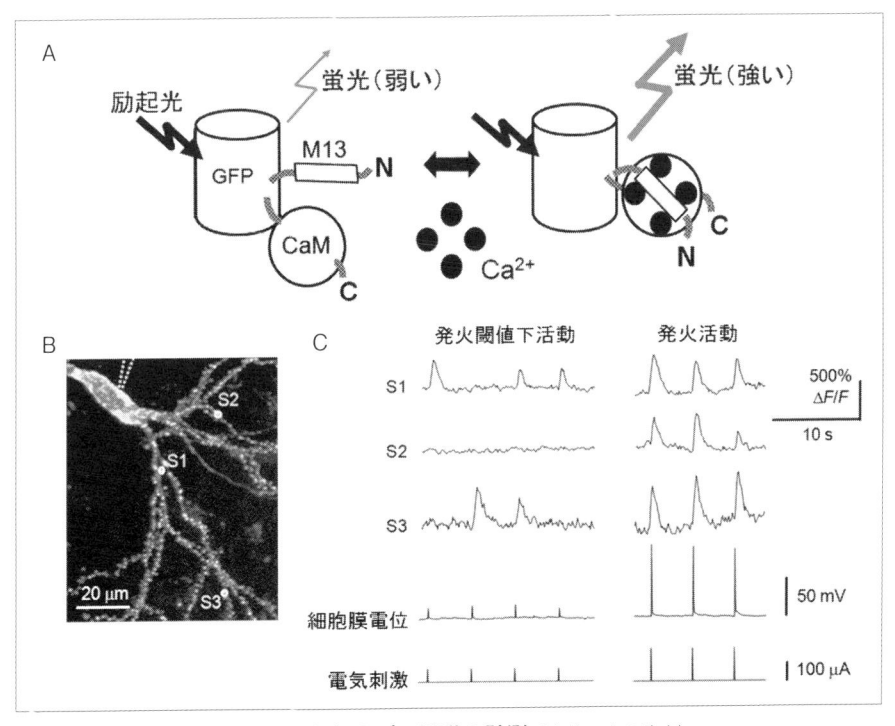

図1　改良型 G-CaMP を用いたシナプス活動の計測（文献7より改変）

A. G-CaMP の動作原理。Ca^{2+} が結合すると励起光によって強い蛍光を発する。GFP：green fluorescent protein, M13：myosin light chain kinase M13 fragment, CaM：calmodulin

B. G-CaMP6-actin を発現させたラット海馬 CA3 野錐体細胞の蛍光画像。G-CaMP6-actin が視野内のほぼすべてのスパインに発現している。

C. 歯状回に電気刺激を行った際の典型的なスパインの Ca^{2+} 蛍光変化（$\Delta F/F$）と細胞膜電位変化。発火閾値下活動ではいくつかのスパイン（例：スパイン S1 や S3）が確率的に Ca^{2+} 蛍光上昇を示すのに対し，発火活動ではほぼすべてのスパインで Ca^{2+} 蛍光上昇が観測される。

•• **参考文献** ••••••••••••••••••••••••••••••••••••

1) Baird GS, Zacharias DA, et al : Proc Natl Acad Sci USA 96, 11241-11246, 1999.

2) Nakai J, Ohkura M, et al : Nat Biotechnol 19, 137-141, 2001.

3) Nagai T, Sawano A, et al : Proc Natl Acad Sci USA 98, 3197-3202, 2001.

4) Miyawaki A, Lloipis J, et al : Nature 388, 882-887, 1997.

5) Heim N, Griesbeck O : J Biol Chem 279, 14280-14286, 2004.

6) Shimomura O, Johnson FH, et al : Science 140, 1339-1340, 1963.

7) Ohkura M, Sasaki T, et al : PLoS One 7, e51286, 2012.

8) Shigetomi E, Kracun S, et al : Nat Neurosci 13, 759-766, 2010.

9) Tanaka M, Shih PY, et al : Mol Brain 6:6, 2013.

10) Monai H, Ohkura M, et al : Nat Commun 7:11100, 2016.

（大倉正道）

エクソソーム

エクソソームとは

多くの細胞が放出する直径 30 ～ 100nm の脂質二重膜に囲まれた細胞外小胞である。分泌細胞と標的細胞との間でタンパク質や脂質，RNA などを交換する媒体であると考えられている。エクソソームには多くの免疫制御分子が載っており，免疫細胞の活性化 / 不活性化など様々な免疫応答に関与する可能性が示されている。また，神経細胞が分泌するエクソソームには神経変性疾患の原因となるタンパク質が載っており，病態発症との関連が示唆されている。さらに，エクソソームの内部には分泌細胞由来の mRNA や miRNA が含まれており，細胞間の遺伝情報伝播に関与すると考えられている。

エクソソームを介した神経突起剪定の制御機構

ミクログリアによる神経突起の剪定 *（刈り込み）は，発生過程における神経回路網の再構築のみならず，記憶や学習などに関わる脳の可塑性と密接に関係している。近年，神経突起の剪定に障害をもつノックアウトマウスがいくつか報告されているが，脳内でミクログリアの剪定能を制御する機構はいまだに不明のままである[1]。私達は，この機構を解明するためには培養細胞による再構築系が必要と考え，まずその樹立を試みた。未分化の PC12 細胞（褐色細胞腫）を神経成長因子（NGF）存在下の無血清培地で培養し分化誘導すると，神経突起が伸長しシナプス様の構造を形成するが，その後，培地から NGF を抜くことで神経突起の変性が引き起こされる。無血清培地のままでは細胞が死滅するが，血清入りの培地に置換したところ，細胞を生存させ，神経突起の変性のみを生じさせることが可能であった。そこで，この培養細胞系にミクログリアの細胞株（MG6 細胞）を加えて共培養し，タイムラプスで観察したところ，ミクログリアが変性した神経突起のみを貪食し剪定していることが明らかとなった（図 1）。

生体内で神経突起の剪定は神経活動依存的に生じることが知られている[2]。また，神経細胞を塩化カリウムで脱分極させると，細胞外小胞エクソソームの放出が促進されることから[3]，私達は神経突起剪定におけるエクソソームの影響を検討した。すると，神経細胞由来エクソソームはミクログリアの剪定を強く促進することが判明した。そこで，DNA マイクロアレイを用いて，エクソソームがミクログリアに発現誘導する遺伝子を探索したところ，補体成分 C3 の発現が誘導されており，実際に抗 C3 阻害抗体を用いることで，エクソソームによる神経突起剪定の促進を完全に阻害できることが判明した。以上の結果から，神経細胞から放出されるエクソソームは，ミクログリアに補体成分 C3 の発現を誘導し，標的の神経突起を C3 でオプソニン化することで剪定を促進することが明らかとなった[4]（図 2）。

以上の結果から，神経細胞から放出されたエクソソームが，ミクログリアに補体成分 C3 を発現させることによって，神経突起剪定を促進することが明らかとなった。神経突起の剪定において，C1q や C3 などの補体成分によるオプソニン化が重要な役割を担うことは，Stevens や Barres らによる発見以降[5]，様々な論文で報告され確立している。これらの研究の中で，発生過程のシナプス競合において，勝者が敗者のシナプスを淘汰するために punishment signal を放出すると考えられてきたが，私達はその実体が神経活動依存的に放出されたエクソソームではないかと考えている。エクソソームには様々なタンパク質，脂質，mRNA・miRNA が載っているが，これらの分子の構成は細胞の種類や状況によって大きく変動し，標的細胞の応答を正にも負にも制御しうる。実際，グリア細胞由来のエクソソームは，逆に神経突起の発達・再発達を促進することが報告されている[6]。このことから，エクソソームは脳内環境において神経系細胞間のネットワークを司る新たな制御因子としての可能性をもち，その機能の分子基盤と時空間的動態の解明が今後の課題である。

Keywords

神経突起剪定，ミクログリア，神経変性，補体，エクソソーム

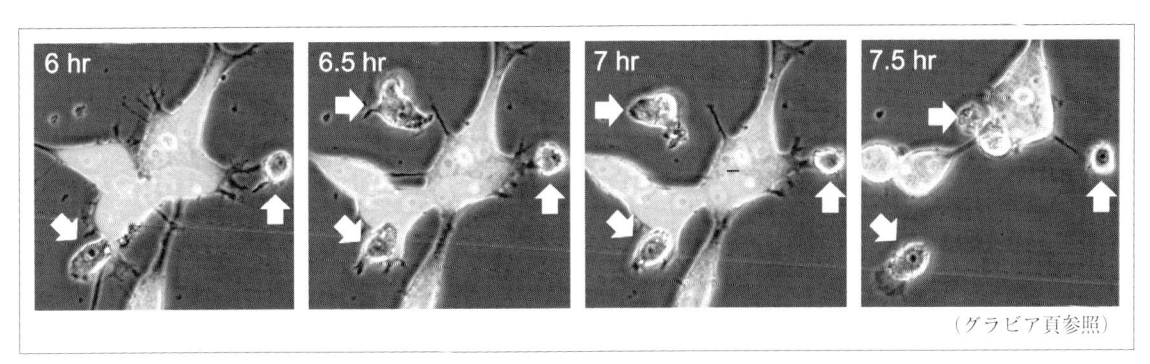

（グラビア頁参照）

図1　ミクログリア（矢印）による神経突起剪定の培養細胞実験系

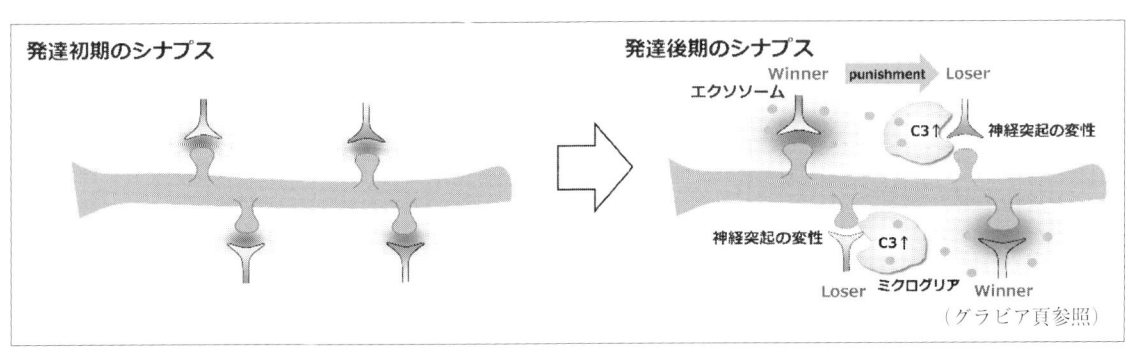

発達初期のシナプス

発達後期のシナプス

Winner　punishment　Loser
エクソソーム　C3↑　神経突起の変性
神経突起の変性　C3↑
Loser　ミクログリア　Winner

（グラビア頁参照）

図2　神経細胞由来エクソソームによる神経突起剪定の制御機構

● ● **参考文献** ●

1) Bilimoria PM, Stevens B : Brain Res 1617, 7-17, 2015.
2) Goda Y, Davis GW : Neuron 40, 243-264, 2003.
3) Faure J, et al : Mol Cell Neurosci 31, 642-648, 2006.
4) Bahrini I, Song JH, et al : Sci Rep 5, 7989, 2015.
5) Stevens B, et al : Cell 131, 1164-1178, 2007.
6) Lopez-Verrilli MA, Picou F, et al : Glia 61, 1795-1806, 2013.

● ● **参考ホームページ** ●

・金沢大学医学系免疫学
　http://immunology.w3.kanazawa-u.ac.jp/

・http://www.nature.com/articles/srep07989

（華山力成）

オステオポンチン

Keywords

筋萎縮性側索硬化症，運動ニューロン，選択的脆弱性，インテグリン，マトリクスメタロプロテアーゼ

オステオポンチンとは

　オステオポンチン（OPN）は，最初は骨基質のタンパク質として同定されたが，現在ではその他にも細胞増殖や移動，炎症，がんの浸潤などの多様な生理機能を有する細胞外マトリクス（ECM）タンパク質であることが知られている。OPN は分泌型の酸性リン酸化糖タンパク質であり，総アミノ酸の半数以上をセリン，アスパラギン酸，グルタミン酸の３種が占め，分子内にハイドロキシアパタイト，カルシウム，インテグリンなどへの結合配列をもつ。OPN の主要な受容体としては，各種インテグリン（$\alpha v \beta 3$，$\alpha 4 \beta 1$，$\alpha 9 \beta 1$，$\alpha x \beta 2$ など），CD44 が知られる。炎症，免疫，血管新生，線維症，発がん，脳損傷，神経変性疾患，筋疾患などへの関与が示唆されるが，状況依存的（context-dependent）に病気の保護にも増悪にも働くとされる。

ALS での運動ニューロンサブタイプの選択的脆弱性へのオステオポンチンの関与

　筋萎縮性側索硬化症（ALS：amyotrophic lateral sclerosis）は，中年・初老期に発症する進行性の神経変性疾患である。大脳皮質および脊髄前角の運動ニューロンが選択的に変性することによる骨格筋の萎縮・麻痺により，人工呼吸器を装着しない場合には発症後 2 〜 5 年で呼吸筋不全により死に至る。ALS の大半は孤発例であるが，遺伝性 ALS では細胞内の活性酸素を消去する酵素 SOD1（Cu/Zn superoxide dismutase 1）の優性変異が多くみられる。変異 SOD1 を過剰発現させたトランスジェニックマウス（変異 SOD1 マウス）は，ALS の病態をよく再現するため，病態解析や治療実験に用いられている。一方で，SOD1 欠損マウスは神経変性をきたさないことから，変異 SOD1 タンパクが本来の酵素活性と関係ない未知の毒性を発揮すること（gain of toxic function）が運動ニューロン死の原因と考えられている。

　ALS で変性に脆弱なアルファ運動ニューロン（motor neuron：MN）は，投射する筋線維タイプにより FF（fast-twitch fatigable），FR（fast-twitch fatigue-resistant），S（slow-twitch fatigue-resistant）の３種のモーターユニットに分類される。ALS では，病態進行に伴い FF，FR の順序で変性が起こり，S は変性に抵抗性であることが知られている。現在これらの MN サブタイプを識別できる分子マーカーは確立されていない。われわれはこれまでに，オステオポンチン（OPN）がアルファ MN に特異的に発現し，ガンマ MN と区別するマーカーとして有用であることを報告している[1]。OPN は ALS の病態進行に伴い，細胞外に放出されて ECM に蓄積するため，サイトカイン様の働きをすることが予想される。また実際に，OPN KO マウスと変異 SOD1 マウスを掛け合わせることで発症が遅延することを見出している[2]。一方で，fast MN に特異的に発現する分子としてマトリクスメタロプロテアーゼ 9（MMP-9）が報告されている[3]。われわれは，OPN の MN サブタイプマーカーとしての有用性と，ALS モデルマウスにおける MN 選択的脆弱性との関連について解析を行い，以下の結果を得た[2]。

　野生型マウス脊髄の免疫染色の結果，OPN と MMP-9 は異なる MN に発現していた。また，赤筋および白筋への逆行性神経トレーサー注入によるモーターユニット特異的な標識，および筋線維タイプ（I，IIA，or IIB）の分別染色により，OPN は FR または S タイプ MN に特異的に発現することを見出した。さらに，ALS モデルマウス各病期の脊髄における免疫染色では，病気の進行に伴い MMP-9 陽性 MN の数が最初に減少し，その後 OPN 陽性 MN の数が減少する傾向がみられた。また ALS 発症期の前後において，野生型マウスではほとんど観察されない OPN および MMP-9 共陽性の MN（ダブルポジティブ MN）が観察された。このダブルポジティブ MN は，FF モーターユニットの変性（第 1 波の MN 変性）の後に代償的にリモデリングした FR（または S）であることを，筋線維サブタイプの分別染色および筋肉への逆行性神経トレーサー注入により確認した。さらに，ダブルポジティブ MN では小胞体ストレスマーカーである p-eIF2α や ATF3 の発現上昇および OPN 受容体であるインテグリン（$\alpha v \beta 3$）の発現が観察された。以上より，ALS 病態進行における第 2 波の MN 変性の

機序に，OPN によるインテグリンを介した MMP-9 の活性化が関与することが示唆された。また一方で，OPN はグリア細胞を介して神経保護作用を示すことが知られている。われわれは，ALS モデルマウスおよび培養細胞を用いて，OPN のアストロサイトおよびミクログリアへの作用を検討した。その結果，OPN は CD44 を介してアストロサイトの遊走と増殖を促進するとともに，オプソニンとしてインテグリン $\alpha x\beta 2$ を介してミクログリアを活性化し，貪食を促進することを見出した。これらの活性化グリア細胞は，変性 MN に対して保護的環境を提供すると推定される。

本研究から想定される OPN の MN およびグリア細胞に対する作用を図 1 に示した。OPN-$\alpha v\beta 3$ インテグリン-MMP-9 系は ALS の第 2 波の神経変性に関与するため，適切な初期診断法の開発と組み合わせることで，発症後にも有効な治療薬のターゲットとなる可能性が考えられる。

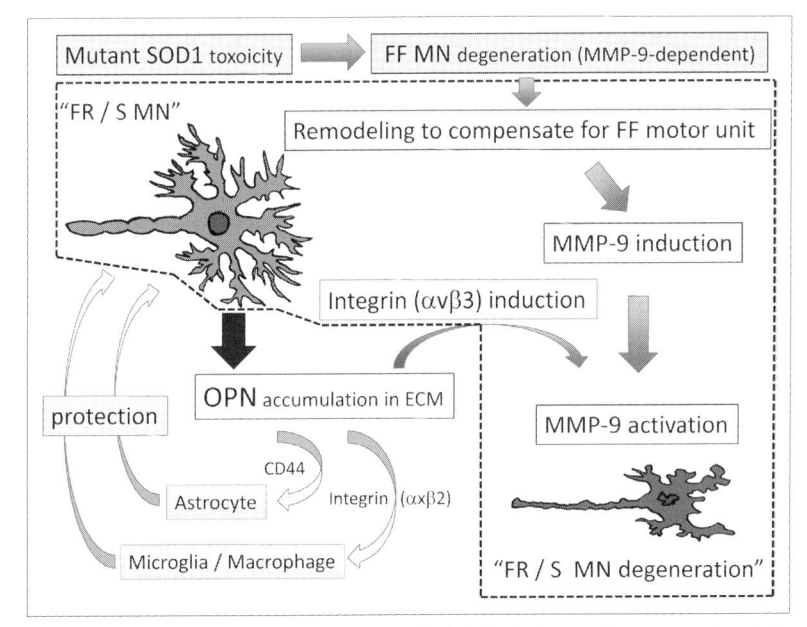

図 1 ALS での運動ニューロンの選択的脆弱性をもたらす OPN のオートクライン / パラクライン作用の模式図

内容は本文参照。

●● 参考文献 ●●

1）Misawa H, Hara M, et al : J Neurosci Res 90, 732-742, 2012.
2）Morisaki Y, Niikura M, et al : Sci Rep 6, 27354, 2016.
3）Kaplan A, Spiller K, et al : Neuron 81, 333-348, 2014.

（三澤日出巳）

温度感受性 TRP チャネル

■ 温度感受性 TRP チャネルとは

　温度感受性 TRP チャネルは，脳内の細胞（神経・上皮細胞・グリア細胞）に発現して脳内環境を感知する。その機能異常は脳疾患を招来すると考えられる。温かい温度で活性化する TRPV4 は，脈絡叢上皮細胞で体温下において，おそらく膜伸展刺激を感知して活性化して anoctamin 1 活性化からクロライドイオン流出を引き起こして脳脊髄液の放出をもたらす。TRPV1 は，感覚神経細胞で熱を含む侵害刺激で活性化して anoctamin 1 活性化からクロライドイオン流出を引き起こしてさらなる脱分極につなげる。TRPM2 は，免疫系細胞でレドックス刺激によって活性化して免疫能上昇に関与していると考えられる。

■ Keywords

温度感受性 THP チャネル，TRPV4，脈絡叢，TRPV1，感覚神経，TRPM2，免疫系細胞，anoctamin 1 （ANO1）

はじめに

　脳内の細胞（神経・上皮細胞・グリア細胞）は，それを取り巻く環境の変化の中で，その環境情報を他のシグナルに変換して環境変化にダイナミックに対応している。TRP チャネルの多くはカルシウム透過性の高い非選択性陽イオンチャネルを形成している。TRP イオンチャネルスーパーファミリーは 7 つのサブファミリー（TRPC，TRPM，TRPV，TRPML，TRPP，TRPA，TRPN）に分けられるが，哺乳類では 27 のチャネルが 6 つのサブファミリーを構成している（図1A）[1]。カルシウム透過性が高いためにチャネル開口によるカルシウム流入が細胞内の様々なカルシウム依存性経路を活性化し，神経細胞においては脱分極から細胞興奮をもたらす。感覚神経では，侵害刺激を電気信号に変換するための脱分極に必要な陽イオンの流入を司る陽イオン透過性のイオンチャネルの中心的分子群の 1 つが TRP イオンチャネルである[2]。そして，11 の TRP チャネル（TRPV1，TRPV2，TRPV3，TRPV4，TRPM2，TRPM3，TRPM4，TRPM5，TRPM8，TRPA1，TRPC5）に温度感受性があることが報告されている。

TRPV4

　TRPV4 は，2000 年に低浸透圧（機械伸展刺激）を感知して活性化するイオンチャネルとして報告され，その後に約 30℃以上の温かい温度で活性化することが明らかにされた[1]。上皮細胞に発現が多くみられる。

体温下においてマウス脳脈絡叢上皮細胞のアピカル膜で，おそらく血管側からの水流入による細胞膨張を感知して，活性化した TRPV4 を介して流入したカルシウムが TRPV4 に結合したカルシウム活性化クロライドチャネルの anoctamin 1 （ANO1）*を活性化させることが明らかとなった[3]。脳脈絡叢上皮細胞は細胞内クロライド濃度が高いので，ANO1 の活性化はクロライドを流出させ，それが駆動力となって水が流出すると考えられる。これは，脳脊髄液産生の分子メカニズムの 1 つと推定される。同様のカルシウム透過性の高い TRP チャネルと ANO1 の機能連関は多くの細胞で起こっていると推定され，クロライドの移動方向は純粋にクロライドイオンの平衡電位で決定される（図1B）[3][4]。

TRPV1

　カプサイシン受容体 TRPV1 は無髄の C 線維で，カプサイシンや痛みを惹起する熱（43℃以上）や酸（プロトン）によって活性化する[2]。2013 年に低温電子顕微鏡を用いた単粒子解析から TRPV1 のほぼ全体の構造が 3.4Å の解像度で明らかにされ[5]，さらに 2016 年には脂質 nanodisc 内での構造が明らかにされた[6]。TRPV1 が脳室周囲器官のアストロサイトに発現して[7]，炎症時の体温調節に関与することが明らかになった[8]。

　中枢神経細胞では細胞内クロライドイオン濃度が低いので，クロライドチャネルの開口はクロライドイオンの流入（過分極）をもたらすが，感覚神経では細胞内クロライドイオン濃度が高いので，クロライドチャネルの開口はクロライドの流出（脱分極）をもたらす。これは，侵害刺激による神経応答の増強を意味する。感覚神経細胞で TRPV1 と ANO1 が複合体を形成して TRPV1 シグナルの増強をもたらすことが明らかになっている[9]。

TRPM2

　TRPM2 は種々の温度依存的な生理応答に重要であり[1]，特に最近，視床下部視索前野の神経細胞が TRPM2 で脳温を感知して体温制御につなげていくことが報告された[10]。TRPM2 は，レドックス感受性を

もつ TRP チャネルの1つであるが，リンパ球からミクログリアまで免疫系細胞に広く発現し，過酸化水素がアミノ末端のメチオニン残基（Met214）を酸化し

て，TRPM2 の活性化温度閾値を低下させて，熱刺激に対する応答性を増強させることが明らかになっている[11]。

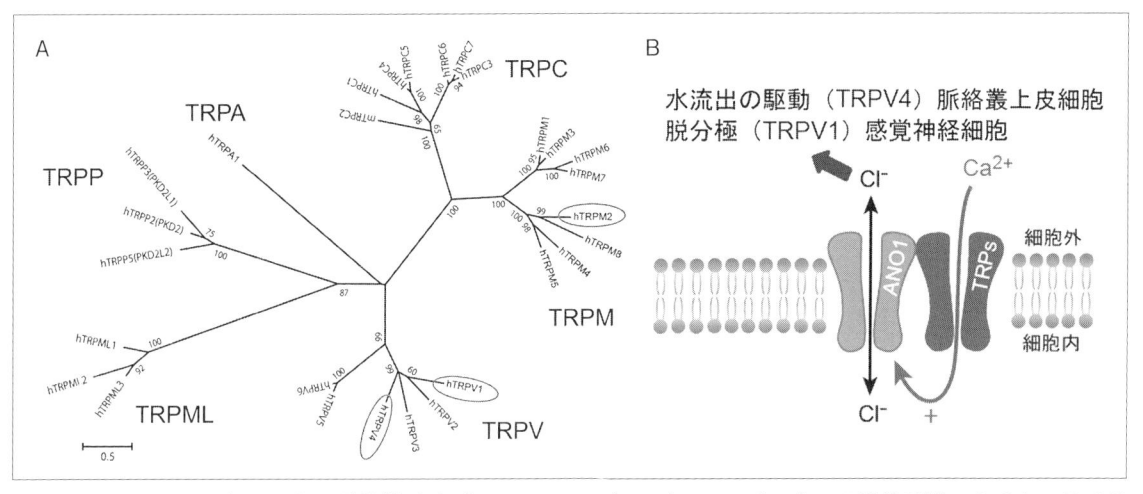

図1　ヒト TRP チャネルの分子系統樹（A）と Anoctamin（ANO）/ TRP チャネルの機能連関によるクロライド移動のモデル（B）

A. アミノ酸置換数を JTT 法により推定し，最小進化法により分子系統樹を作成した。各枝の数値は統計的な信頼性（ブートストラップ値）を表している。ヒトでは TRPC2 が偽遺伝子となっているので，マウス TRPC2 を用いた。本稿で取り上げた3つの温度感受性 TRP チャネルを丸で示す。scale：遺伝的距離（アミノ酸置換率）

B. TRP チャネルを介して流入したカルシウムがカルシウム活性化クロライドチャネル ANO を活性化させる。クロライドイオンの移動方向はその細胞がもつクロライドイオンの平衡電位で決定される。

●● 参考文献 ●●●

1) Gees M, Owsianik G, et al : Comp Physiol 2, 563-608, 2012.
2) Julius D : Annu Rev Cell Dev Biol 29, 355-384, 2013.
3) Takayama Y, Shibasaki K, et al : FASEB J 28, 2238-2248, 2014.
4) Tominaga M, Takayama Y : Channels 8, 3, 2014.
5) Liao M, et al : Nature 504, 107-112, 2013.
6) Gao Y, et al : Nature 534, 347-351, 2016.
7) Mannari T, Morita S, et al : Glia 61, 957-971, 2013.
8) Yoshida A, Furube E, et al : Sci Rep 6, 26088, 2016.
9) Takayama Y, Uta D, et al : Proc Natl Acad Sci USA 112, 5213-5218, 2015.
10) Song K, Wang H, et al : Science 353, 1393-1398, 2016.
11) Kashio M, Sokabe T, et al : Proc Natl Acad Sci USA 109, 6745-6750, 2012.

（富永真琴）

ガングリオシド

■ Keywords ■

ガングリオシド，糖転移酵素，脂質ラフト，炎症，
DKO マウス，アストロサイト，ミクログリア

■ ガングリオシドとは ■

　脂肪酸と長鎖塩基からなる脂質であるセラミドに糖が付加することによって，スフィンゴ糖脂質が合成される。その中で，酸性糖であるシアル酸を有する酸性スフィンゴ糖脂質がガングリオシドであり，ゴルジで合成される。ガングリオシドは結合する糖の違いにより多種類が存在し，組織が細胞により発現パターンが異なる。特に神経組織では，ガングリオシド GM1，GD1a，GD1b，GT1b が高発現し，神経の発生と機能に深く関与すると考えられている。またガングリオシドは，通常は細胞膜の脂質ラフトに局在し，細胞間の相互作用，細胞外因子の結合，細胞のシグナル伝達や細胞接着，さらには補体活性の調節などにも関与することが報告されている。

脳内環境におけるガングリオシド糖鎖の分別的役割の解明

はじめに

　シアル酸含有スフィンゴ糖脂質ガングリオシドは神経系組織に多く発現し，その機能に深く関与している。筆者らは，種々のガングリオシド合成酵素遺伝子をノックアウトすることにより，これらのガングリオシド欠損マウスで神経変性が惹起されることを報告してきた。本稿では，これらのマウスの解析により明らかになってきた脳内環境におけるガングリオシドの役割について，これまでの知見を踏まえて報告したい。

ガングリオシド欠損マウス

　ガングリオシドは神経系組織に多く発現していることから，神経系の機能に深く関与すると考えられている。ヒトでは，ガングリオシド欠損による幼児性癲癇と hereditary spastic paraplegias（HSPs）を示す症例が報告された[1,2]。しかし，ガングリオシド欠損による神経変性の機序は不明であった。

　筆者らは様々な糖転移酵素遺伝子を欠損することにより，多岐にわたるガングリオシド欠損マウスを作製した。その中でも，GM2/GD2 合成酵素と GD3 合成酵素をともに欠損し，GM3 以外のすべてのガングリオシドが消失したダブルノックアウト（DKO）マウスを作製し解析してきた（図 1A）。DKO マウスは，12 週齢過ぎから突然死を起こし，また若齢期から神経変性が認められた[3]。さらに，加齢に伴う歩行異常やプルキンエ細胞の脱落，脊髄の萎縮などが認められた。小脳，脊髄内で補体活性の亢進に伴い TNFa，IL-1a，IL-1β などの炎症性サイトカインが増加し，著明な炎症反応が惹起されるとともに，この慢性炎症が神経変性の要因と考えられた。DKO マウスの小脳組織では，アストロサイトやミクログリアの著しい増生・集積が確認され，炎症性因子の過剰発現はこれらのグリア細胞に由来することが示唆された。興味深いことに，DKO マウスに補体 C3 欠損マウスを交配させたトリプル KO マウスでは，補体活性の低下のみならず炎症性サイトカインの顕著な低下と炎症症状の顕著な減弱を認めたが，アストロサイトの増生は亢進したままであった。これはガングリオシド欠損がグリア細胞の異常活性化を惹起したためと考えられ，ガングリオシド欠損に起因する炎症反応と補体非依存性のグリア増殖・活性化メカニズムが存在することを示唆している[3-6]。

グリア細胞におけるガングリオシドの関与

　ガングリオシドは神経組織に発現すると報告されているが，グリア細胞における発現の詳細な検討は報告されてこなかった。WT マウスの初代培養アストロサイトとミクログリアの細胞膜表面のガングリオシドの発現を調べたところ，初代培養アストロサイトとミクログリアともに，神経系で発現するガングリオシドが認められた。そこでガングリオシドが欠損したアストロサイトの炎症性サイトカインへの反応性を検討したところ，ガングリオシドが欠損すると IL-6 による刺激によって TNF-a の発現が亢進し，さらに抗炎症因子である SOCS3 の発現低下が認められた。これはアストロサイトにおいて，ガングリオシドが炎症性サイトカインに対する反応およびそれらの発現を制御していることを示唆するものである。また Willison により，オリゴデンドロサイトに発現するガングリオシドが神経の維持に重要であることも報告された[7]。このように，ガングリオシドはニューロンだけでなくグリア細胞にも発現し，機能的に脳内環境の維持に関与していることが示唆される。

ガングリオシド欠損に伴う脂質ラフトの異常

脂質ラフトは，細胞膜上でガングリオシドを含むスフィンゴ脂質とコレステロールが集積したミクロドメインであり，様々なシグナル伝達分子が会合し，シグナル調節上重要な役割を果たしている。DKOマウスの神経組織では，ガングリオシドの欠損により脂質ラフト上に局在する分子に重大な影響を与えることが明らかになった[3]。

アストロサイトにはグルタミン酸トランスポーターの EAAT1/2（excitatory amino acid transporters 1/2）が発現し，細胞膜上の脂質ラフトに局在する。グルタミン酸トランスポーターは，シナプスから放出されたグルタミン酸をシナプス間隙から取り除き，細胞外濃度を低く保つことによりグルタミン酸の興奮毒性から神経細胞を保護する役割を担っている。ガングリオシド欠損アストロサイトではWTに比べ，グルタミン酸の取り込み能の低下がみられた。これはガングリオシドの欠損によるミクロドメインの構造変化が，グルタミン酸トランスポーターである EAAT1/2 の局在変化を惹起し，グルタミン酸の取り込みを低下させたためと考えられる。これらの結果から過剰なグルタミン酸による神経変性の誘導が示唆される。

おわりに

ガングリオシド欠損マウスを解析することにより，ガングリオシドがニューロンとグリアにおいて脳内環境を正常に調節していることがわかってきた。特に，ガングリオシドが脂質ラフトの構築と機能に大きく関与することが明らかになってきた（図1B）。今後はガングリオシド欠損グリア細胞上の脂質ラフトの異常に焦点化して，脂質ラフトに局在するどのような分子が神経やグリアの機能に関わるのかを明らかにしていく予定である。

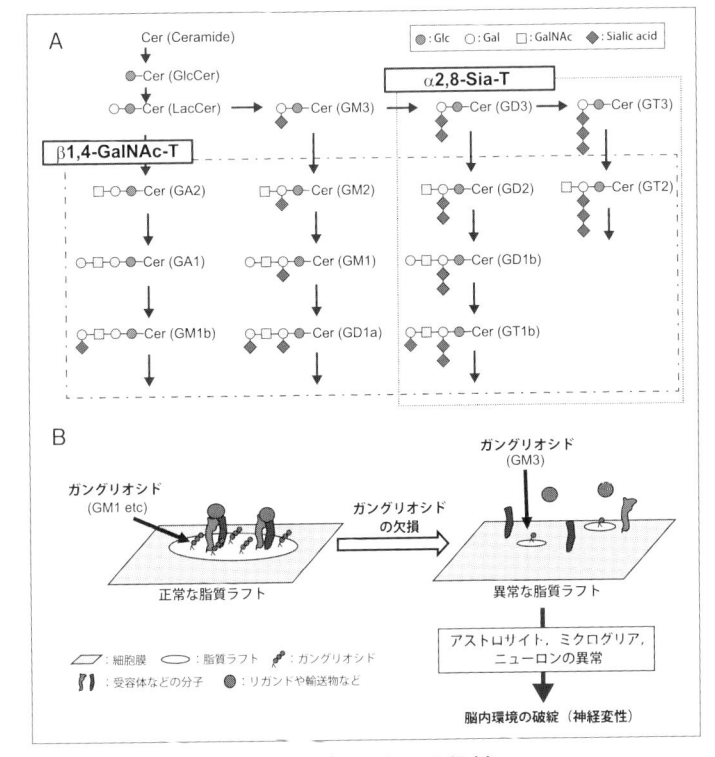

A. ガングリオシドの合成経路。DKOマウスでは2つ枠内のすべてのガングリオシドが欠損し，GM3のみが蓄積する。
B. ガングリオシドの欠損による脂質ラフトの構築，機能異常とそれに伴う脳内環境の破綻。

図1　脳内環境におけるガングリオシドの役割

•• 参考文献 ••

1）Simpson MA, et al : Nat Genet 36, 1225-1229, 2004.
2）Boukhris A, et al : Am J Hum Genet 93, 118-123, 2013.
3）Ohmi Y, et al : Proc Natl Acad Sci USA 106, 22405-22410, 2009.
4）Ohmi Y, et al : J Neurochem 116, 926-935, 2011.
5）Ohmi Y, et al : Neurochem Res 37, 1185-1191, 2011.
6）Ohmi Y, et al : J Neuroinflammation 11, 61, 2014.
7）Yao D, et al : J Neurosci 15, 880-891, 2014.

（大海雄介）

間葉系幹細胞

Keywords

間葉系幹細胞, 小脳, プルキンエ細胞, 脊髄小脳失調症, SCA1, GFP, アデノ随伴ウイルスベクター

間葉系幹細胞とは

自己増殖能と多分化能を有する細胞を幹細胞という。胚性幹細胞や人工多能性幹細胞（IPS 細胞）がよく知られているが，われわれの体内にも骨髄や脂肪組織，歯髄などの中胚葉性組織にも存在し，間葉系幹細胞と呼ばれている。間葉系幹細胞は骨，軟骨，血管，脂肪細胞や心筋への分化能をもつ。また，ニューロンやグリア細胞などの外胚葉系の細胞や，肝臓などの内胚葉系の細胞にも分化することが示されており，再生医療への応用が期待されている。間葉系幹細胞は移植免疫を回避する能力をもち，同種への移植でも免疫抑制剤を使用せずに定着することが報告されている。骨髄由来の間葉系幹細胞は骨髄穿刺で容易に採取できるため，臨床応用のための細胞ソースとして用いられている。

間葉系幹細胞による脳内環境の維持および破綻からの回復メカニズムの解明

傷害を受けた組織はサイトカインや成長因子を放出し，炎症反応を惹起し様々な炎症関連細胞を傷害部位に集める。間葉系幹細胞（mesenchymal stem cell : MSC）はサイトカインの働きで傷害組織に引き寄せられ，栄養因子を放出して傷害からの回復を助けたり，傷害部位の細胞に分化したりすることで傷害からの回復を促す。組織を FACS（蛍光活性化セルソーター）にかけた後，培養ディッシュの底に張りつく性質をもつ増殖性細胞が MSC であり，骨髄，脂肪組織，臍帯血や歯髄など様々な組織から簡単に得ることができる。このようにして得られた細胞が本当に MSC であるのかは，標準の MSC 表面抗原の発現，および軟骨細胞・脂肪細胞・骨芽細胞の三系統への分化能の有無で確認できる。ただ，MSC の定義が標準表面抗原の発現と三系統への分化能だけであるので，MSC を分離した種・組織・年齢などの違いにより，研究室間で MSC の性質が一様ではない。そのため異なる性質の MSC が使用されると，論文で報告された結果が再現できないことも珍しくない。したがって細胞治療の成功には，MSC の性質が重要である。ヒト胎児由来 MSC（hfMSC）は成人由来 MSC と胚性幹細胞の中間の性質をもつ。成人由来 MSC と比較して

hfMSC は，増殖速度，高い分化能と長く老化しにくいテロメアをもつ点で優れている。したがって，良質の hfMSC を指数関数的に増やして，様々な疾患をもつ極めて多くの患者の同種細胞治療に使用できる可能性がある。

脊髄小脳失調症 1 型（SCA1）は，原因遺伝子 ATXN1 をコードするゲノム領域に存在する CAG 繰返し配列の異常伸長が原因の遺伝性神経変性疾患である。患者は小脳，脳幹を中心に広く中枢神経系が障害される。根本的な治療法は見つかっていない。われわれはマウス由来 MSC を SCA1 モデルマウスに髄注すると，有意に小脳プルキンエ細胞の変性が抑制され，運動失調の進行が遅くなることを報告した[1-4]。このことから MSC は SCA1 や他の神経変性疾患に対する細胞治療として使用できる可能性があると考えられた。髄腔内に投与した MSC が SCA1 病態を緩和するメカニズムとして，① MSC からの栄養因子の放出，② MSC がニューロンに分化して変性ニューロンと置き換わる，③ MSC が変性ニューロンと融合して変性から回復させる，などが考えられた。MSC からの栄養因子放出や MSC がニューロンへと分化することはこれまでに報告されている。しかし，MSC が変性ニューロンに融合することは明確には示されていない。そこで本研究では，SCA1 モデルマウスの小脳に投与した hfMSC が変性ニューロンに融合することを明確に示すことを目的とした。

hfMSC とマウス小脳のニューロンが本当に融合するのかを調べるために，われわれは Flip excision* を用いた（図 1）。まずレンチウイルスベクターを hfMSC に感染させて hfMSC のゲノムに TRE-（逆向き GFP）を挿入した。次に 6 ヵ月齢の変性が進んだ SCA1 モデルマウスの小脳に，ニューロン特異的プロモーター制御下でテトラサイクリントランスアクチベーター（tTA）と Cre リコンビナーゼを発現するアデノ随伴ウイルスベクターを投与した。投与 2 週間後のマウスの小脳に，TRE-（逆向き GFP）をもつ hfMSC 50,000 個を注入した。hfMSC がニューロンに融合すると，hfMSC ゲノムの「逆向き GFP」が Cre

の働きで正しい向きに組み替えられ，さらに tTA が TRE プロモーターに結合して GFP が産生されると考えられる（hfMSC のニューロンへの分化では，GFP を発現しない）。hfMSC を投与してから 2 ヵ月後に SCA1 モデルマウスの小脳を観察したところ，GFP でラベルされたプルキンエ細胞と抑制性介在ニューロン（星状細胞とバスケット細胞）が確認され，hfMSC がこれらのニューロンと融合したと考えられた（**図 1**）[5]。

　hfMSC は変性ニューロンにのみ融合し，正常のニューロンには融合しないのかを調べるために，同様の実験を変性が始まっていない生後 4 週の SCA1 モデルマウス（8 匹），および生後 4 週（11 匹）と 6 ヵ月（10 匹）の野生型マウスを用いて行った。その結果，生後 4 週の野生型マウス 1 匹に，1 個の GFP 発現介在ニューロンが観察されただけであった。これに対し 6 ヵ月の変性が進んだ SCA1 モデルマウスを用いた場合，実験を行った 4 匹とも多くの GFP 発現ニューロンが観察された。以上の結果から，hfMSC は小脳の変性ニューロン選択的に融合することが明らかになった。今回の結果は，hfMSC が変性ニューロンと融合することで，変性を抑制しうる可能性を示しており，今後の細胞治療への道を開く成果と考えられた。

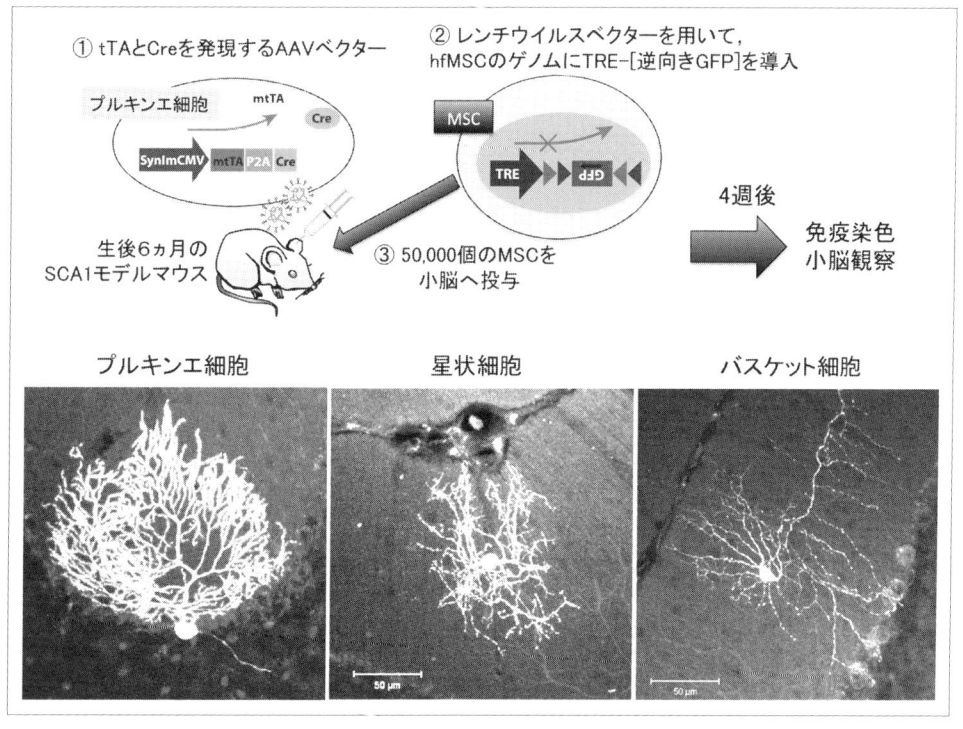

図 1

●● **参考文献** ●●

1）Mieda T, Suto N, et al : J Neurosci Res 94, 246-252, 2016.
2）Suto N, Mieda T, et al : CNS Neurosci Ther 22, 670-676, 2016.
3）Nakamura K, Mieda T, et al : Cerebellum 14, 165-170, 2015.
4）Matsuura S, Shuvaev AN, et al : Cerebellum 13, 323-330, 2014.
5）Huda F, Fan Y, et al : PLoS One 11, e0164202, 2016.

●● **参考ホームページ** ●●●●●●●●●●●●●●●●●●●●●●●●●●

・群馬大学大学院医学系研究科・脳神経再生医学分野
　http://synapse.dept.med.gunma-u.ac.jp/

（平井宏和）

軸索再生阻害因子

■ Keywords

成長円錐，コンドロイチン硫酸，JNK，
リン酸化プロテオミクス，GAP-43

■ 軸索再生阻害因子とは

神経細胞では，出力となる突起となる軸索が損傷を受けた場合，再生が困難でそのまま変性に至ることが多く，神経疾患の難治性の原因となっている。通常の細胞の再生治療とは違い，この点が神経再生治療の鍵となっている部分である。軸索再生を困難とする要因は，外因・内因の２つがあり，外因は神経細胞の外にあって，軸索成長を阻害する因子である。内因はもともと成熟神経細胞が成長しにくい性質をもっており，その性状を決めている遺伝子発現を指す。近年は，両者の具体的な遺伝子がわかっているが，単一遺伝子の発現調節のみではまだ満足すべき軸索再生は達成できておらず，新たな分子戦略が治療への発展の鍵となる。

軸索再生を阻害する新たな因子：その外因と内因

軸索は神経細胞の出力となる突起であり，成熟個体では長さも1mを超すものもあり，一般的に空間的な占有体積は神経細胞体に比べ圧倒的に大きい。その結果，損傷からの回復も困難であり，軸索が損傷を受けるとそのまま回復されず，神経細胞全体が変性してしまうことが知られている。脊椎動物では，下等な魚類や両生類では成熟中枢神経系の神経細胞でも軸索再生が知られているが，爬虫類以上の高等な脊椎動物では軸索再生能が成熟個体の中枢神経系では非常に低下している。哺乳動物に属するヒトでも例外ではなく，これらが神経変性疾患や脳・脊髄外傷の難治性を引き起こす原因となっている。

近年の研究の結果，軸索再生を阻害する因子は，神経成長の研究から成長円錐という運動性に富んだ先端部分の機能を阻害する因子群であることがわかり，阻害因子の具体的な発見が相次ぎ，それらのノックアウトマウスを使った解析から，その因子の分子機構や治療戦略へのつながりも徐々に見えてきた。本稿では，その一部を解説する。

外因

神経細胞の外部に損傷以前から存在するか，あるいは損傷後に生じて成長円錐を阻害する因子群で，損傷後に生ずる反応性グリア由来と考えられるコンドロイ

チン硫酸（CS）および中枢性髄鞘（ミエリン）の成分（MAG，Nogo，OMgp）が知られている。中枢性髄鞘の成分群は，中枢神経系で軸索再生が困難でも末梢神経系では再生可能であるため，中枢のみでの外因として探求されたが，現状ではどの１つをノックアウトしても，それほどの再生効果は得られていない。一方，CS は反応性グリアの表面に大量に発現し，生理的には損傷後に変性した軸索を消去する食細胞を損傷部位内に囲い込んで正常な神経軸索と接触させない役割をもつ。CS を細菌由来のコンドロイチナーゼ（CS 分解酵素）で分解すると，軸索再生が促進されるため注目を浴びているが，徹底的な CS 分解は上記の理由からも必ずしも損傷回復に有利でない。著者は15種類程度存在する CS 合成に関する酵素群のうち，CS 合成の律速酵素と考えられる CSGALNACT1（T1）のノックアウトマウス（KO）を作ると，脊髄損傷が顕著に回復することを証明した[1]。この系では，反応性グリアの占有面積が顕著に減少したほか，CS と合成経路を共有して軸索成長を促進するヘパラン硫酸（HS）の合成量が著増することがわかった。CS 合成酵素系の in vivo RNAi は T1KO と同様の効果を有することから[1]，これらの酵素の発現調節が軸索再生に有望であると考えられる。T1KO はまた，perineuronal nets（PNN）構造という抑制性シナプスの調節構造の不全を介して，神経可塑性の調節にも異常が生ずることから[2]，今後の脳研究に有用なモデル動物と考えられる。

内因

古くから成熟神経細胞は，幼若神経細胞より成長能が減弱していることが知られていた。PTEN はタンパク質合成系 mTOR の阻害因子として知られ，He らによって PTEN の発現抑制が軸索再生を引き起こすことが見出された。この機構は，おそらくタンパク質合成系を常時活性化しておくことは神経細胞数が大量になった高等動物脳ではエネルギー的に不利なことを表してしていることを示唆する。

これ以外に，新たな内因の探索が始まっている。成長期に神経細胞では速やかに極性を獲得し軸索を決定

するが，これまでに多数の因子が関係することが報告されている。著者らは，この決定が細胞外基質により，GPM6a という膜タンパク質が脂質ラフト（膜流動性が低い部位）に会合して，下流の従来から知られている因子群をこの部位に集積させることが必要であることを見出した[3]。この過程後，決定された軸索では成長円錐に向かって多種類・大量のタンパク質が順行性の軸索内輸送を受けて輸送され，空間的に大きなボリュームをもつ軸索を作っていく。著者は成長円錐[4]のリン酸化プロテオミクス*から，このリン酸化の大部分が，JNK（MAPK ファミリーの 1 つであるプロテインキナーゼ）依存性リン酸化を受けていることを見出した。その一例として，GAP-43（神経成長の

マーカー分子）の S96 リン酸化が齧歯類では顕著に起こって，成長・再生軸索ではリン酸化特異抗体で，特異的に認識される[5]ほか，再生軸索ではこのリン酸化が質量分析で直接に検出された。このリン酸化を不活性化したマウスは，正常マウスの培養神経細胞に比べて軸索成長が遅くなり，成長円錐の面積も狭小化した。その原因として，軸索途中から余分な分岐が増加したことが挙げられる。このマウスでは末梢神経の再生も有意に遅延した。したがって，JNK 活性化とそれに基づく GAP-43 のリン酸化が軸索成長に必要であり，成熟軸索でのこの欠損が新たな内因の 1 つと考えられる。

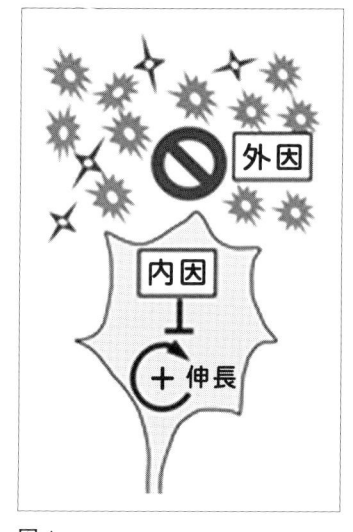

成長円錐には，外因と内因によってその阻害が生じ，軸索再生を困難にしている。

図 1

•• **参考文献** ••

1) Takeuchi K, Yoshioka N, et al : Nat Commun 4, 2740, 2013.
2) Hou X, Igararshi M, et al : Sci Rep, 2017, in press.
3) Honda A, Ito Y, et al : J Neurosci, 2017, in press.
4) Igarashi M : Neurosci Res 88, 1-15, 2014.
5) Oyamatsu H, Igarashi M, et al : J Plast Surg Hand Surg 46, 299-307, 2012.

（五十嵐道弘）

視交叉上核

視交叉上核とは

　視交叉上核（suprachiasmatic nucleus：SCN）は，左右の視神経が脳底で交叉し形成する視交叉（chiasma）の直上で，第3脳室の底部に接する一対の小さな神経核であり，ニューロンのサイズは脳の中でも最も小さいものの1つで，約1万個が密に集積している。SCNは概日リズム形成に特化しており，最高位中枢として時間シグナルを近傍の，睡眠，自律神経，内分泌の中枢に送る。さらに，この時間情報は全身にも到達し，臓器にもある概日時計の位相を調律する。SCNは多数の細胞時計から構成され，お互いの細胞間コミュニケーションにより極めて正確で安定した時間を刻む概日時計の中枢として機能する。

　私たちが毎日決まった時間に起き，活動できるのは，視床下部の一対の小神経核である視交叉上核（suprachiasmatic nucleus：SCN）が極めて安定で強固な約24時間周期の概日リズムを形成しているからである[1]。実は，リズムを生み出すだけならSCN以外のその他の全身の末梢組織の細胞にも能力は備わっている[2]。しかし，個体全部のリズムを調律できるのはSCNだけである。SCNを破壊したあと，その部位に各組織を移植しても，リズムが再現するのはSCNを移植したときだけである。さらに，完全に全身の時計が止まっている *Cry*-null マウス[1,2]に野生型マウスのSCNを移植すると，概日周期の行動リズムが回復する[3]。このことはSCNの時計だけで個体としての概日周期の行動リズムは形成されることを示している。

　では，SCNの時計は他の組織の時計と何が違うのだろうか。時計遺伝子（clock genes）とそれらが形成するコアフィードバックループである分子時計は，他の細胞と同じである。しかしSCNの違いは，脳から取り出し生体外で培養してみるとすぐにわかる。SCNは体外に取り出しても生体内でのリズム位相を保ってリズム発現するが[4]，同じ条件で他の組織を培養すると，リズム位相は新しい溶液に入れると変位し，リズムもまもなく減弱する。すなわちSCNにだけリズムを惹起する能力だけでなく，そのリズムを維持する仕組みが備わっているといえる。

　SCNは決まった時間を全身に打ち出しているが，

■ Keywords

視交叉上核，時計遺伝子，細胞時計，Gタンパク質，細胞間コミュニケーション

SCN内の細胞の時間位相は全く同じなのだろうか。われわれは，個々の細胞における *Per1* 遺伝子の発現を *Per1*-promoter-luciferase transgenic mice（*Per1*-luc）のSCNスライス培養系を用いたリアルタイムイメージングによって追跡することで詳しく調べた[5]。その結果，SCN内の空間的位置により各時計細胞のリズムピーク位相が異なることがわかった。すなわち，背内側部のニューロン群の興奮はSCN本体のリズムより4～8時間先行し，そのリズムが徐々に中央に移り，最後に腹外側に到達した。したがって，SCN細胞の時刻位相は，初めと終わりに8～12時間差があるが，SCN全体としては極めて綺麗な概日リズムを描いている。

　しかしながら，なぜいつも背内側部の細胞が早いのだろうか。細胞間の同期や順位づけの機能はSCNにとって最も重要な性質であるのにもかかわらず，その仕組みや生理的な意義についてはこれまで全くわかっていなかった。そこでわれわれが注目したのは，SCNの背内側部の細胞において早朝 *Per1* の発現とともに同時に出現するRGS16（regulator of G-protein signaling 16）と呼ばれるGタンパク質シグナル制御因子である[6]。一般に，GタンパクはGDP-GTP交換反応により活性型となり，自身のGTPase活性により不活性型となるが，このRGS16はαサブユニットの内在性GTPase活性を亢進させ，Giを不活性化する。それにより細胞膜からの刺激が通りやすくなり，cAMPが増大し，活性化CREBが核内で時計遺伝子 *Per1* プロモーターのCRE部位に着き，時計遺伝子を誘導し細胞の時間を早める。一方で，早朝以外の時間では反対にRGS16の発現が低下するので，抑制を逃れたGiが今度は細胞内のcAMPシグナルを止め，早朝以外の時間帯はたとえ細胞外から刺激があってもそのシグナルは遮断されてしまう。SCN背内側部の細胞がSCN全体の中でも時計遺伝子の発現が最も早い理由が，RGS16の発現，CREシグナル伝達の亢進であったのである。事実，RGS16をノックアウトすると早朝の背内側部での朝のcAMP増大およびCREシグナル伝達は消失し，SCN内で一番早かった背内側

細胞のリズムは遅れてしまう[6]（**図1**）。

　SCN の細胞間の神経伝達では，網膜からの明暗シグナルを直接受ける腹外側部の VIP 細胞が背内側部のバソプレッシン（AVP）産生細胞にシグナルを送るのが重要である。これに関与する受容体は VPAC2（=VIPR2）で Gs と共役している[7]。背内側部のバソプレッシン細胞はお互いに Gq と共役する V1a 受容体を介してシグナルを交換し，より安定で強力なリズムシグナルを生み出し，時差時の位相変動で主役を演じる[8]。また，現在はリガンドがいまだわかっていないが，背内側部の細胞は Gz と共役する GPR176 が発現する[9]。この米粒よりも小さな SCN の生体リズムの解明は，脳がいかにして個体レベルの活動リズムを分子レベルで制御しているかを知る最先端の研究分野といえる。

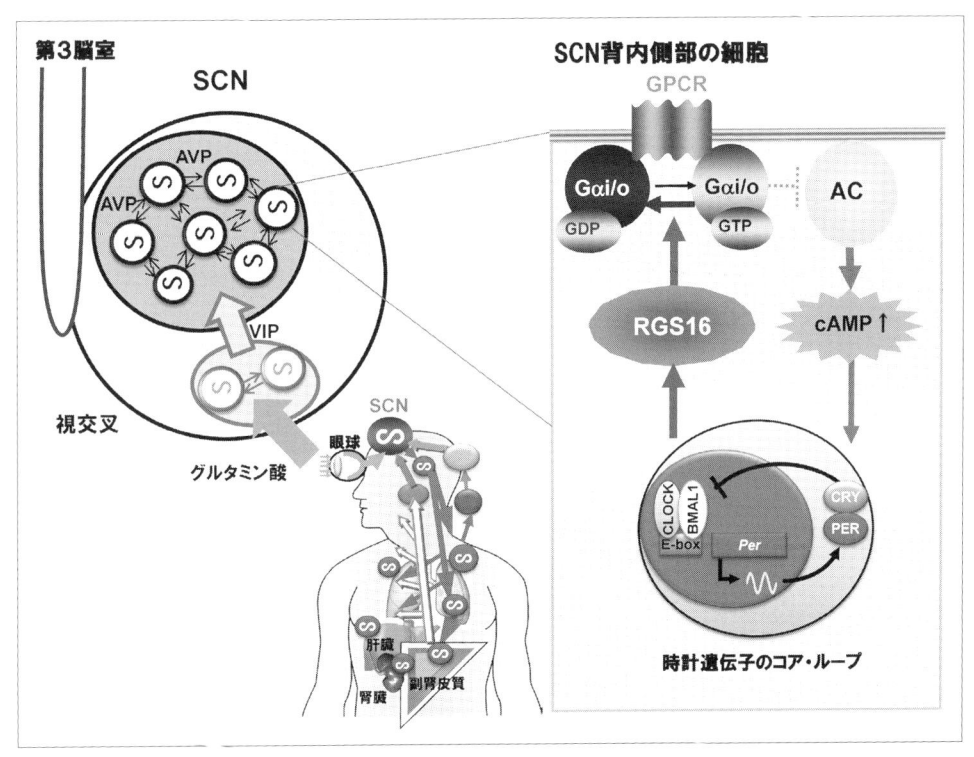

図1　生体における時計システムの階層的制御機構
　身体（下中図），視交叉上核（SCN）（上左図），SCN 細胞内（右図）の時間情報システムを表す。環境の明暗情報は，眼球（網膜）から SCN へ伝達される。

●● 参考文献 ●●

1）Okamura H : Cold Spring Harbor Symp Quant Biol 72, 551-556, 2007.
2）Yagita K, et al : Science 292, 278-292, 2001.
3）Sujino M, et al : Curr Biol 13, 664-668, 2003.
4）Asai M, et al : Curr Biol 11, 1524-1527, 2001.
5）Yamaguchi S, et al : Science 302, 1408-1412, 2003.
6）Doi M, et al : Nat Commun 2, 327, 2011.
7）Yamaguchi Y, et al : Science 342, 85-90, 2013.
8）Harmar AJ, et al : Cell 109, 497-508, 2002.
9）Doi M, et al : Nat Commun 7, 10583, 2016.

（前川洋太・岡村　均）

質量分析イメージング

■ Keywords

質量分析イメージング，イオン化，質量分析，
神経伝達物質，アセチルコリン，パーキンソン病，
アルツハイマー病，コリン作動性ニューロン

■ 質量分析イメージングとは

質量分析イメージングとは，固体試料上の各点で直接分子のイオン化と質量分析を行うことで，分子を可視化する技術である。質量顕微鏡法，イメージング質量分析とも呼ばれる。二次元平面上の位置情報を保ったまま測定し，得られた質量スペクトルの強度を色彩の濃淡として画面上に再構成することにより，任意の m/z の分子の局在を可視化する（図1）。

生体分子を対象とした質量分析イメージングは，1990 年代当初，報告のほとんどはタンパク質またはペプチドの解析ツールとしてのものであった。その後，脂質や多種多様な低分子代謝物，薬剤の解析に有用であるとして，近年これらの分子に対するイメージング技術として利用が拡大している。

質量分析イメージングによる脳内環境の可視化

質量分析イメージングは，組織切片における分子や培養細胞における分子の分布を可視化する手段として注目されてきた。脳内のタンパク質や脂質のイメージングにも用いられている。さらに近年は低分子代謝物の可視化にも応用が広がっていることから，脳内環境を可視化するのに適した技術であると考えられる。筆者らは，神経伝達物質の局在検出にこの技術を適用したいと考え，その中でイオン化の効率がよいアセチルコリンに着目し，世界で初めて質量分析イメージングによりアセチルコリンの組織から直接検出し，その局在を明らかにすることに成功した[1]。

アセチルコリンは，副交感神経や運動神経に作用し，血管拡張，心拍数低下，消化機能亢進，発汗などを促す。また，学習・記憶，睡眠などに深い関係がある。パーキンソン病やアルツハイマー病では脳内のアセチルコリンの量が変化していることが知られている。アセチルコリンの局在を明らかにすることは，アセチルコリンによる神経伝達機構を理解し，脳の活動状態を知る手掛かりとなる。また，病態モデルマウスの脳でアセチルコリンの局在分布の変化を検出することは，その病態解明につながると考えられる。従来，アセチルコリンの局在は受容体に対する抗体や合成酵素の一次抗体に対し，標識二次抗体を指標として間接的に検出する手法が一般的であった。しかし，この手法ではアセチルコリン自体を検出しておらず，検出感度や精度が抗体の品質に依存するといった問題が残される。質量分析イメージングではアセチルコリンそのもののシグナルを検出するため，これらの問題が解決される。

測定に際しては，質量分析イメージングで通常利用される一段階の質量分析測定（MS 測定）ではなく，多段階質量分析，すなわち MS/MS 測定を行った。MS 測定では，一度だけレーザーを照射してそこでイオン化された物質の情報を検出するが，MS/MS 測定では，MS 測定でイオン化された物質から特定の質量のイオンだけを選び，断片化させ，元の物質由来のフラグメントイオンを検出する。フラグメントイオンの質量から，どのような結合をしているイオンなのかも予測することが可能である。MS/MS 測定をイメージングに応用するには，網羅的な解析は行わず特定のイオンだけをあらかじめ選び出さなければならないという難点があるため，筆者らは予備検討を行い，アセチルコリンが組織標本上で断片化したときのパターンを予測し特定の情報を取り出す対策を講じた[1]。

アセチルコリンの質量分析イメージングに際し，もう1つ配慮した点について言及する。脳内のアセチルコリンは死後，エステラーゼの働きにより迅速に分解されるため，サンプリングによる人為的変化が生じやすい。筆者らは脳内アセチルコリンに対し凍結サンプリング法は死後変化防止に有効であることを実証した[1]。アセチルコリン以外の内因性代謝物質についても，多くのものは非常に迅速に合成および分解され，かつ虚血などによる死後の体内環境変化にも応答してしまうため，分析までの取り扱いには十分な注意が必要である。凍結サンプリング法以外にもマイクロ波照射，あるいは熱処理による組織内の酵素活性を失活させる方法により，生前の状態をより正しく検出する方法が有効と考えられる。

以上のような工夫を取り入れ，マウス脳切片で質量

分析イメージングを行い，アセチルコリンを検出した結果，海馬台，上丘，内側膝状複合体，視床の横方向の背核，視床網様核，嗅結，黒質，中小脳脚，網状核，顔面運動核，内側前庭核，傍小脳脚核，橋網様核などに局在が認められた。得られた画像から，マウス脳内でアセチルコリンはコリン作動性ニューロンの神経核および投射先で高濃度に存在することが明らかとなった[1]。マウス脊髄においては，アセチルコリンは前角に存在する大型のコリン作動性運動神経の細胞体に豊富に存在し，全体的に灰白質に多く分布することが明らかとなった。アセチルコリンがコリン作動性運動ニューロン，すなわちアセチル基転移酵素（ChAT）を含むアセチルコリン産生細胞の細胞体で検出されたことはもっともらしい結果であった。興味深いことに，脊髄後角の薄層と前角の深層，すなわちそれぞれ外側に近い層にもアセチルコリンが比較的高濃度に存在した[1]。アセチルコリンは末梢からの刺激，特に痛みに関連する侵害刺激などを統合して中枢神経に入力する際，脊髄レベルでの運動や知覚の処理に関わる重要な調節因子となる。感覚系伝導路におけるアセチルコリンの産生源は明確に確立されていないが，脊髄後角のⅡ層およびⅢ層にコリン作動性神経線維が密に存在することが抗ChAT抗体を用いた免疫染色により報告されている。加えて，ChATプロモーター下流でEGFPを発現するトランスジェニックマウスを用いて同定された領域も筆者らの結果と一致していた[2]。脊髄での受容体への作用を介して，内因性アセチルコリンは，運動神経だけではなく侵害受容閾値の決定に関わることが知られている[3]。したがって，脊髄におけるアセチルコリンの直接

検出は，治療戦略の評価などにも有効であると考えられる。

アセチルコリン以外にも，質量分析イメージングは様々な適用例が報告されている。高感度化のための組織切片上での誘導体化技術が開発され，神経伝達物質[4][5]や微量のホルモン[6]などのイメージングも可能となってきた。わずかな試料から解析が可能であり，貴重なヒト脳サンプルを使用した解析にも適用が可能である。筆者らは，アルツハイマー病患者脳で大脳皮質における白質と灰白質の境界領域周囲で硫酸化糖脂質の分子局在パターンが変化していることを示している[7]。アルツハイマー病[8]，パーキンソン病におけるL-DOPA誘発性運動障害[9]，脳損傷虚血モデルの解析[10]にも利用されている。また，脳組織切片における薬物の検出にも有用であることが報告されており，薬剤動態に影響される内因性代謝物質やタンパク質の動態を明らかにするような近年の取り組みなど，質量分析イメージングが今後ますます成果をもたらすことが期待される。

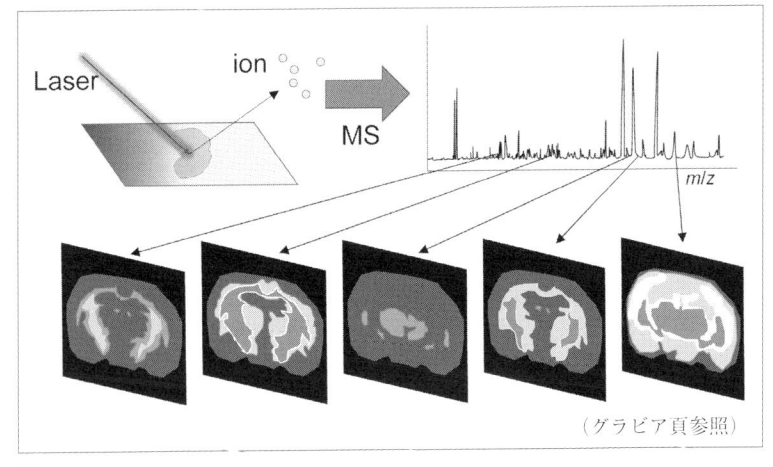

（グラビア頁参照）

図1

•• 参考文献 ••

1) Sugiura Y, Zaima N, et al : Anal Bioanal Chem 403, 1851-1861, 2012.
2) Mesnage B, Gaillard S, et al : J Comp Neurol 519, 3139-3158, 2011.
3) Wang FZ, Nelson PG, et al : J Neurosci Res 25, 312-323, 1990.
4) Shariatgorji M, Nilsson A, et al : Neuron 84, 697-707, 2014.
5) Esteve C, Tolner EA, et al : Metabolomics 12, 30, 2016.
6) Shimma S, Kumada HO, et al : Anal Bioanal Chem 408, 7607-7615, 2016.
7) Yuki D, Sugiura Y, et al : Sci Rep 4, 7130, 2014.
8) Lazar AN, Bich C, et al : Acta Neuropathol 125, 133-144, 2013.
9) Ljungdahl A, Hanrieder J, et al : PLoS One 6, e25653, 2011.
10) Hankin JA, Farias SE, et al : J Am Soc Mass Spectrom 22, 1014-1021, 2011.

（矢尾育子）

樹状突起スパイン

■ 樹状突起スパインとは

　樹状突起スパイン[1]は神経細胞の樹状突起において シナプス後部を形成する長さ1μm程度の突起状の構造で，海馬・大脳皮質などの錐体細胞において，ほとんどの興奮性入力はスパイン上に形成される。シナプス前終末*から放出される神経伝達物質グルタミン酸がスパイン表面のグルタミン酸受容体に結合することにより，陽イオンチャネルが開口しシナプス後電位が生じる。体積が大きいスパインに形成されるシナプスのほうが，より多くのグルタミン酸受容体をもつ傾向がある。シナプスにおける伝達効率（シナプスの重み）の変化であるシナプス可塑性が生じるとスパイン体積も変化するので，スパイン形態変化は記憶・学習の生物的基盤である。また精神・神経疾患において，大脳皮質などのスパイン形態の異常やスパイン密度の対照群との差異が見出される。

脳内環境がスパイン形態可塑性に与える影響

神経細胞内外の環境とスパイン安定性

　自閉症に類似の行動が現れる脆弱X症候群の原因遺伝子としてFMR1が知られている。FMR1は樹状突起におけるタンパク合成を制御する機能タンパク質をコードしており，この遺伝子の欠損が樹状突起内のタンパク質構成・細胞内環境を変化させることで疾患に至ると考えられる。このFMR1のノックアウトマウスでは一定期間内に生成・消滅するスパインの割合が大きくなり，いわば不安定化する。このとき，細胞外マトリクス*タンパク質を切断するマトリクスメタロプロテアーゼ（MMP）の阻害剤であるミノサイクリンの投与により，スパインの安定性は野生型マウスと同程度に回復した[2]。このことから，遺伝子発現の変化が神経細胞内のみならず細胞外の環境をも変化させ，スパインを不安定化させることが示唆された。

スパイン収縮の拡散

　スパインは突起状であることで，樹状突起本幹や他のスパインとある程度隔離された環境を形成し，それぞれが独立した機能を実現しやすいと考えられる。実際に，ケイジドグルタミン酸*を用いたグルタミン酸頻回投与（シナプス長期増強条件）を単一のスパイン

■ Keywords

2光子励起蛍光寿命法，スパイン収縮（可塑性）の拡散，シナプス前終末，cofilin（コフィリン），ケイジドグルタミン酸，SNAREタンパク質

に与えるとスパイン体積の増大がみられるが，この体積増大は樹状突起の隣のスパインの体積に影響を与えない[3]。

　しかし，同様の方法でシナプス長期抑制条件刺激を単一スパインに与えると，刺激されたスパインの収縮が生じ，このスパイン収縮は樹状突起に沿って近隣のスパインにも広がった（図1A）。このことから，各スパインシナプスは独立して動作する場合と周囲の環境に可塑性情報を拡散する場合があることがわかった[4]。

　スパイン形態を制御する物質の候補として，スパイン内のアクチン線維を切断するタンパク質cofilinが挙げられる[5,6]。ラット海馬培養スライス標本で調べると，スパイン体積増大が生じるとき，cofilinは3番目のセリン残基がリン酸化を受けて不活性化され，スパイン内に滞留した[7]。このことは可塑性情報の短時間（〜1h）の保持に関与しているのかもしれない。一方スパイン収縮時は，アクチン線維切断能を有する脱リン酸化cofilinが近隣のスパインに拡散することで，スパイン収縮が拡散することが示唆された（図1A）。

樹状突起スパインとシナプス前終末との機能連関

　上に示したような樹状突起内部の可塑性情報の側方拡散がある一方，スパインからシナプス前終末への（逆行性の）可塑性情報の伝達のメカニズムは十分に明らかになっていない。われわれはラット海馬培養スライス標本を用いて，シナプス前終末の機能を，SNAREタンパク質*の複合体形成度，すなわちシナプス小胞のdockingの程度により定量化することを試みた（図1B）[8]。SNAREタンパク質間のFRET（Förster resonance energy transfer）を2光子励起蛍光寿命*法で測定することによって，SNAREタンパク質の複合体形成を定量化したところ，以下のことが明らかになった。

①シナプス前終末のスパインと相対する位置にSNARE複合体形成が高い領域が見出された。これはactive zoneと呼ばれるシナプス小胞がdockingす

る部位に相当すると考えられた。

②シナプス前終末の SNARE 複合体形成と樹状突起スパイン体積は正に相関することがわかった。このこ

とから，シナプス前終末とシナプス後部の生理的機能は何らかの機構で関連づけられていることがリアルタイムに確認できた。

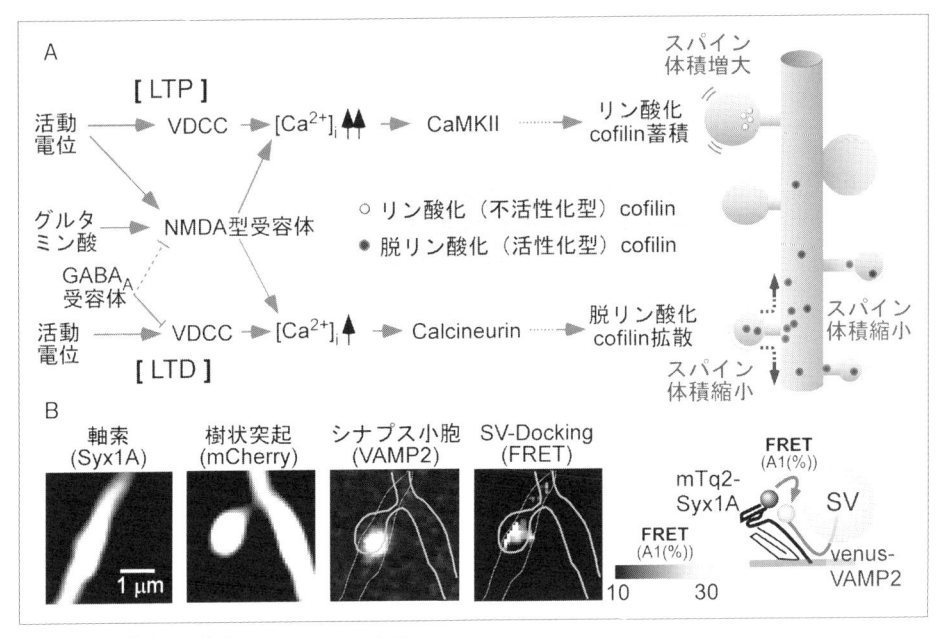

図1　樹状突起スパイン（文献8より改変）

A.　樹状突起スパイン形態可塑性のシグナルカスケード。LTP（long-term potentiation，長期増強）刺激を受けたスパインは体積が増大し，リン酸化 cofilin タンパク質が集積する。近隣のスパインに体積増大は広がらない。一方，LTD（long-term depression，長期抑制）刺激を受けたスパインは体積が減少し，脱リン酸化 cofilin を周囲のスパインに拡散することによって，周囲のスパインの体積も減少する。VDCC：電位依存性カルシウムチャネル

B.　シナプス前終末機能の可視化。樹状突起と軸索にそれぞれ蛍光タンパク質 mCherry と mTurquoise2-Syntaxin1A（mTq2-Syx1A），シナプス小胞（SV）に venus-VAMP2 を発現させた。FRET によってシナプス小胞の docking（SV-docking）の程度を評価した。A1（％）は SNARE 複合体形成の指標。スパインと重なる位置の一部に複合体形成度の高い領域が存在した。

●● **参考文献** ●●

1）Kasai H, Fukuda M, et al : Trends Neurosci 33, 121-129, 2010.
2）Nagaoka A, et al : Sci Rep 6, 26651, 2016.
3）Matsuzaki M, Honkura N, et al : Nature 429, 761-766, 2004.
4）Hayama T, et al : Nat Neurosci 16, 1409-1416, 2013.
5）Mizuno K : Cell Signal 25, 457-469, 2013.
6）Bosch M, et al : Neuron 82, 444-459, 2014.
7）Noguchi J, et al : Sci Rep 6, 32897, 2016.
8）Takahashi N, et al : Nat Commun 6, 8531, 2015.

（野口　潤・葉山達也・長岡　陽・高橋倫子・河西春郎）

侵害受容器

■ 侵害受容器とは

　脊椎動物の侵害受容器は背根神経節に細胞体を有し，求心性の神経線維を脊髄後角の二次ニューロンに投射する。その一方で，遠心性の神経突起を表皮直下に展開している。この神経突起末端部は自由神経末端（free nerve ending）と呼ばれ，侵害刺激を神経活動に変換（transduction）するための装置として機能している。これらの侵害受容器は形態的・生理的な特徴からAδ線維もしくはC線維と呼ばれており，その一部は複数の異なる侵害刺激を受容する多モード性侵害受容器（polymodal nociceptor）であることが知られている[1]。近年，無脊椎動物にも侵害受容器の存在が確認され，それらの詳細な解剖学的形態や生理応答メカニズムが明らかにされてきた。

樹状突起の異常交差に起因する「てんかん様症状」の発症機構の追究

　ハエ目（双翅目）昆虫であるキイロショウジョウバエ Drosophila melanogaster は，小型（成虫の全長2～3 mm）で短い世代間隔（約10日）をもつことから遺伝学的な解析が容易なモデル動物である。ショウジョウバエは幼虫期と蛹期を経て成虫へと変態する完全変態昆虫である。自由行動生活を行う幼虫期には，外部から高温刺激や高強度機械刺激さらには短波長強光（≦ 500 nm）などの強い環境刺激に応答して，特徴的な逃避行動を示すことが知られている[2]。この観察事実から，昆虫にも侵害覚（痛覚）受容機構が存在することが示唆され，上記の逃避行動（痛覚応答行動）を選別指標にした変異体スクリーニングが行われた。その結果，脊椎動物において同定されていたTRPAチャネルのオルソログが痛覚受容に必須であることが示されるとともに，体性感覚ニューロンの1つであるClass IVニューロンが一次痛覚ニューロンであることが判明した[2]。

　Class IVニューロンは表皮直下に長大な樹状突起を頻繁に分岐させながら，二次元的に展開する末梢神経細胞である。同一の細胞体に由来している樹状突起の分枝（姉妹樹状突起）は，互いに他を忌避し合うことによりほとんど交差することなく受容野を隙間なく覆っている。われわれの研究グループは，この姉妹樹状突起間の相互反発的な伸長過程を，7回膜貫通型タンパク質である Flamingo とその下流調節因子 Espinas が協調的に作用し続けることで制御していることを明らかにしていた[3][4]。時を同じくして，Espinas の哺乳類ホモログであるヒト Prickle がヒトのミオクロヌスてんかんの責任遺伝子であるとの報告や，ノックアウトマウスがてんかん様の行動異常を示すことが報告されていた[5]。そこで，Class IVニューロンの神経生理特性を徹底的に調査することで，てんかん発症の分子および細胞レベルでのメカニズムに迫る基盤を固めることをめざした。

　ショウジョウバエの幼虫は，侵害刺激に対して，ダッシュ行動とスピン行動という2種類の異なる逃避行動戦略をとる。この際，Class IV の神経活動が行動惹起に対して必要かつ十分な条件であることがわかっていた[6]。そこで，「痛覚ニューロン自身が刺激の種類や強度に応じてそれぞれに特異的な発火パターンを生成しており，それが個体の行動パターンを調節している」との仮説を立て，これを示すことにした。まず熱刺激時の Class IVニューロンの応答を精密に計測するために，赤外線レーザーによって樹状突起の一部を高精度に加熱しながらニューロンの発火パターンを記録し，同時に細胞内のカルシウム濃度をイメージングにより記録する新規計測系を構築した。この計測系による観察の結果，熱刺激時には刺激強度に応じて細胞内へのカルシウム流入が悉無的に発生していることが明らかになった。さらに，このカルシウム流入と同時に，高頻度発火と発火静止期とが繰り返す「繰り返し群発発火」パターンが生起することを明らかにした。この知見をもとに，カルシウム流入が「繰り返し群発発火」の生成に必須であることを示した。さらには，高速作動型のチャネルロドプシンを利用することで，「繰り返し群発発火」が特定の逃避行動（スピン行動）を誘発していることを明らかにした。つまり，カルシウム流入を介して活動電位の発生パターンを積極的に変化させることで，個体レベルの適切な逃避行動を選択していることを初めて明らかにしたことになる（図

■ Keywords

ショウジョウバエ，多モード性侵害受容器，逃避行動，TRPA チャネル

1)[7]。現在，樹状突起交差異常を含む様々な突起形態異常と Class IV ニューロンの発火パターンおよび個体の逃避行動パターンにどのような影響を及ぼすのかを系統的に検索しているところである。

樹状突起形態や Flamingo シグナリングとてんかん発症メカニズムとの関係はいまだに謎が多い。われわれの解析から，Class IV ニューロンをモデル系にして「てんかん発症機構」の分子・細胞レベルでの解析を行える基盤が整備されたと考えている。今後，生理的なメカニズム解析を多角的な観点から推進することが重要である。

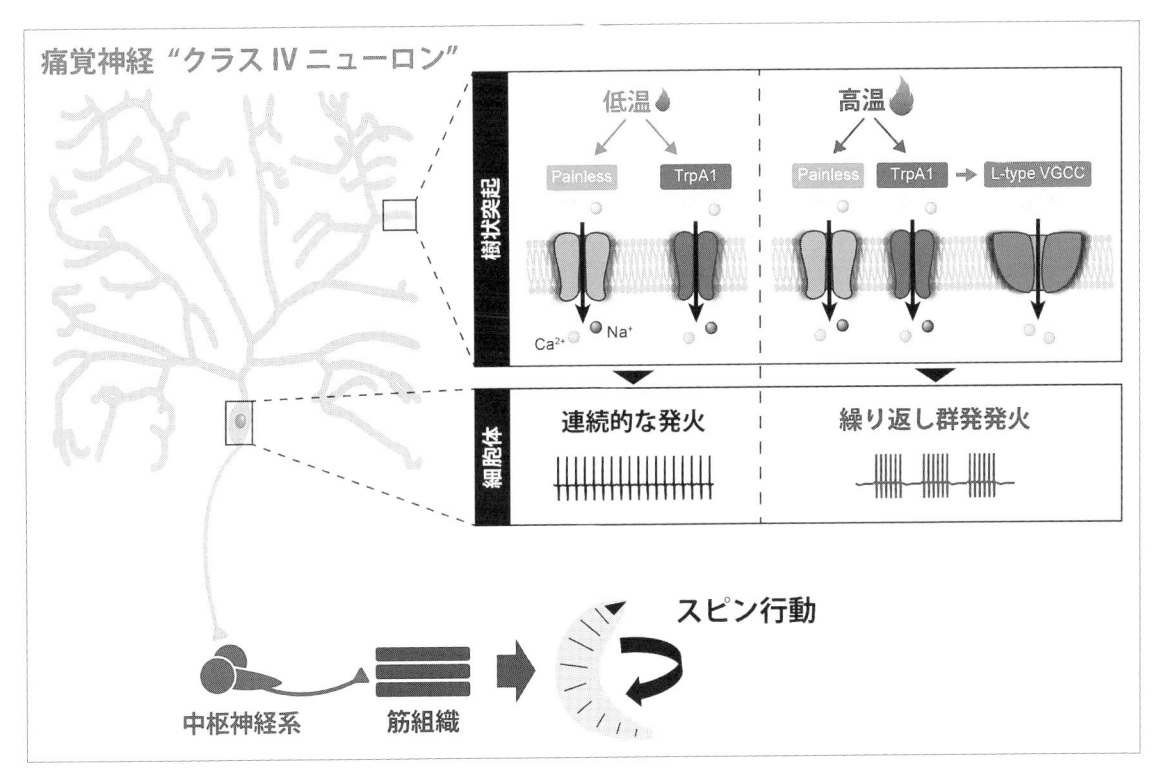

図 1

●● 参考文献 ●●

1) Basbaum AI, Bautista DM, et al : Cell 139, 267-284, 2009.
2) Tracey WD, Wilson RI, et al : Cell 113, 261-273, 2003.
3) Matsubara D, Horiuchi S-Y, et al : Genes Dev 25, 1982-1996, 2011.
4) Shi D, Arata M, et al : The Cadherin Superfamily (Suzuki S, Hirano S, eds), Springer Publishing, 2016.
5) Tao H, et al : Am J Hum Genet 88, 138-149, 2011.
6) Hwang RY, et al : Curr Biol 17, 2105-2116, 2007.
7) Terada S-I, Matsubara D, et al : eLife 5, e12959, 2016.

（碓井理夫）

神経回路形成因子 LOTUS

■ 神経回路形成因子 LOTUS とは

　マウス胎生期において嗅覚情報を担う神経投射路である嗅索の形成に必須の分子として機能的スクリーニングによって見出された神経回路形成因子。中枢神経系の再生を阻む主要因子と考えられているNogo受容体と相互作用し，この受容体を介する軸索伸長阻害作用を完全にブロックする内在性Nogo受容体拮抗物質（アンタゴニスト）として機能する。脳内の広範囲の神経細胞上に発現する膜タンパク質で，C末端の切断によって分泌もされる。Nogo受容体が関わる神経損傷や脳疾患において，Nogo受容体機能を抑制することや病勢に伴って発現変動することから，治療薬や診断薬としての可能性が示唆されている。

　マウスの胎生期12日目から14日目の2日間に大脳表面には嗅球から伸長する軸索が神経束をなして嗅索（lateral olfactory tract：LOT）が形成される。この神経束形成に係る神経回路形成因子としてLOT usher substance（LOTUS）が発見された[1]。LOTUS遺伝子欠損（LOTUS-KO）マウスのLOTでは神経束がバラバラになる脱束化と異所性の異常投射が起こる。LOTUSはN末側からシグナルドメイン，4つのFG-GAPドメイン，UnvB/ASPICドメイン，EGF-calcium binding（EGF-CB）ドメイン，そしてC末に膜貫通領域と思われる疎水性領域を有する細胞内領域をほとんど有しない膜タンパク質で（**図1**），C末側の切断によって分泌もされる。*in situ* hybridization法によってLOTUSのmRNAは，嗅球，大脳皮質，海馬，視床，視床下部，脊髄などの広範囲に発現しており，神経系に特異的な発現パターンを示す。また軸索突起や成長円錐に多く発現し，LOTを含む脳内の広範な領域の神経投射路に発現する。

　LOTUSの結合分子としてNogo受容体（Nogo receptor-1：NgR1）が同定された[1]。NgR1は，ミエリン由来の軸索伸長阻害因子であるNogo，myelin-associated glycoprotein（MAG），oligodendrocyte myelin glycoprotein（OMgp），およびBリンパ球の分化や炎症反応に関連するB lymphocyte stimulator（BLys），グリア性瘢痕由来の細胞外基質であるコンドロイチン硫酸プロテオグリカン（CSPG）の5種の

■ Keywords

LOTUS，Nogo受容体，神経回路形成，神経発生，神経再生，軸索伸長，脊髄損傷，多発性硬化症，脳脊髄液，診断マーカー

リガンド分子に共通する受容体で，これらのリガンド分子とNgR1の結合はいずれも軸索伸長を強く阻害することが知られている。LOTUSはNgR1と相互作用し，NgR1に対する内在性の拮抗物質（アンタゴニスト）として機能し，これらのリガンド分子による軸索伸長阻害作用を完全にブロックする[2]。すなわち，LOTUSは神経再生を阻む脳内環境を制御し，神経再生を促進する作用を有すると考えられる。LOTUSのC末端側のUnvB/ASPICとEGF-CBの2つのドメインがNgR1との結合部位であり，かつNogoによるNgR1機能に対する拮抗作用を示す機能ドメインであることが判明した[3]。

　神経発生におけるLOTUSの生理機能としては，LOTにはNogoもNgR1も発現するが，Nogo-NgR1分子間相互作用による軸索伸長阻害をLOTUSがマスキングすることでLOTの神経束形成を実現させる役割がある。前述のようにLOTUS-KOマウスのLOTは神経束が脱束化するのは，LOTの軸索上に発現するNogoがLOTUSの欠損によってNgR1に受容され，LOTの軸索はNogoの反発性シグナルによって本来の軸索の束の外側に伸長することで，結果的に神経束がバラバラに脱束化すると考えられる。

　神経再生におけるLOTUSの機能としては，LOTUS-KOマウスは野生型マウスが示す脊髄損傷による歩行障害がある程度自然に回復する自発的機能回復が著しく遅滞するため，LOTUSは齧歯類の有する自発的な神経再生能に深く関連すると考えられる。一方，神経細胞特異的にLOTUSが過剰発現するLOTUS過剰発現トランスジェニックマウスでは，野生型に比して脊髄損傷後や脳梗塞後の機能回復が有意に起こることから，LOTUSが神経再生に奏効する可能性が示された（未発表データ）。

　興味深いことに，LOTUSは病態能において発現が変動する。多発性硬化症（multiple sclerosis：MS）は，髄鞘を標的として自己免疫性に様々な神経ネットワークが障害される難病であるが，MS患者の脳脊髄液中のLOTUS濃度は健常人や他の脳疾患の患者に比べ

て約50%減少し，寛解状態に回復した患者のLOTUS濃度は健常人レベルまで改善する。また，MSの既存の診断マーカーと比較しても，LOTUSはより高感度に病勢の反映を検出できる[4]。これらのことから，脳脊髄液中のLOTUS濃度の変動は，MSの再発診断や病勢の評価に有用な新たな生化学的診断マーカーへ応用されることが期待される。

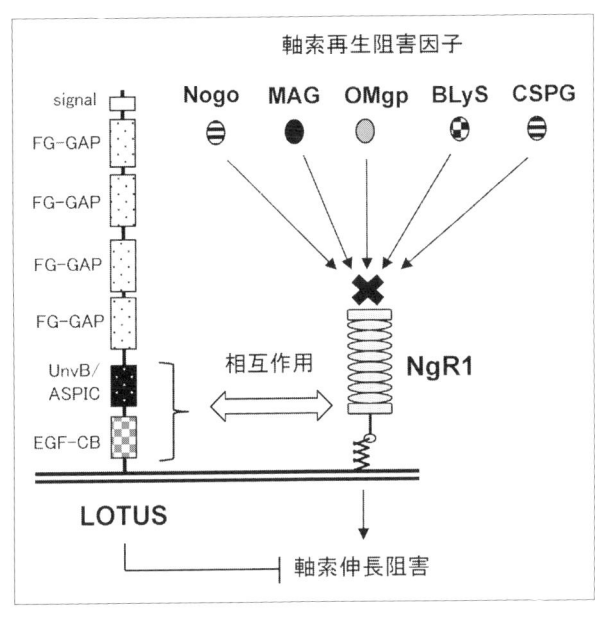

図1

●● 参考文献 ●●

1）Sato Y, et al : Science 333, 769-773, 2011.
2）Kurihara Y, et al : Mol Cell Neurosci 61, 211-218, 2014.
3）Kurihara Y, et al : Biochem Biophy Res Commum 418, 390-395, 2012.
4）Takahashi K, et al : JAMA Neurol 72, 176-179, 2015.

（竹居光太郎）

神経幹細胞

■ Keywords ■
神経幹細胞，再活性化，細胞死，ショウジョウバエ

■ 神経幹細胞とは

　神経幹細胞は自己複製を繰り返しながらニューロンおよびグリア細胞を生み出す細胞であり，発生の時系列に従って生み出す細胞の種類が変遷する。大脳皮質の初期発生においては，まず「対称な」分裂によって神経幹細胞そのものの母数を増やす。その後，「非対称な」分裂によってニューロン，さらにはグリア細胞を産生する。成体においては，ほとんどの神経幹細胞がグリア細胞に分化するか，分裂を休止するか，細胞死によって除去されるため，可塑性と増殖能力が著しく低下する。一方で，側脳室下帯や海馬歯状回といった特定の領域においては，成体においても神経幹細胞が維持され，ニューロン新生が認められることが知られている。

脳内環境を制御する神経幹細胞の恒常性変化

　スペインの脳解剖学者であるカハール（Santiago Ramon y Cajal）は，成体の脳においてニューロンは新生も再生もしないとする趣旨の説を 1928 年に提唱した[1]。この概念は神経幹細胞の特徴を示すドグマとして長らく信じられてきた。しかし，1962 年にAltman は H^3-thymidine の取り込みを指標とした解析によって，ラットの成体脳においてニューロン新生が行われていることを報告した[2]。この発見以降，様々な動物種や実験手法によって同様の結果が報告されてきた。1998 年には Eriksson らによって，成人脳においても終生にわたってニューロン新生が行われていることが報告された[3]。現在では，側脳室下帯や海馬歯状回では成体においてもニューロン新生が行われていることや，様々な生理的・病的刺激によって成体における神経幹細胞の増殖が再活性化することなどが報告されている。また近年の研究から，成人におけるニューロン新生の低下が気分障害や鬱など様々な疾患と関連する可能性が指摘されている。したがって，その分子機構を生体レベルで解析することは喫緊の課題となっている。

　休止期神経幹細胞の再活性化を研究するうえで最も大きな課題は，ヒトを含めた哺乳類動物では，再活性化するポテンシャルを有する休止期神経幹細胞が脳のどこに，どれだけ，どういった状態で維持されている

かが今だに明確でない点である。そのため，解析そのものを非常に困難にしている。一方で，私達が研究モデルとして用いているショウジョウバエにおいては，逆にほぼすべての神経幹細胞が特定の発生時期にいったん休止期に入り，その後分裂を再活性化することが知られている。したがって，ショウジョウバエは休止期神経幹細胞の再活性化機構を解析するうえで優れたモデル系である[4]。

　私達はショウジョウバエの強力な遺伝学を応用することで，中枢神経系の発生・分化を制御する遺伝子についての研究を行ってきた[5]。一連の解析の過程で私達は，脂質代謝酵素の機能欠失型変異体において，神経幹細胞に特異的に細胞死が誘導される表現型を見出した。特異的な抗体を作製してその発現パターンを解析したところ，発生初期から中枢神経系を含むほぼ全身で発現が認められた。変異体における細胞死に関して時系列を追って解析したところ，この細胞死は発生初期の神経幹細胞では観察されないにもかかわらず，休止期を経て再活性化する時期に顕著に増加することを見出した。さらに，細胞死が観察されはじめた直後から個体の成長と生存率がともに著しく低下することから，神経幹細胞への毒性と個体レベルの毒性との相関が予想された。

　この特徴的な細胞死の原因となる臓器を特定するために，細胞死に対する *in vivo* でのレスキュー実験を行った。10 種類の組織特異的発現系統を用いて解析を行ったところ，興味深いことに，レスキューコンストラクトを神経幹細胞に強制的に発現させても細胞死は抑制できないのに対して，ニューロンに発現させると極めて顕著に抑制できることを見出した。また，他の臓器への発現では抑制できなかった。これらの結果は，ニューロンが神経幹細胞の再活性化を制御していること，および変異体内ではその分子機構が破綻している可能性を示唆している。

　さらに同様のレスキュー実験および生化学的な手法を用いてニューロンのサブタイプの同定を試みた。まず前者から，cDNA をコリン作動性神経で強制的に発現させると顕著に細胞死を抑制できることを見出した。さらに，各サブタイプの脳内での分布パタ━

ンを解析した結果，コリン作動性神経の比率が極めて高く，少なくともその一部は神経幹細胞と接していることを見出した。後者では，質量分析の一種であるimaging Mass Spectrometry（iMS）を用いて，変異体脳内において変化する神経伝達物質の検出を試みた。その結果，変異体ではアセチルコリン量が増加していることを見出した。したがって，変異体ではコリン作動性神経が野生型と比較して異常に活性化していると考えられる。現在，脂質代謝酵素が制御する一連の分子機構について詳細な解析を進めている。

今後はさらに，神経幹細胞の再活性化におけるニューロンの意義について解析を進めていきたいと考えている。予定している解析の1つとして，摘出脳を用いたライブイメージング系の樹立に成功しており[6]，本解析系を応用することで，再活性化の「瞬間」に誘導される事象について解析を行う予定である。

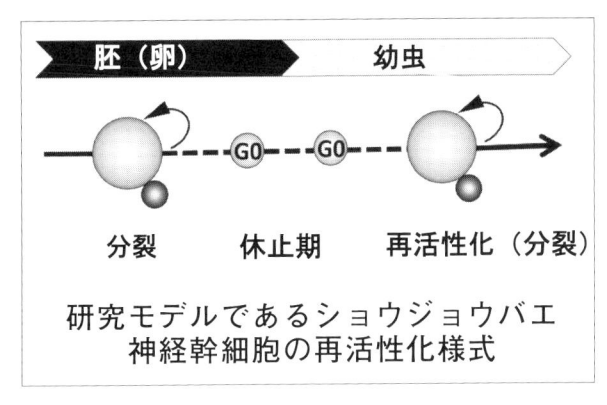

図1

●● 参考文献 ●●

1）Ramon y Cajal S : Degeneration and Regeneration of the Nervous System, Haffner Publishing, 1928.
2）Altman J : Science 135, 1127-1128, 1962.
3）Eriksson PS, Perfilieva E, et al : Nat Med 11, 1313-1317, 1998.
4）Homem CC, Knoblich JA : Development 139, 4297-4310, 2012.
5）Bertolin AP, Katz MJ, et al : Nucleic Acids Res 44, 7555-7567, 2016.
6）菅田浩司, 岡野栄之 : Medical Science Digest 41, 278-279, 2015.

（菅田浩司）

神経受容体のミクロイメージング

■ Keywords

グルタミン酸受容体, シナプス, pHluorin（フルオリン），
AMPA 受容体（AMPA 型グルタミン酸受容体），
全反射蛍光顕微鏡, 1 分子イメージング

■ 神経受容体のミクロイメージングとは

　全反射蛍光顕微鏡は，培養皿ガラス下面への光の入射角を調節して全反射状態にし，ガラスと水の界面から数百 nm の範囲にエバネッセント光を染み出させることにより，背景光を抑え，エバネッセント場の中に存在する蛍光分子のみを光らせて観察することが可能である。この観察系を用いることにより，蛍光分子をつけたタンパク質 1 分子の膜近傍における挙動を培養（神経）細胞系でライブイメージングできる。また各種の蛍光タグが開発され，神経細胞に発現する様々な膜受容体の 1 分子動態についての研究が進んでいる。pH 感受性の改変 GFP である pHluorin あるいはその改良型 super ecliptic pHluorin（SEP）タグを細胞外ドメインに結合させた膜受容体は，細胞内膜系の pH が中性からやや酸性側に厳密に制御されているため細胞内では光らず，細胞膜表面に発現している状態だけを 1 分子レベルで継時的に観察することができる。

脳内環境変化による興奮性シナプス制御の分子イメージング解析

研究の背景

　脳科学におけるイメージング技法の飛躍的な進歩により，高次脳機能の基盤である神経回路の構造と機能を支える機構が分子レベルで可視化され，急速に解明されつつある。これまでに多くの受容体やイオンチャネルが神経系で同定され，神経細胞同士の接点であるシナプスにおける働きが明らかにされてきた。しかし従来の知見のほとんどは，観察対象とするタンパク質の分子集団としての挙動変化から予想される膜局在と膜輸送の制御メカニズムであり，神経細胞で実際に機能しているタンパク質の 1 分子レベルでの動態解明はほとんど進んでいない。したがって，本稿で紹介する全反射蛍光顕微鏡を応用した，神経受容体 1 分子イメージング観察技法は，未知の神経機能の解明と 1 分子レベルでの創薬ターゲットの同定に全く新たな視点から貢献するものと考えられる。

pH 感受性改変 GFP タグを用いた膜タンパク質の細胞表面発現イメージング

　昼間に星が見えないのは，宙に星がないからではな
く，太陽からの強過ぎる背景光に覆われるためである。皆既日食時のように太陽光が十分に抑えられれば，昼間でも星の輝きが観測される。蛍光分子をつけたタンパク質の細胞内での動きをライブイメージングするこれまでの研究は，対象とするタンパク質の分子集団を観察して全体としての挙動変化を捉え，その平均値と分布から局在変化と輸送過程を解析する方法であり，神経細胞内で実際に機能している場での個々のタンパク質について，1 分子レベルでの動態解明はほとんど進んでいない。そこで，蛍光分子を発光させる励起光を，細胞内の限定された領域にのみ届くようにして背景光を抑えれば，蛍光分子をつけたタンパク質の 1 分子イメージングが可能となる。全反射蛍光顕微鏡は倒立型顕微鏡をベースに構成され，培養皿のガラス下面への光の入射角を調節することで全反射状態にし，ガラスと水の界面から数百 nm の範囲にエバネッセント光を染み出させる。エバネッセント光の届く範囲外の背景光を抑え，限定されたエバネッセント場の中に存在する蛍光分子だけを光らせて観察することが可能である。ガラス底培養皿上に作製した培養（神経）細胞に蛍光分子つけたタンパク質を発現させれば，ガラス底に接した側の細胞膜近傍おける 1 分子挙動が観察される。

　また蛍光分子タグの工夫としては，pH 感受性改変 GFP である pHluorin がある [1]。細胞内の小胞体，ゴルジ体，分泌小胞などの細胞内膜系は，その内部の pH が，液胞型プロトンポンプ，カウンターイオンチャネル，プロトンリークのバランスにより厳密に制御されており，常時固有の低 pH 状態にある。pHluorin あるいはその改良型 super ecliptic pHluorin（SEP）タグは，この低 pH 条件下では発光せず，細胞外（pH ~ 7.4）に出ると蛍光が観察されるようになる。この特性を利用して，pHluorin 細胞外タグつき膜受容体が細胞膜表面に発現した瞬間を捉えることが可能になる [2,3]。

興奮性シナプスにおけるグルタミン酸受容体の1分子イメージング

哺乳類を含む脊椎動物の中枢神経系における主要な興奮性神経伝達物質は，グルタミン酸である。グルタミン酸作動性シナプスを構成するイオンチャネル型グルタミン酸受容体には，いくつかのサブタイプがあるが，特に AMPA（α-amino-3-hydroxy-5-methyl-4-isoxazole propionate）型グルタミン酸受容体（AMPA受容体）のシナプス発現制御は，興奮性シナプス伝達と可塑性の制御に重要な役割を果たし，その分子実体として GluA1，2，3，4 が同定されている。上記の手法により，pHluorin タグつき AMPA 受容体サブユニット pH-GluA1，pH-GluA2 および pH-GluA3 の発光を指標として継時的に受容体の細胞表面発現のみを可視化し，様々な条件下でその頻度を定量的に計測した（図1）[4)~6)]。同手法はカバーガラス上の培養神経細胞を用いた *in vitro* 系での観察であり，個体あるいは *in vivo* での脳内環境をどこまで反映するのかについて慎重な検討を要するのは勿論であるが，あらゆる膜受容体とイオンチャネルに応用可能で，かつ各種阻害薬の添加や細胞内在性因子の過剰発現やノックダウンなどによる発現調節が容易な実験系である。

脳内環境の恒常性の破綻を誘発し病気の発症に関わるタンパク質の変化を観察し，その動態について詳細にミクロレベルの可視化解析を進めることで，今後，正常な脳機能維持の基本原理およびその変調状態としての精神・神経疾患の発症過程の解明が期待される。

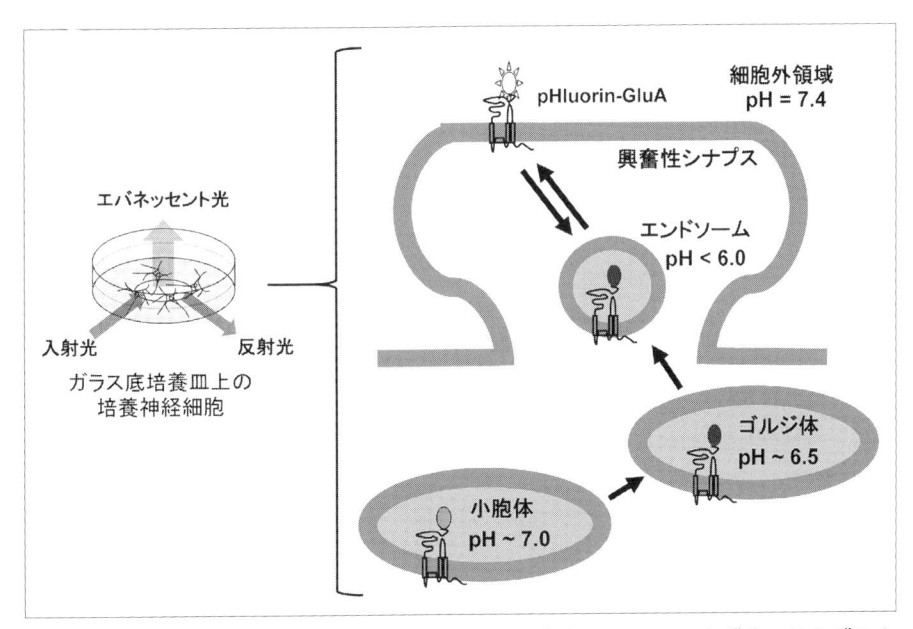

図1 全反射蛍光顕微鏡を用いて，細胞外でのみ発光する pHluorin タグをつけたグルタミン酸受容体の1分子挙動を観察

•• 参考文献 ••

1）Miesenboeck G, et al : Nature 394, 192-195, 1998.
2）Kopec CD, et al : J Neurosci 26, 2000-2009, 2006.
3）Ashby MC, et al : J Neurosci 26, 7046-7055, 2006.
4）Lin DT, et al : Nat Neurosci 12, 879-887, 2009.
5）Hayashi T, et al : PLoS One 8, e66254, 2013.
6）Thomas GM, et al : J Neurosci 33, 15401-15407, 2013.

（林　崇）

神経障害性疼痛

神経障害性疼痛とは

国際疼痛学会では，神経障害性疼痛を「体性感覚神経系に対する損傷や疾患によって生じる痛み」と定義している。灼熱痛，電撃様の自発痛や，熱侵害刺激などに対する痛覚過敏，また通常は痛みを生じない触/冷刺激などを痛みと感じるアロディニアなどの症状を呈し，既存の鎮痛薬が奏効しない難治性慢性疼痛へと進行するケースも多い。神経障害性疼痛の原因として，体性感覚神経の物理的損傷，圧迫，ウイルスなどの感染，糖尿病やある種の薬剤などにより，末梢および中枢における体性感覚神経の自発活動亢進や易興奮性（末梢性感作および中枢性感作と呼ばれる）が誘導されることにある。この末梢/中枢性感作の誘導には神経炎症応答が深く関与しており，一次感覚神経周辺への免疫系細胞（好中球，マクロファージ，T細胞など）の浸潤，および中枢神経系への中継点となる脊髄後角でのグリア細胞の活性化に伴う炎症応答が重要な役割を果たしていると考えられている。

Keywords

マクロファージ，ミクログリア，脊髄内浸潤，TRPM2，中枢神経感作

末梢神経損傷により中枢移行する免疫系細胞と神経障害性疼痛

はじめに

脳や脊髄といった中枢神経系内の環境は，血液-脳関門あるいは血液-脊髄関門により保護され，細菌やウイルス，循環血液中の物質や血球などが容易に通過できない構造となっている。さらに，ミクログリアが中枢神経系内の環境を監視するとともに，アストロサイトが中枢神経や微小血管の機能を維持・調節するなど，その環境を維持するための機構が幾重にも張り巡らされている。ところが，諸種の神経変性疾患や脳血管障害などにおいては，血液-脳/脊髄関門の破綻により，マクロファージやTリンパ球などの末梢免疫系細胞が中枢神経系内に移行することも見出されており，常在性グリア細胞と協調しつつ脳/脊髄内環境の破綻に関与し，各疾患の発症，進行や重症化に寄与していることが明らかにされつつある[1]。

末梢神経損傷後の免疫系細胞の中枢移行

近年，末梢神経損傷による神経障害性疼痛時にも，Tリンパ球やマクロファージなどの末梢免疫系細胞が脊髄内に移行することが報告されている[2,3]。しかし，神経障害性疼痛との関連や脊髄内移行のメカニズムなど不明な点は多い。著者らは，これらの点を明らかにするため，緑色蛍光タンパク質（GFP）を発現するトランスジェニックマウスを用いた骨髄キメラマウスを作製し，GFP陽性骨髄由来細胞，すなわち末梢免疫系細胞の体内動態を観察した。GFP陽性骨髄キメラマウスにL4脊髄神経の切断手術を施すと，損傷部位の末梢神経周辺に多数のGFP陽性細胞，多くはマクロファージが浸潤している様子が観察され，その数は1〜2週間かけて徐々に増加していく。さらに，損傷を施したL4脊髄神経の脊髄内投射領域において，神経損傷1〜2週後には多くのGFP陽性免疫系細胞が観察され，末梢免疫系細胞の脊髄内移行が認められた。この細胞の半数以上はマクロファージであったが，Iba1陽性/GFP陰性の常在性ミクログリアと比較すると，神経損傷3日後をピークに常在性ミクログリアが活性化し，やや遅れて1〜2週後に末梢免疫系細胞の脊髄内への移行が生じるものと考えられた。また，GFP陽性免疫系細胞が脊髄内に移行した領域は，常在性ミクログリアの活性化領域とほぼ一致しており，先行して活性化した常在性ミクログリアが末梢免疫系細胞の脊髄内移行に関与していると考えられる。

マクロファージ/ミクログリアに発現するTRPM2の神経障害性疼痛における役割

transient receptor potential melastatin 2（TRPM2）は，単球，マクロファージ，好中球，Tリンパ球などの免疫系細胞やミクログリアで活性酸素種（ROS）センサーとして機能するカチオンチャネルであり，免疫応答や炎症応答と関連することが知られている[4]。著者らは，TRPM2が正常な痛覚伝達によって媒介される侵害受容性疼痛への寄与は少ないものの，様々な炎症性疾患（変形性関節症モデルや実験的アレルギー性脳脊髄炎モデルを含む）や神経障害性疼痛（末梢神経損傷，糖尿病，抗がん剤投与などによるモデル）に関与することを報告している[5,6]。さらにTRPM2は，活性化したマクロファージからのCXCL2産生に関与しており，好中球の浸潤を介して一次感覚神経の神経炎

症応答に関与していること，また脊髄内ミクログリアの活性化や CXCL2 産生，一酸化窒素合成にも関与することを見出している[5,7]。そこで，末梢神経損傷時の免疫系細胞の脊髄内移行における TRPM2 の役割を検討するため，野生型および TRPM2 遺伝子欠損マウスをそれぞれレシピエントあるいはドナーマウスとする 4 種類の GFP 陽性骨髄キメラマウスを作製し，それぞれ GFP 陽性免疫系細胞の脊髄内移行を観察した。まず全身で TRPM2 が欠損しているマウスにおいて，GFP 陽性免疫系細胞の脊髄内移行が顕著に抑制されることを見出した。さらに，マクロファージなど骨髄由来免疫系細胞のみで TRPM2 が欠損している場合，逆に骨髄由来免疫系細胞のみで TRPM2 が発現している場合，いずれにおいても，末梢神経損傷時の機

械的アロディニアが抑制されるだけでなく，GFP 陽性免疫系細胞の脊髄内移行も抑制された[8]。このことは，末梢神経損傷時の末梢免疫系細胞の脊髄内移行における TRPM2 の役割が多岐にわたることを意味している。

これらの結果から，TRPM2 は，まず末梢神経損傷初期にマクロファージから産生される CXCL2 を介した好中球遊走に関与し末梢神経感作の誘導に寄与すること，また損傷 3 日後をピークとする脊髄後角内の常在性ミクログリアの活性化，さらに 7 〜 14 日後に生じる末梢免疫系細胞，特にマクロファージの脊髄内移行にも関与し，神経障害性疼痛の維持に対しても重要な役割を担っているものと考えられた（**図 1**）。

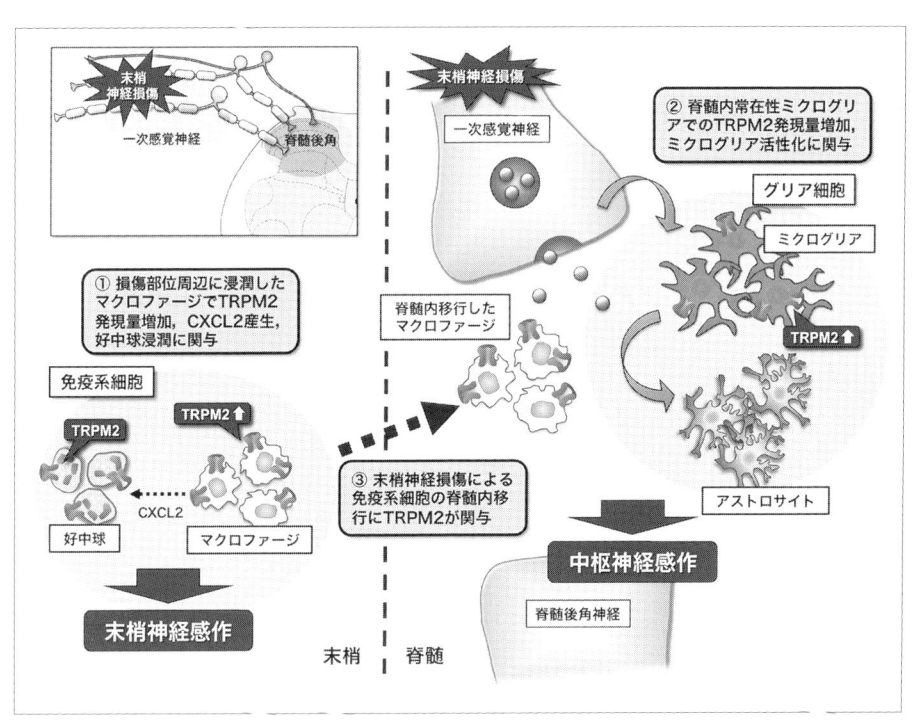

図 1 末梢神経損傷による末梢免疫系細胞の脊髄内移行における TRPM2 の役割

●● **参考文献** ●●●

1) Wilson EH, Weninger W, et al : J Clin Invest 120, 1368-1379, 2010.
2) Sweitzer SM, Hickey WF, et al : Pain 100, 163-170, 2002.
3) Zhang J, et al : J Neurosci 27, 12396-12406, 2007.
4) Yamamoto S, Shimizu S, et al : Nat Med 14, 738-747, 2008.
5) Haraguchi K, Kawamoto A, et al : J Neurosci 32, 3931-

3941, 2012.
6) So K, Haraguchi K, et al : J Pharmacol Sci 127, 237-243, 2015.
7) Miyake T, Shirakawa H, et al : Biochem Biophys Res Commun 444, 212-217, 2014.
8) Isami K, Haraguchi K, et al : PLoS One 8, e66410, 2013.

（中川貴之）

セロトニン
(serotonin, 5-hydroxytryptamine)

■ Keywords
出生, 体性感覚系, バレル, セロトニン, 視覚系

■ セロトニンとは

生理活性アミンの1つで, 脳神経系では主に神経伝達物質として作用する。脳内では主に縫線核で必須アミノ酸のトリプトファンから生成される。セロトニンはモノアミン酸化酵素（MAO）により 5-HIAA へと代謝される。縫線核のセロトニン作動性神経細胞は, 大脳皮質, 大脳辺縁系, 視床下部, 脳幹や脊髄など幅広くの脳領域に投射しており, 生理機能も多岐にわたる。情動, 摂食, 覚醒維持, 性行動, 神経内分泌や痛みの制御に関与している。またセロトニンが抑制されると鬱状態になると考えられており, 抗うつ薬としてセロトニン再取り込み阻害薬（SSRI）も用いられる。受容体はセロトニン受容体であり, イオンチャネル型および代謝型に大別されている。

出生による脳回路形成制御におけるセロトニンの役割

脳神経系の発達に遺伝要因と環境要因は多大な影響を与える。受精から始まり死で終わるわれわれの人生において, 最も劇的な環境変化は母親から生まれ出ること, すなわち「出生」といっても過言ではあるまい。このように出生はわれわれの人生において一大イベントであるが, 脳神経系の発達における出生の役割はあまり解析されてこなかった。われわれは, 出生は単に赤ちゃんが母親から生まれ出るだけのプロセスではなく, 脳神経系の発達に大きな影響を与えているのではないかと考えた。そこでマウスを人為的に早産で生まれさせて, 脳神経系の発達への影響を検討した[1,2]。

われわれは脳神経系の中でも体性感覚系の大脳皮質一次体性感覚野（S1）の発達に注目した。S1 には感覚情報を受け取る身体の部位に対応する体部位局在地図（somatotopy）が存在する。ヒトの S1 は中心後回に存在するが, その体部位局在地図はホムンクルスと呼ばれる有名なものである。マウスの S1 の中には, 口周囲のヒゲの空間分布に対応した体部位局在地図が存在しており, バレルと呼ばれる[3]。

マウス胎児が母親から生まれた直後に S1 のバレルの形成が進行することが過去に報告されていたことから, われわれは出生がバレル形成の開始スイッチであ

ると仮説を立てた。この仮説を検証するために人為的に早産を誘導しバレル形成を解析した結果, 早産で生まれたマウスでは通常のタイミングで生まれたマウスに比べてバレルが有意に早く形成されていることを見出した[4]。面白いことに, 早産は大脳皮質自体の発達や体重の増加には影響を与えていなかった。この結果は, 出生が S1 の発達を選択的に制御していることを示唆している。すなわち, 出生は単に赤ちゃんが母親から生まれ出るプロセスではなく, 脳発達を制御するという機能的重要性があることが示唆された[4]。マウスでは出生後に母乳を得るために乳首を探す際に, 体性感覚系が重要になってくる。最も劇的な環境変化である出生が契機となって, 生まれた後に必要となる体性感覚系の発達が進行すると考えられる[5]。

続いて, 出生とバレル形成とをつなぐ分子メカニズムの解析を行った。これまでのノックアウトマウスなどを用いた研究から, 神経伝達物質であるグルタミン酸およびセロトニンに関する遺伝子がバレル形成に重要であることが報告されていた。グルタミン酸については NMDA 型グルタミン酸受容体や mGluR5 グルタミン酸受容体, セロトニンについてはセロトニントランスポーターやモノアミン酸化酵素（MAO）などである。特にセロトニンについては, 正常発達におけるセロトニンの生理的役割が不明であったことから, セロトニンが出生の下流でバレル形成を制御しているのではないかと考えた。まず細胞外セロトニン濃度を測定したところ, 出生後に脳脊髄液中のセロトニン濃度が有意に減少していることを見出した。さらに早産で生まれたマウスではセロトニン減少時期が早まっていたことから, 出生がセロトニン減少を制御していることが示唆された。続いて, セロトニン減少がバレル形成を制御しているか検討した。セロトニン合成阻害剤である PCPA を用いてセロトニンを早期に減少させたところ, バレル形成が早まった。逆に MAO 阻害剤である clorgyline を用いてセロトニン減少を阻害したところ, バレル形成が阻害された。これらの結果は, セロトニン減少がバレル形成に対して必要十分であることを意味している。これらを総合すると, 出生が契機となり, 脳内環境としての細胞外セロトニン濃度が

低下し，体性感覚野の発達が進むという新たな制御メカニズムの存在が明らかとなった（図1）。

S1で見出された出生→セロトニン減少→回路形成という図式が，他の神経回路形成にも用いられている普遍的な制御メカニズムか検討した。上述のように，出生後に脳脊髄液中のセロトニン濃度が減少していたが，脳神経系全域が脳脊髄液に浸っていることから，脳脊髄液中のセロトニン濃度の低下は様々な脳部位に影響を与えている可能性があると考えた。視覚系では，左眼もしくは右眼の網膜から視床の中継核である外側膝状体（LGN）へ投射がみられる。この網膜から外側膝状体への投射も出生後に発達することから，出生によってこの発達が制御されている可能性を検討した。バレルの場合と同様に，この網膜から外側膝状

体への投射の発達も，早産およびセロトニン合成阻害剤PCPAによって促進され，MAO阻害剤clorgylineによって抑制された。このことは視覚系の神経回路の発達も出生およびセロトニンによって制御されていることを示唆している（図1）。さらにわれわれは哺乳行動の発達も出生によって制御されていることを見出した[5]。したがって，出生による神経回路形成の制御は様々な脳部位で使われている可能性があると考えている。

われわれは，生涯で最も劇的な環境変化ともいえる出生が脳発達に重要な影響を及ぼしていること，また脳内環境としての細胞外セロトニン濃度がその制御に重要であることを見出してきた。今後さらに脳内環境の重要性が解明されていくことと思われる。

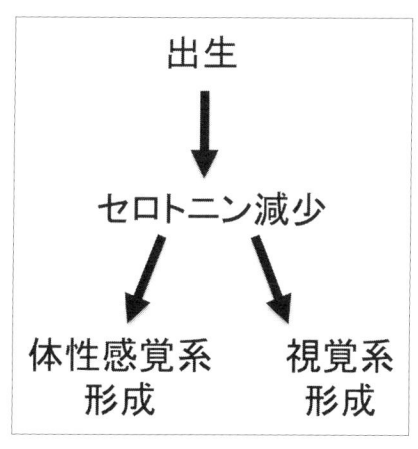

図1

•• **参考文献** ••

1) Kawasaki H : Dev Growth Differ 57, 193-199, 2015.
2) 河崎洋志：ライフサイエンス領域融合レビュー，2014. http://leading.lifesciencedb.jp/3-e010
3) Wakimoto M, Sehara K, et al : Cereb Cortex 25, 3535-3546, 2015.
4) Toda T, Homma D, et al : Dev Cell 27, 32-46, 2013.
5) Toda T, Kawasaki H : Mol Brain 7, 8, 2014.

•• **参考ホームページ** ••••••••••••••••••••••

· http://square.umin ac.jp/top/kawasaki-lab/

上記のような研究に興味のある人がいれば，ぜひ一緒に研究できればと思いますので，気軽に kawasaki-labo@umin.ac.jp までご連絡ください。詳細な研究内容は上記ホームページをご覧下さい。

（河崎洋志）

選択的オートファジー

選択的オートファジーとは

Keywords
選択的オートファジー，オートファジーアダプター，
p62/SQSTM1，オプチニューリン，TBK1

選択的オートファジーは，マクロオートファジーシステムを利用して，特定のタンパク質やオルガネラをリソソームで分解する機構である。細胞質内のタンパク質やオルガネラを非選択的に分解するバルクオートファジーに対し，選択的オートファジーでは機能を失ったオルガネラやタンパク質凝集体，感染バクテリアなどプロテアソームでは壊すことができないような細胞内の構造物を分解基質として選択的にオートファゴソームで取り囲み，分解する。オートファゴソーム自体には基質認識をする分子が存在しないため，オートファゴソーム上のAtg8ホモログとの結合ドメインをもつオートファジーアダプター（オートファジーレセプターともいう）が基質認識を行い，オートファゴソームに基質選択性を与えている。選択的オートファジーの分解基質がタンパク質凝集体であれば，アグリファジー（aggrephagy），ミトコンドリアであればマイトファジー（mitophagy），ペルオキシソームであればペキソファジー（pexophagy），感染バクテリアであればゼノファジー（xenophagy）などと呼ばれている。酵母では，オルガネラごとに専用のオートファジーアダプターが存在するが，哺乳類では主としてユビキチン結合型のオートファジーアダプターが利用されている。

ストレス条件下における選択的オートファジーの制御機構

神経細胞におけるマクロオートファジーの欠損は，ユビキチン化タンパク質の細胞内蓄積を伴う神経変性を引き起こす。神経細胞はグリア細胞により栄養されているため飢餓状態になることはないので，神経細胞においてユビキチン化タンパク質はプロテアソームだけでなく，オートファジーによっても恒常的に分解されていると考えられている。多くの神経変性疾患では，その疾患神経細胞内にユビキチン陽性のタンパク質封入体が共通した病理学的所見として観察されるが，神経変性を引き起こす凝集性タンパク質が蓄積することは，凝集性タンパク質はプロテアソームによる分解から免れているだけではなく，選択的オートファ

ジーによる分解からも回避しているということを意味する。われわれは，神経細胞における凝集性タンパク質の蓄積の原因が選択的オートファジーの制御機構の異常にある可能性を想定し，その制御分子機構の解明をめざして研究を行ってきた。

選択的オートファジーを駆動するユビキチン結合型オートファジーアダプターであるp62/SQSTM1は，オートファジーにより恒常的に分解されていることが知られている。定常状態において，p62はK63分枝型ポリユビキチン鎖と弱い親和性をもつが，プロテアソームの基質となるK48分枝型ポリユビキチン鎖とは結合しない。われわれは，これまでにp62タンパク質のユビキチン結合ドメインに存在するセリン403（S403）がリン酸化されることにより，p62はK48分枝型とK63分枝型の両方のポリユビキチン鎖と高い親和性で結合できることを見出してきた[1]。つまり，このS403リン酸化により，p62は選択的オートファジーのアダプターとして機能できるようになると考えられる。p62はN末端で自己会合し，セクエストソーム（sequestosome）と呼ばれる構造体を形成する。セクエストソームは，p62がユビキチン化タンパク質を伴って形成する膜を含まない構造体と定義されており，p62依存的選択的オートファジーにおいて，p62により認識された分解基質のオートファゴソームによる取り込みの基本単位になっていると思われる。

p62依存的選択的オートファジーがS403リン酸化で制御されていることを証明するためには，p62が分解基質とともにオートファゴソームに取り込まれる頻度をリン酸化型と非リン酸化型で比較する必要がある。われわれは，傷害ミトコンドリアを分解基質とする選択的オートファジー（マイトファジー：mitophagy）を利用し，p62のリン酸化状態とユビキチン化ミトコンドリアのオートファゴソームによる取り込みを細胞生物学的に解析した[2]。脱分極したミトコンドリアは，PINK1により活性化されたParkinがK63分枝型のポリユビキチン鎖をミトコンドリア外膜タンパク質へ結合するため，Parkinが不良ミトコンドリアに集積する[3,4]。したがって，Parkinの局在を

観察することで，選択的オートファジーの基質となるミトコンドリアを特異的に可視化することができる。われわれは，マウス神経芽細胞の RFP-Parkin 安定発現株を構築し，どのようにして分解基質としてのミトコンドリアがオートファゴソームに取り囲まれるかについて，GFP-LC3 および GFP-p62 と Parkin-ミトコンドリアの共局在をライブセルイメージングで追跡した。その結果，ミトコンドリアに Parkin が結合するとすぐに p62 が結合し，その後オートファゴソームへ取り込まれることが確認できた。ミトコンドリアと共局在した p62 のリン酸化状態を調べてみると，S403 リン酸化 p62 を含むものと含まないものの 2 種類の異なる状態が存在していたが，GFP-LC3 と共局在するミトコンドリアは S403 リン酸化型 p62 と結合していたのに対し，非リン酸化型 p62 と共局在しているミトコンドリアは GFP-p62 と共局在していなかった。これらの結果は，基質となるミトコンドリア上で p62 が S403 リン酸化を受けた後，優先的にオートファゴソームへと取り込まれることを示唆しており，選択的オートファジーによる分解において p62 の S403 リン酸化が分解速度を制御していると考えられる（図1）。

p62 の S403 をリン酸化するキナーゼは，これまでにカゼインキナーゼ2（CK2）と TBK1（TANK-binding kinase 1）の 2 つが知られている[1,5]。マイトファジーにおける p62 の S403 リン酸化は CK2 ではなく TBK1 の特異的阻害により阻害されること，活性型 TBK1（S172 リン酸化型 TBK1）がユビキチン化されたミトコンドリア上で観察され S403 リン酸化型

p62 の局在と一致することなどから，TBK1 が分解基質となるミトコンドリア上で活性化し，p62 を S403 リン酸化していると考えられる。さらには，p62 とは別のオートファジーアダプターであるオプチニューリン（OPTN）が TBK1 をユビキチン化されたミトコンドリア上に運び，TBK1 を活性化させることもわかった[2,6,7]。OPTN-TBK1 はこれまで感染バクテリアの選択的オートファジーによる排除機構（ゼノファジー：xenophagy）で利用されていることが知られており，OPTN-TBK1-p62 のリン酸化カスケードによる選択的オートファジー制御機構は，細胞内の不要なオルガネラや構造物の排除機構として普遍的な役割を果たしていると考えられる。p62 の S403 リン酸化を誘導することで細胞内の不要タンパク質や傷害オルガネラの分解を促進することができれば，今後，神経変性疾患の一般的治療法の開発につながることが期待できる。

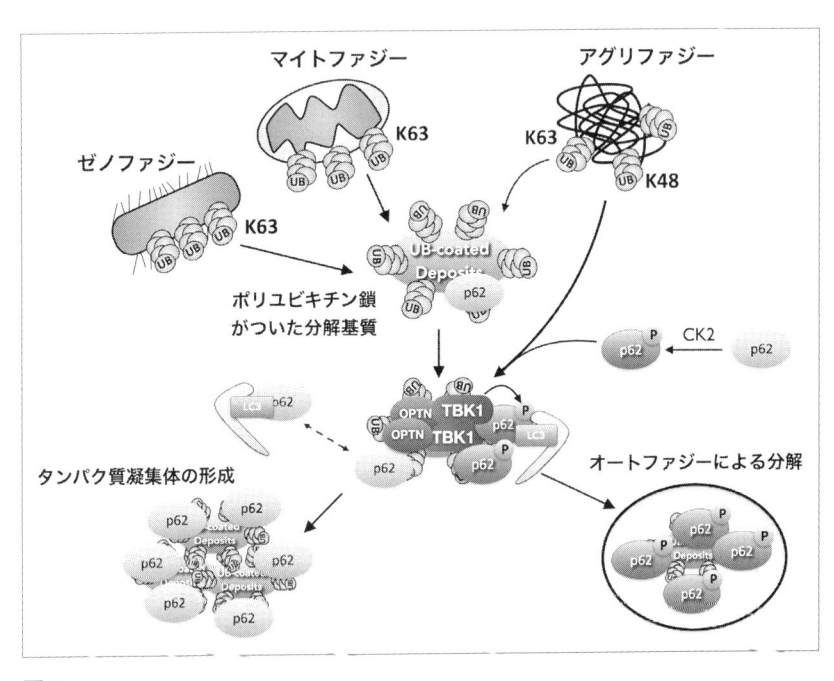

図1

•• **参考文献** ••

1) Matsumoto G, Wada K, et al : Mol Cell 44, 279-289, 2011.
2) Matsumoto G, Shimogori T, et al : Hum Mol Genet 24, 4429-4442, 2015.
3) Matsuda N, et al : J Cell Biol 189, 211-221, 2010.
4) Narendra D, Tanaka A, et al : J Cell Biol 183, 795-803, 2008.
5) Pilli M, et al : Immunity 37, 223-234, 2012.
6) Lazarou M, et al : Nature 524, 309-314, 2015.
7) Heo J-M, Ordureau A, et al : Mol Cell 60, 7-20, 2015.

（松本　弦）

タウ

■ Keywords

タウ，FTDP-17，タウオリゴマー，シナプス，
シナプス長期抑圧（LTD）

■ タウとは

タウは微小管重合に必要なタンパク因子として
1975 年に報告され，神経細胞では軸索に局在し微
小管の安定化に寄与していると考えられてきた。ア
ルツハイマー病脳では神経細胞内に嗜銀性の繊維状
構造物が観察され，その構成タンパク質が過剰に
リン酸化されたタウであることが明らかになった。
1994 年には 17 番染色体に連鎖する家族性前頭側
頭型認知症パーキンソニズム（FTDP-17）の原因
遺伝子としてタウ遺伝子の突然変異が同定された。
このことから，タウの機能変化がタウの凝集と神経
脱落を介して認知症を引き起こすことが示された。
すなわち，アルツハイマー病などタウオパチーと呼
ばれる病気では軸索に存在するタウタンパクが過剰
にリン酸化され，凝集体を形成するプロセスの中で
引き起こされる神経脱落が認知症の原因であると考
えられる。

アルツハイマー病では β アミロイド蓄積，神経原線
維変化と呼ばれる神経細胞内でのリン酸化タウの蓄積
が特徴的な病理像とされている。β アミロイド蓄積は
アルツハイマー病に特異的に存在し，神経原線維変化
はアルツハイマー病を含む前頭側頭葉認知症など多く
の認知症で観察され，タウオパチーと総称される。

アルツハイマー病の根本治療薬として β アミロイド
産生抑制，老人斑除去の治験が行われたが，老人斑が
除去されても認知症進行を抑制できないことから認知
症発症のかなり前段階で治療を開始する予防薬（先
制治療薬）としての開発が行われている。このこと
は，β アミロイドは認知症の直接の原因ではなくモ
ジュレーターとして作用していることが考えられる。
Braak らの病理解剖学的報告[1] から，神経原線維変化
の進展と認知症の進行が相関すること[2]，また β アミ
ロイド蓄積が神経原線維変化進展を加速することが推
測され，近年の PET プローブの開発進展から，この
推測を支持する結果が得られるようになってきた[3]。

認知症と神経原線維変化の相関は神経原線維変化数
と神経細胞脱落数が相関すること，神経脱落数は認知
機能低下に相関することが示されており[4]，タウ蓄積
による神経細胞脱落が認知機能低下の原因であると考
えられる。タウの蓄積が認知症の原因となることは家

族性認知症 FTDP-17 にタウ遺伝子変異が見出される
ことで支持される。家族性アルツハイマー病変異をも
つ β アミロイド変異を発現するモデルマウスでは神経
細胞脱落は観察されないが，FTDP-17 変異をもつタ
ウを発現するマウスではタウの凝集に伴う神経脱落が
観察されるのである[5]。これらのことから，β アミロ
イドは神経原線維変化形成の加速因子であり，神経原
線維変化形成は認知症の執行因子であることが示唆さ
れる。

試験管内タウ凝集試験からタウ凝集体には異なる 3
つの重合体が存在することを明らかにした。タウは溶
液中で互いに凝集し可溶性タウオリゴマーとなる。こ
のオリゴマーが β シート構造を形成するようになると
不溶性の顆粒状タウオリゴマーとなる。この顆粒状
タウオリゴマーが連結してタウ線維を形成する。変異タ
ウを発現するマウスモデルの解析から，顆粒状タウオ
リゴマーが神経細胞脱落に関与することが示唆されて
いる。そこで，研究グループでは神経脱落を阻止する
ことによる認知症進行阻害を目的として，顆粒状タウ
オリゴマー形成を阻害する化合物スクリーニングを
行った。その結果，カテコール核をもつ化合物および
その酸化体を調べたところ，いずれもタウ凝集抑制効
果を示した。顆粒状タウオリゴマー形成抑制機構を明
らかにするためカテコール核とタウの結合部位が検討
された。カテコールの酸化体と Cys の SH 基が求核反
応により共有結合することでタウのシステイン残基が
修飾されることを見出した。システインが修飾された
タウはタウオリゴマー形成能が消失し，毒性をもつ
顆粒状タウオリゴマーを形成しないことが示された。
P301L タウを過剰発現するマウスに 3 ヵ月間投与し
た。その結果，投与量に依存してタウ凝集量の低下が
観察された。それに伴い神経脱落の抑制，脳機能低下
と行動異常の改善がみられた。これらの結果から，タ
ウのシステイン残基を標的とした化合物により認知症
進行阻止が可能であることを示した。

タウ遺伝子欠失マウスを用いたタウの生理機能探索
から，タウ凝集を引き起こす細胞内シグナルを検討し
た。タウ遺伝子欠失マウスは既報どおり発生に大きな

影響を与えない。しかし、老齢期になると記憶障害を引き起こすことを見出した[6]。海馬シナプス可塑性の電気生理学的検討を行った結果、タウ遺伝子欠失マウスではLTPは野生型マウスと変わりがなかったが、LTD誘導が引き起こされなかった。野生型マウスから得た海馬スライスからタウShRNAによってタウをノックダウンしてもLTD消失が観察され、タウは LTD誘導に必須のタンパクの1つであることが示された。生化学的分画法、電子顕微鏡観察でタウがシナプス領域に存在することが観察され、LTD誘導ではタウの過剰リン酸化を示した。これらの結果から、老齢期における過剰なNMDA依存性LTD誘導が神経変性の要因となることが示唆された[7]（図1）。

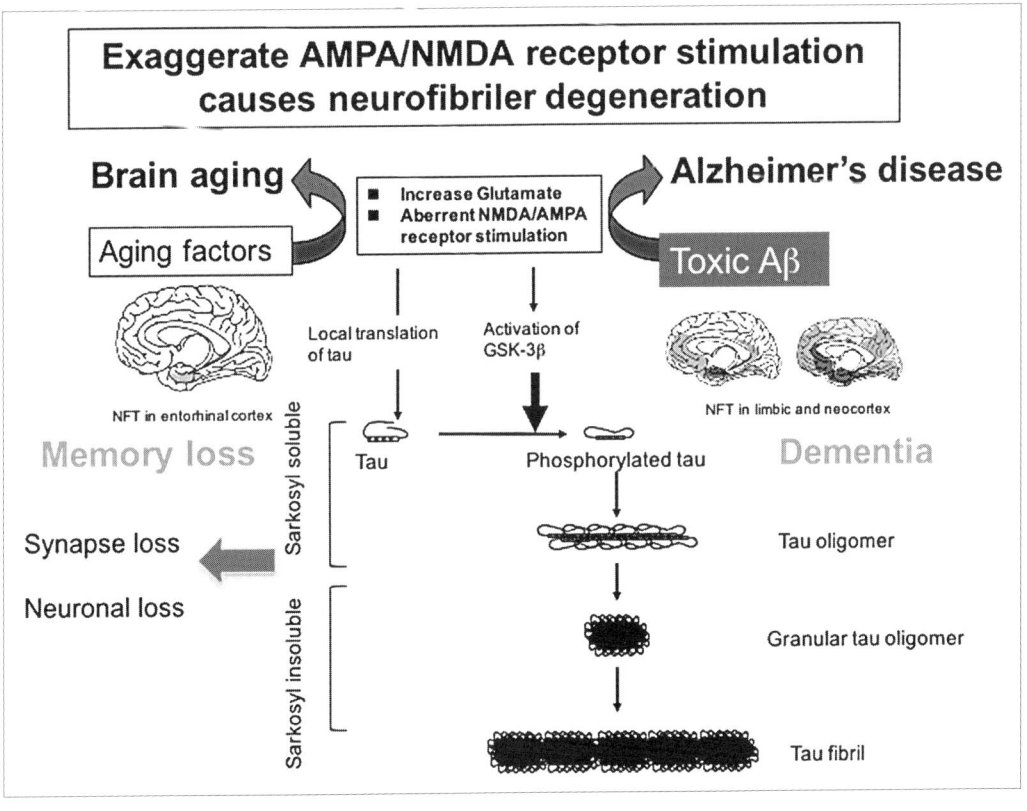

図1

●● 参考文献 ●●

1) Braak H, et al : Eur Neurol 33, 403-408, 1993.
2) Choe YS, et al : Nucl Med Mol Imaging 49, 251-257, 2015.
3) Wischik CM, et al : Biochem Pharmacol 88, 529-539, 2014.
4) Gómez-Isla T, et al : Neurology 53, 2003 2009, 1999.
5) Götz J, et al : Brain Pathol 17, 91-103, 2007.
6) Soeda Y, et al : Nat Commun 6, 10216, 2015.
7) Kimura T, et al : Philos Trans R Soc Lond B Biol Sci 369, 20130144, 2013.

（高島明彦）

タウ・アミロイドイメージング

タウ・アミロイドイメージングとは

アルツハイマー病をはじめとする神経変性型認知症では，アミロイド β ペプチドやタウタンパクなど凝集性の毒性因子が神経細胞の内外に蓄積し，脳内環境を破綻に導くことが知られている。こうした毒性因子を生体脳のポジトロン断層撮影（PET）*によって可視化する技術が近年開発され，脳内環境破綻メカニズムの解明や，認知症の超早期診断・病勢評価ならびに治療の効果判定に役立つと見込まれている。イメージング薬剤のいくつかはインビボ二光子レーザー顕微鏡イメージングにも応用できるので，認知症モデル動物の病態は PET と二光子レーザー顕微鏡により細胞レベルから全脳レベルに至るスケールで解析可能である。

はじめに

アルツハイマー病をはじめとする神経変性型認知症は，脳内にタンパク凝集体が蓄積することを病理学的特徴とするが，凝集体病変は神経機能障害や神経細胞死と密接に結びついている。この場合，ミスフォールドされたタンパクが自己重合し，神経細胞内で毒性因子として作用するのみならず，細胞外に放出されて「脳内環境汚染」を引き起こすと考えられる。その結果，炎症性グリアの活性化が近傍の神経細胞に傷害を及ぼすなど，「環境破壊」も拡大することとなる。神経変性型認知症においては，アルツハイマー病と一部のレビー小体型認知症でアミロイド β ペプチド（Aβ）とタウタンパクが沈着するが，タウタンパクは一部の前頭側頭葉変性症でも沈着をきたす。さらにレビー小体型認知症では α シヌクレイン凝集体が沈着し，一部の前頭側頭葉変性症では TDP-43 が沈着する（図1）。病的タンパク凝集体は，疾患の発症に先立ち，病態の早期より脳内に蓄積するので，生体脳で蓄積を画像化できれば，疾患を超早期に診断・鑑別することが可能になる。こうしたイメージング技術は，病的タンパクの蓄積を抑制する治療法の開発にも寄与すると目される。

アミロイドイメージング

アルツハイマー病患者脳では，Aβ は細胞外に蓄積し，老人斑と呼ばれる病変を形成する。一方，タウタンパクは神経細胞内に蓄積し，神経原線維変化と呼ば

Keywords

タウタンパク，アミロイド β ペプチド，ポジトロン断層撮影（PET），アルツハイマー病，インビボ二光子レーザー顕微鏡

れる病変を形成する。Aβ 蓄積がタウタンパク蓄積に先立つと考えられたことより，老人斑を可視化する PET プローブの開発がまず進められ，2004 年にピッツバーグ大学の研究グループが，ピッツバーグ化合物 B（PiB）を用いた老人斑の PET イメージングを論文で報告した[1]。ミスフォールドされたタンパクは一般に β シートの二次構造をとって自己凝集するが，β シートに結合する蛍光試薬としてチオフラビン T などが以前から知られていた。PiB は極性が高く脳移行性が低いチオフラビン T の構造を改変して脂溶性を高め，放射性標識することにより，脳移行型 PET プローブとして利用可能になっている。現在は PiB も広く研究目的で利用されているが（図1），PiB を誘導化し，より半減期の長い放射性核種で標識したプローブが Aβ 蓄積を診断するための医薬品として欧米で承認され[2]，日本でもプローブの標識合成装置が医療機器として承認されていることから，認知症診断のツールとして普及が見込まれている。

Aβ 蓄積をきたすアミロイド前駆体トランスジェニックマウスの PET イメージングも，2007 年に初めて成功が報告され[3]，自然経過や遺伝的・薬理学的制御下で Aβ 病態を経時的に追跡する技術が実現している。老人斑 PET プローブやその類縁体の多くは蛍光物質でもあるので，非放射性プローブをモデルマウスに投与し，インビボ二光子レーザー顕微鏡*を用いて Aβ 病変を観察することも可能である[4]。

タウイメージング

Aβ 病変のイメージングが実現したことにより，Aβ 蓄積を抑制するワクチン療法などの客観的評価が行えるようになった。しかしながら，アルツハイマー病患者を対象に実施された抗 Aβ 療法の臨床試験は，これまでのところ薬事承認に至った成功例がなく，Aβ がアルツハイマー病における「脳内環境汚染物質」の主体であるかどうかは疑問視される向きもある。一方，タウタンパク蓄積と神経細胞の変性は密接な結びつきがあるという見解から，タウタンパク凝集体を標的とするイメージングと治療薬の開発が近年進展して

いる。ヒトで評価が進んでいる PET プローブとしては、日本で開発された PBB3 および THK5351、海外で開発された AV1451（T807）などの薬剤が挙げられる[5)-7)]。これらはすべて老人斑 PET プローブ同様にβシートに結合する低分子化合物である。このうち、例えば PBB3 は PiB の基本骨格の長さを伸ばした構造に基づいており、構成する分子によってβシートの寸法が微妙に異なることを利用し、タウタンパク凝集体への親和性と特異性を高めている。タウ病変の PET イメージングにより、①タウタンパクは加齢に伴い$A\beta$とは独立して海馬体付近に蓄積する。②$A\beta$蓄積はアルツハイマー病の前段階でほぼ頭打ちとなるが、タウタンパク蓄積は海馬体から辺縁系全体、大脳新皮質の広範な領域へと拡大を続けるため、発症後も進行の客観的指標をもたらす、などの所見が得られている。

PBB3 を用いることで、各種タウトランスジェニックマウスの脳内に蓄積するタウ病変を PET で画像化でき[5)]、また PBB3 は蛍光物質でもあるので、インビボ二光子レーザー顕微鏡に応用可能である[5)]。タウタンパク病態の詳細な追跡や治療的な制御の評価が、マルチモーダルイメージングによって実現している。

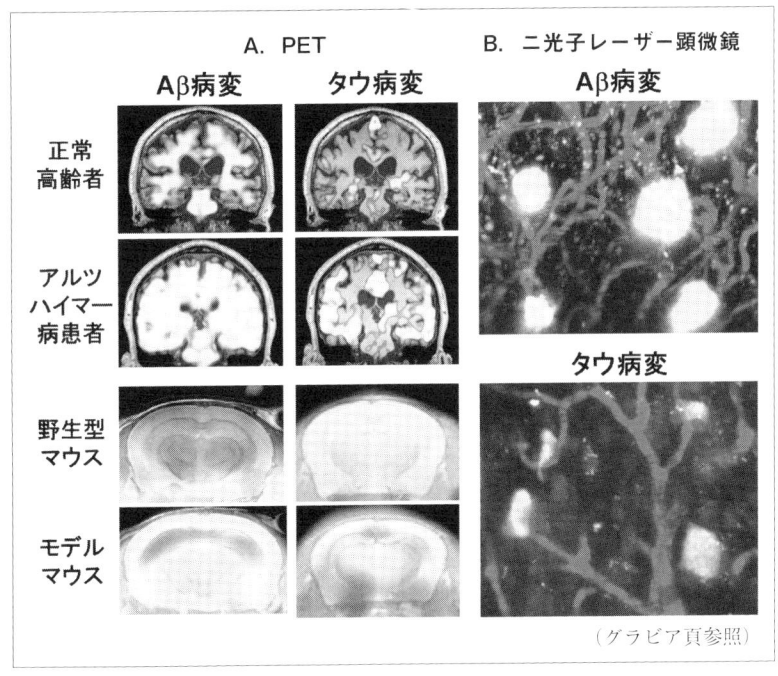

（グラビア頁参照）

図1　PET およびインビボ二光子レーザー顕微鏡による $A\beta$ 病変とタウ病変のイメージング

A. ヒトとマウスにおける PET 画像。$A\beta$病変とタウ病変は、それぞれ放射性標識した PiB と PBB3 で検出。$A\beta$病変およびタウ病変のモデルマウスは、それぞれアミロイド前駆体およびタウトランスジェニックマウスを使用。

B. アミロイド前駆体およびタウトランスジェニックマウスにおける二光子レーザー顕微鏡画像。血管は sulforhodamine 101 で描出し、$A\beta$病変とタウ病変は、それぞれ PBB2 と PBB3 の非放射性体を静注することで可視化。

•• 参考文献 ••

1) Klunk WE, et al : Ann Neurol 55, 306-319, 2004.
2) Yang L, et al : N Eng J Med 367, 885-887, 2012.
3) Maeda J, et al : J Neurosci 27, 10957-10968, 2007.
4) Meyer-Luehmann M, et al : Nature 451, 720-724, 2008.
5) Maruyama M, et al : Neuron 79, 1094-1108, 2013
6) Harada R, et al : J Nucl Med 57, 208-214, 2016.
7) Johnson KA, et al : Ann Neurol 79, 110-119, 2016.

（樋口真人）

タンパク質分解障害

タンパク質分解障害とは

　タンパク質分解系にはユビキチン・プロテアソーム系（UPS）とオートファジー・リソソーム系がある。エネルギー（ATP）依存的かつ選択的に標的タンパク質を分解する細胞内タンパク質分解経路で，ユビキチン活性化酵素（E1），ユビキチン連結酵素（E2），ユビキチンリガーゼ（E3）によって，ポリユビキチン鎖が標的タンパク質に付与され26S プロテアソーム分解される。一方，オートファジーは細胞成分を一塊として分解する大規模（バルク）細胞内タンパク質分解経路で，隔離膜が細胞質成分を取り囲んだ脂質二重膜構造（オートファゴソーム）が形成され，リソソームが融合して内容物が分解される。タンパク質分解障害は神経変性疾患の有力な病因仮説である。

　神経変性疾患の病理所見を特徴づけるのは，異常タンパク質の蓄積である。多くの遺伝性神経変性疾患では，遺伝子変異によって生じた異常タンパク質が産生され，それが毒性を獲得（gain of toxic function）して，神経細胞内に不溶性の封入体を形成し，細胞死を引き起こすと考えられる。一方，孤発性の神経変性疾患の場合，遺伝性疾患と同様に異常タンパク質の蓄積がみられるが，そのタンパク質の一次配列に変異はみられない。考えられる理由として，酸化ストレスなどでタンパク質に構造異常が生じる一方，加齢などの影響でタンパク質分解系が劣化するために，異常タンパク質の蓄積が生じる可能性がある。

　異常タンパク質分解系には，ユビキチン・プロテアソーム系*（UPS）とオートファジー（オートファジー・リソソーム系）*が知られている。パーキンソン病やポリグルタミン病などで蓄積するタンパク質の多くはユビキチン化されていたり，オートファジーの基質であるp62との共局在が示されており，これらの異常タンパク質の分解にはUPSとオートファジー・リソソーム系双方の関与が考えられている[1,2]。

　われわれはモデル動物を使って，筋萎縮性側索硬化症（ALS）とパーキンソン病にそれぞれUPSとオートファジー障害が関与する証拠を得た。まず，運動ニューロンが特異的に変性するALSへのタンパク質分解障害の関与を示すために運動ニューロン特異的タ

■ Keywords

ALS，パーキンソン病，プロテアソーム，リソソーム，オートファジー，TDP-43，FUS，オプチニューリン，GBA，ゴーシェ病

ンパク質分解障害マウスを作製した。運動ニューロンに比較的特異的に発現する小胞性アセチルコリントランスポーター（VAChT）のプロモーターの下流にCreを連結したVAChT-Creと，UPSとオートファジーを運動ニューロン特異的に欠損するマウスを作製した。

　26S プロテアソームの19S 複合体のサブユニットであるRpt3 をlox 配列ではさんだFloxed Rpt3 マウスを作製した。Rpt3 はマウスで単純に遺伝子欠損させると胎生致死となることが知られており，その欠損で26S プロテアソーム機能は完全に失われる。また，Atg7 はオートファジーに必須の分子であり，Floxed Atg7 マウスは神経特異的にCre を発現するNestin-Cre マウスと掛け合わせることで，オートファジーが神経特異的に傷害され，神経変性疾患の表現系を呈することが示されている。

　そこでわれわれは，生後約5 週間でCre の発現レベルが最高値に達するVAChT-Cre と，Floxed Rpt3 マウスおよびFloxed Atg7 マウスを掛け合わせ，約50％の運動ニューロンで特異的にそれぞれプロテアソームとオートファジーを欠損するマウスを確立した。その結果，運動ニューロン特異的プロテアソームKOマウスでは進行性の運動障害と，孤発性ALS と同様のTDP-43，FUS，オプチニューリンといった家族性ALS 原因タンパク質陽性の細胞質内封入体を認め，細胞病理学的にもALS を再現することに成功した（図1）。対照的に，オートファジーを運動ニューロン特異的に欠損させたマウスでは，2 年齢を経ても運動機能に障害は観察されず，神経病理学的にもオートファジー基質の蓄積が細胞質にみられたものの，ALS 関連タンパク質による封入体形成はみられなかった。以上より，孤発性ALS の病態形成にプロテアソーム活性低下が深く関与する可能性が示唆された[3]。同様の手法で骨格筋でプロテアソームを欠損させた場合も，好塩基性封入体，空胞形成を伴う筋肉の変性萎縮が生じるとともにTDP-43，FUS，VCP，p62 が蓄積し，部分的に封入体ミオパチーと共通する表現型が得られた[4]。

ALS と同じ神経変性疾患であるパーキンソン病は黒質ドパミン神経の選択的変性が，αシヌクレインの蓄積・封入体形成（レヴィ小体）を伴って生じるという特徴がある。近年パーキンソン病に強い効果を有するリスク遺伝子（オッズ比：5.43）として注目されているのが，リソソーム蓄積病のゴーシェ病の原因遺伝子 *GBA* である。*GBA* はリソソーム酵素のグルコセレブロシダーゼをコードし，変異によりその活性が低下することがゴーシェ病の原因となる。

われわれはメダカで *GBA* 遺伝子を欠損させ，ゴーシェ病モデルを作製した。出生直後に皮膚障害で死亡する *GBA*-ノックアウト（KO）マウスと異なり，*GBA*-KO メダカは 2 ヵ月齢で運動異常を呈し，3 ヵ月齢で致死となった。神経病理学的には，著明なマイクログリアの浸潤，非特異的な神経細胞死に加え，αシヌクレインの凝集形成が脳内のいたるところに観察された。電子顕微鏡で観察すると，軸索が腫大し，その中にオートファゴソームが多数蓄積していた。免疫電顕では，αシヌクレインがオートファゴソームに局在することが示された。またリソソームの活性低下・形態異常も同時に観察された。以上より，GBA 活性低下がリソソーム機能低下，引き続きαシヌクレイン蓄積を引き起こし，パーキンソン病発症につながることが強く示唆された[5]。

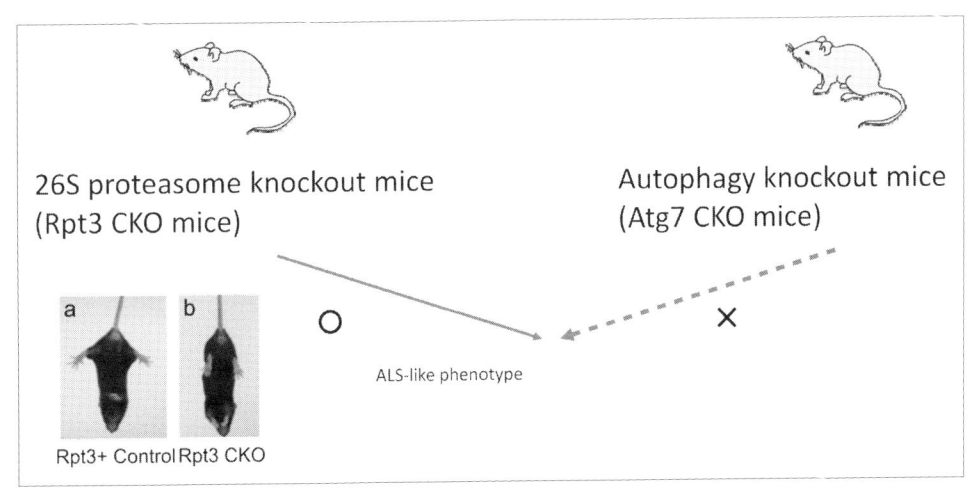

図1 運動ニューロンにおけるユビキチンプロテアソーム系の障害は ALS 類似の表現型をもたらす（文献3より）

•• **参考文献** •••••••••••••••••••••••

1) Taylor JP, Hardy J, et al : Science 296, 1991-1995, 2002.
2) Wong E, Cuervo AM : Nat Neurosci 13, 805-811, 2010.
3) Tashiro Y, Urushitani M, et al : J Biol Chem 287, 42984-42994, 2012.
4) Kitajima Y, et al : J Cell Sci 127, 5204-5217, 2014.
5) Uemura N, Koike M, et al : PLoS Genet 11, e1005065, 2015.

•• **参考ホームページ** ••••••••••••••••

・新学術領域「脳内環境－恒常性維持機構とその破綻－」
http://www.neurol.med.kyoto-u.ac.jp/brainenvironment/

（高橋良輔・漆谷　真・田代善崇・星野友則・山下博史・上村紀仁・山門穂高）

電位依存性プロトンチャネル VSOP/Hv1

電位依存性プロトンチャネル VSOP/Hv1 とは

電位依存性プロトンチャネル VSOP/Hv1 は，膜の脱分極に伴って H^+ を透過させるイオンチャネルである。VSOP/Hv1 は哺乳類の脳内ではミクログリア特異的に発現し，一般的に活性酸素の産生を促進する役割をもつと信じられ，VSOP/Hv1 の欠損マウスでは脳梗塞による損傷が大きく緩和されることが報告された。一方で最近，VSOP/Hv1 にはミクログリアの活性酸素産生を抑制する機能もあり，脳梗塞への影響を考えるうえで個体の加齢が重要な要素となることが見出された。ミクログリアにおける活性酸素産生制御は従来の想定より複雑であり，今後 VSOP/Hv1 を軸とする詳細な解析により，その詳細が明らかになることが期待される。

電位依存性プロトンチャネルは，電位依存性イオンチャネルの一種で細胞膜の脱分極に応じて H^+ を透過させ，そのイオン選択性は Na^+ に比較して 10^6 以上である。その分子実体は VSOP（voltage-sensor domain-only protein）または Hv1 と命名された 4 回膜貫通領域からなる膜タンパク質（分子量約 32 kDa）である。通常の電位依存性イオンチャネルは，細胞の膜電位を感知する電位センサードメインと，親水性のイオン透過路を形成するポアドメインの 2 つからなることが知られているが，VSOP/Hv1 はポアドメインをもたずに電位センサードメインのみからなる（図 1A）。X 線結晶構造の解析[1] から，膜電位感知に重要な第 4 膜貫通セグメント S4 の C 末端側の細胞質領域にコイルドコイルを有し，二量体を形成することでサブユニット間での協調的なゲーティングを示すことが明らかとなっている。また細胞外の亜鉛イオンに対して高い感受性をもち，〜1 μM の亜鉛イオンによってゲーティングが抑制される。

VSOP/Hv1 は好中球やマクロファージ，T リンパ球，B リンパ球などの免疫系細胞，気道上皮細胞，精子などに発現し，脳内ではミクログリアに特異的に発現する。現在信じられているミクログリアにおける VSOP/Hv1 の生物学的役割は，好中球で確立されたモデルに基づいている（図 1B）。好中球は貪食時，NADPH oxidase の働きにより細胞内の電子を酸素分子と反応させ，superoxide anion を産生するが，この

Keywords

ミクログリア，プロトン，電位センサー，活性酸素，脳梗塞，加齢

時，細胞内には余剰の H^+ が蓄積して酸性化し，また膜が極度に脱分極した状態となる。このような条件では NADPH oxidase の活性が低下するが，VSOP/Hv1 はこの余剰 H^+ を細胞外へと排出し，活性酸素の産生を助けると考えられてきた。このモデルは好中球の他にも好酸球やマクロファージ，T リンパ球，B リンパ球などで支持されてきた。2012 年に Clapham らの研究グループは脳スライスや個体レベルの実験で，VSOP/Hv1 欠損マウスにおいてミクログリアの活性酸素産生能が低下することを報告し，ミクログリアにおいても好中球などにおけるのと同様な機構が存在することが示唆された。また一過性中大脳動脈閉塞実験（tMCAO）を行い，VSOP/Hv1 欠損マウスでは活性酸素産生の低下により脳損傷が大きく軽減することを報告した（表 1）[2]。

しかし一方，初代培養ミクログリアを用いた研究では，従来のモデルとは逆に VSOP/Hv1 欠損によりミクログリアの活性酸素産生が増強される（表 1）。また VSOP/Hv1 の生体内での重要性を調べるため，大脳皮質での抗酸化酵素の発現量を様々な週齢で調べたところ，VSOP/Hv1 欠損マウスにおいて幼若マウス（1 日齢，5 日齢，3 週齢）ではその発現量が低下したのに対し，加齢マウス（6 ヵ月齢）では逆に増大した。さらに tMCAO 実験では，加齢マウス（6 ヵ月齢）では先行研究と同様に脳損傷の軽減がみられたのに対し，若齢マウスでは差異が認められなかった。したがって加齢マウスでみられた脳損傷の軽減には，抗酸化酵素の発現上昇が寄与している可能性も考えられる。このように VSOP/Hv1 によるミクログリアの活性酸素産生制御機構やその病態への影響を考えるうえでは，個体の加齢状態も重要な要素となると考えられる。

ミクログリアにおける VSOP/Hv1 による活性酸素産生制御は，従来言われてきた機構だけでは十分に説明ができない。VSOP/Hv1 がミクログリアでは細胞膜よりも細胞内膜に多く存在することの意義も未解明である。好中球でも NADPH oxidase の調節以外に顆粒の分泌にも VSOP/Hv1 が関与していること[3] を考え

ると，pHと膜電位の制御を担う電位依存性プロトンチャネルが，ミクログリアにおいても複数の分子機構で活性酸素産生を調節することは想像に難くない。今後ミクログリアでのVSOP/Hv1の分子メカニズムを

さらに明らかにすることで，脳内環境におけるミクログリアの実態がさらに明らかになるであろう。また，VSOP/Hv1の創薬ターゲット分子としての意義も明らかになると考えられる。

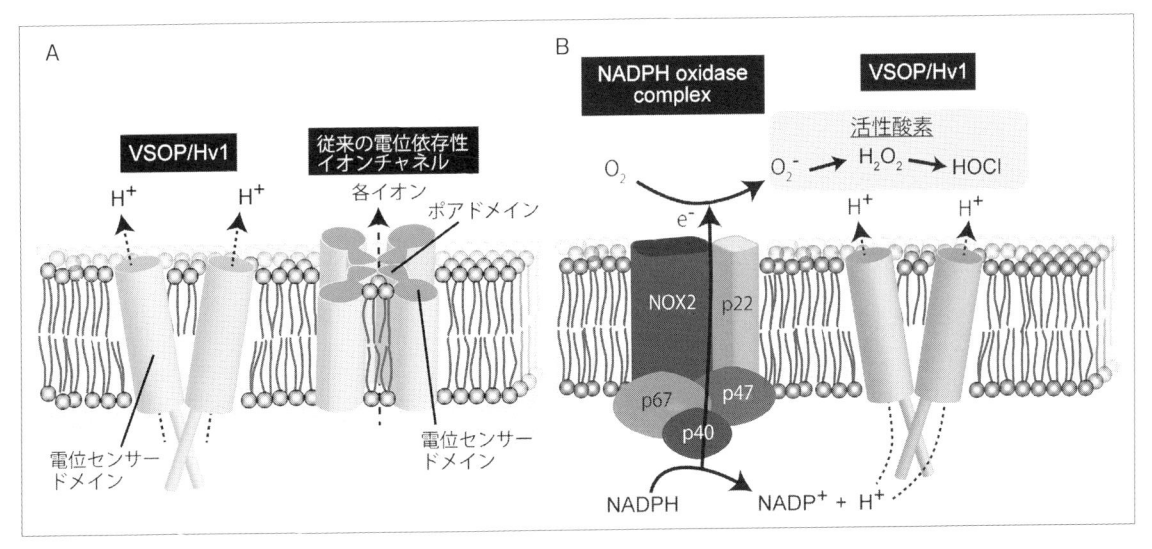

図1

A. VSOP/Hv1と一般的な電位依存性イオンチャネルとの構造の比較。VSOP/Hv1は電位センサーのみからなるという特徴的な構造をもつ。

B. 好中球で提唱されているVSOP/Hv1の機能。VSOP/Hv1はNADPH oxidaseによる活性酸素の産生を補助している。

表1　過去の報告（Wu et al. 2012）[2]とわれわれの研究成果の比較

	Wu et al. 2012	われわれの研究
ミクログリアの活性酸素産生能	VSOP/Hv1 欠損により減少（脳スライス，個体）	VSOP/Hv1 欠損により増大（初代培養）
活性酸素の測定法	Dihydroethidium（DHE）（細胞内の活性酸素）	Diogene（細胞外のO_2^-）
tMCAO の結果	VSOP/Hv1 欠損により脳損傷が軽減	加齢マウスで VSOP/Hv1 欠損により脳損傷が軽減（若齢マウスでは差異なし）
脳内の抗酸化酵素発現レベル	情報なし	加齢マウスで発現上昇（sod2，gpx1）

●● 参考文献 ●●●

1) Takeshita K, Sakata S, et al : Nat Struct Mol Biol 21, 352-357, 2014.

2) Wu Li, Wu G, et al : Nat Neurosci 15, 565-573, 2012.

3) Okochi Y, Aratani Y, et al : J Leukoc Biol 99, 7-19, 2016.

（河合喬文・岡村康司）

ニューロトリプシン

■ ニューロトリプシンとは

　海馬，大脳皮質，運動ニューロンなどの神経系に特異的に発現するマルチドメイン型セリンプロテアーゼである。重篤な非症候性精神遅滞の原因遺伝子の1つで，タンパク質はシナプス前終末に局在している。ニューロトリプシンが切断する基質として同定されているのはアグリンのみである。ニューロトリプシンに切断されて遊離したアグリンのC末端断片は樹状突起フィロポディアの新生を誘導する。

シナプス可塑性の恒常性維持におけるニューロトリプシン-アグリン経路の役割

　NMDA型グルタミン酸受容体の活性化によるCa^{2+}の流入は，海馬や大脳皮質においてシナプスの様々な可塑的変化を惹起する。その1つが長期増強現象（LTP）などに代表される既存のシナプスの伝達効率の可塑的変化であり，AMPA型グルタミン酸受容体のシナプス膜への挿入やシナプス膜からの取り込みによって生じることが既に知られている。一方，NMDA型受容体の活性化はポストシナプス構造（スパイン）の前駆体である樹状突起フィロポディアの生成を促し，新たなシナプスの発生をも惹起する。

　NMDA型受容体の活性化により惹起されるシナプスの可塑的変化のうち，シナプス新生につながる樹状突起フィロポディア生成を担うシグナル経路がニューロトリプシン-アグリン経路である[1]。ニューロトリプシンは海馬や大脳皮質，運動ニューロンに発現しているマルチドメイン型の細胞外セリンプロテアーゼで，そのタンパク質はシナプス前終末に局在している[2,3]。ヒトニューロトリプシン遺伝子にプロテアーゼドメインを欠く異常タンパク質を発現する変異（4塩基欠失）が生じると重篤な非症候性精神遅滞を発症することから，学習や記憶に重要な役割を担っていることが示唆されている[2,3]。マウス海馬におけるニューロトリプシンのシナプス間隙への分泌は，小胞分泌を駆動するシナプス前終末へのCa^{2+}の流入によって駆動されるが，シナプス後膜側の興奮状態には影響されない。しかしながら，基質であるアグリンを切断するには，シナプス後膜のNMDA型受容体の活

■ Keywords

ニューロトリプシン，アグリン，NMDA型受容体，樹状突起フィロポディア，シナプス可塑性

性化が必要であり，ニューロトリプシンによるアグリン切断はLTPの発現と同様にプレシナプスとポストシナプスの同時興奮によって惹起される（**図1A**）[1,2]。ニューロトリプシンは細胞外においてアグリンを2ヵ所で切断し，22 kDaのC末端断片（agrin-22）と90 kDaの中央部断片（agrin-90）を遊離させる。遊離したアグリンC末端断片（agrin-22）は周辺の樹状突起からスパインの前駆体である樹状突起フィロポディアの新生を促進する[1]。ニューロトリプシン遺伝子欠損マウスではNMDA型受容体依存性の樹状突起フィロポディア新生が著しく障害され，アグリンC末端断片を投与するとその障害から回復する[1]ことから，ニューロトリプシン-アグリン経路はシナプス新生につながる神経活動依存的な樹状突起フィロポディア生成に必要不可欠なシグナル経路であると言える。また，ニューロトリプシン遺伝子欠損マウスでは海馬CA1ニューロンにおけるLTPの発現には異常を認めない[1]ことから，ニューロトリプシン-アグリン経路はNMDA型受容体に起因する現象のうちでシナプス新生のみを担っていると考えられる。

　NMDA型受容体の活性化によって生じた樹状突起フィロポディアは，機能的シナプスへと成熟するのに15〜19時間の時間を要すること，LTP発現とは独立したシグナル経路（ニューロトリプシン-アグリン経路）によって惹起されることから，シナプス伝達効率の可塑的変化に寄与している可能性は少ない。新生した樹状突起フィロポディアは既存のシナプスへと伸びてシナプスを形成することが知られており，可塑的変化の余地の少ない既存のシナプスと入れ替わって可塑的変化のポテンシャルが高い新しいシナプスを形成することにより，脳全体が一定の可塑性のポテンシャルを恒常的に維持できるように機能していると考えられる（**図1B**）。このようなシナプス可塑性のポテンシャルの恒常的な維持は，一生にわたって常に新たなことを学習し続けるために必要な機構であろう。実際，神経活動依存的な樹状突起フィロポディアが障害されているニューロトリプシン遺伝子欠損マウスでは，恐怖条件づけによる恐怖記憶の形成や保持には異常は認め

られないが，いったん形成された恐怖反応の消去が障害されるという予備的データを得ている。これは，同じ刺激に対して別の反応を新たに学習する能力，すなわちシナプス可塑性のポテンシャルの維持が障害されていることを示すものと思われる。種々の神経機能障害からの回復においては，シナプス可塑性そのものだけではなく，そのポテンシャルを維持する機構についても注目すべきであると考える。

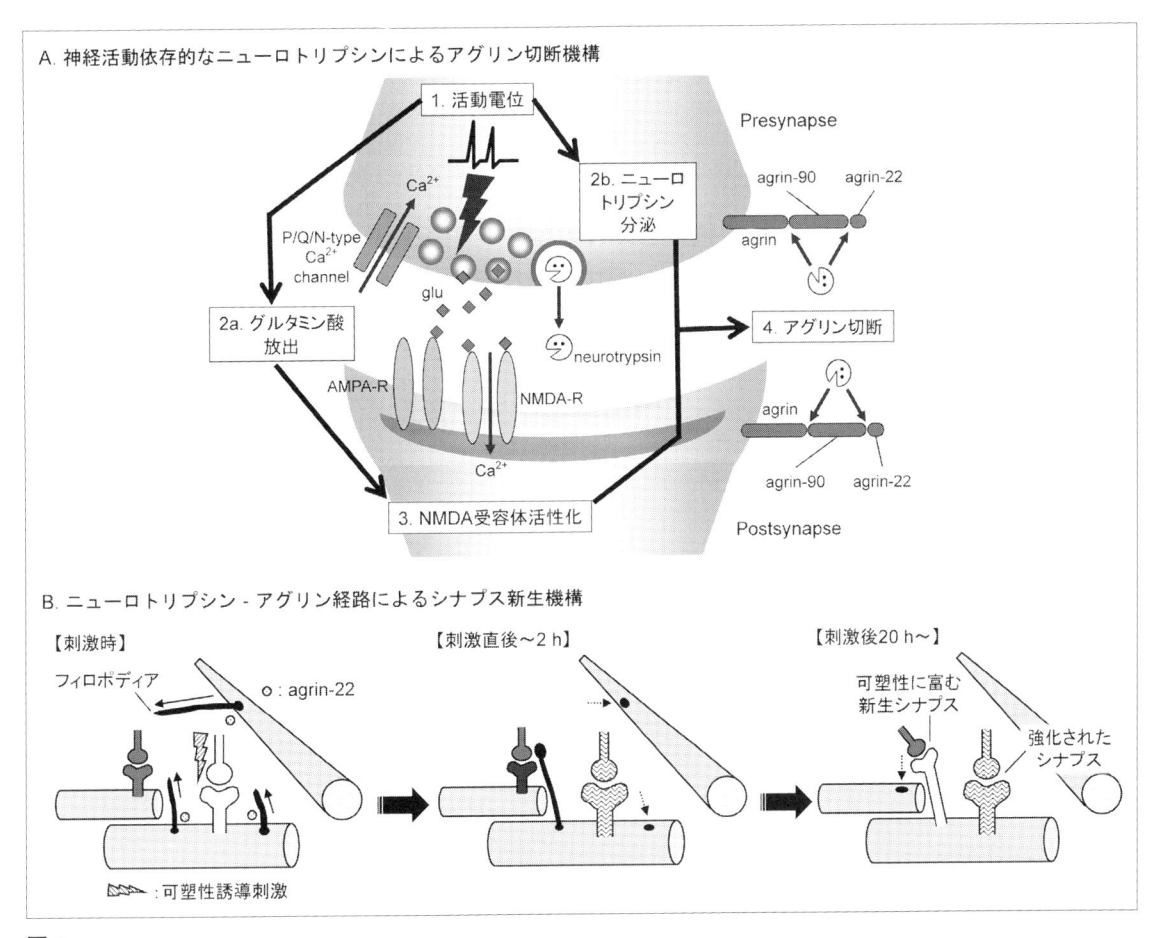

図 1

●● 参考文献 ●●●

1) Matsumoto-Miyai K, Sokolowska E, et al : Cell 136, 1161-1171, 2009.
2) 松本-宮井和政：脳 21 13, 22 27, 2010.
3) Sonderegger P, Matsumoto-Miyai K : Trends Neurosci 37, 413-423, 2014.

（宮井和政）

脳インスリン様シグナル

脳インスリン様シグナルとは

インスリン様シグナルは，エネルギー代謝および栄養恒常性を調節する主要な経路であり，その末梢組織での破綻は糖尿病を含む生活習慣病の原因となることが知られているが，一方で中枢神経系におけるインスリン様シグナルの役割については未知の部分を多く残していた。近年，各種動物モデルを用いた解析から，脳インスリン様シグナルが寿命や老化の調節および神経機能の制御に重要な役割を果たしていることが明らかとなり，末梢組織とは異なった中枢特異的なインスリン様シグナルの機能について注目が集まっている。

Keywords

老化，認知機能，アルツハイマー病，糖尿病，
インスリン様シグナル，代謝

はじめに

糖代謝の主要調節経路であるインスリン様シグナルの末梢組織における欠損は，耐糖能異常を引き起こすことが遺伝子操作動物を用いた解析からわかっていた。対照的に，脳のインスリン様シグナルの欠失が，個体および脳の老化を遅延し，神経変性疾患を改善することが明らかとなっている。本稿では，インスリン様シグナルの構成因子であるインスリン受容体基質（insulin receptor substrates : IRSs）を中心に，その研究背景と脳での機能について最近の知見を紹介したい。

インスリン受容体基質（IRSs）

インスリン様シグナル（**図1**）は，1982年の春日らによるインスリン受容体のチロシンキナーゼ活性の発見に端を発し，その生理的作用がこれまで明らかにされてきた。IRS1はインスリン受容体（insulin receptor：IR）の基質として同定され，その後，IRSファミリーメンバーとして，哺乳類では4種類（IRS1 ～ 4）のアイソフォームが明らかになった。4種のIRSsのうち，主要なメンバーであるIRS1とIRS2は全身に発現しているが，IRS3はヒトでは偽遺伝子であり，IRS4は主に脳に発現している。IRSsはN末端にリン酸化チロシン結合（phosphotyrosine binding : PTB）ドメインやプレクストリン相同（pleckstrin homology : PH）ドメイン，C末端領域には多数のリン酸化修飾部位やPI3K，Grb2，SHP2結合ドメインを有する。それぞれのアイソフォームの体系的ノックアウトマウスの解析結果は2000年までに報告されており，その中でIRS2のノックアウトマウス（IRS2$^{-/-}$）が重篤な糖尿病の発症と過食，脳サイズの減少など顕著な表現型を呈した。これらの結果から，IRS2の主要な役割が示唆され，その後IRS2先行の研究が展開された。

脳におけるIGF1R-IRS2シグナル

脳におけるIRS2の役割を明らかにするため，われわれは脳特異的IRS欠損マウス（BIRS2$^{+/- and -/-}$）を作製し，解析を行った。BIRS2$^{+/- and -/-}$マウスは，インスリン抵抗性を生じるものの，高インスリン血症による補償的作用のため糖尿病を発症することなく代謝効率を高く保ちながら寿命を延長した[1,2]。さらに，前脳特異的IRS2欠損マウス（D6creIRS2$^{-/-}$マウス）は，神経可塑性の亢進に伴い記憶学習能が高いことも報告された。最近われわれも，老齢BIRS2$^{+/- and -/-}$マウスが，加齢に伴う認知機能の低下を抑制し記憶学習能を良好に保つことを見出している（未発表データ）。一方，脳特異的IGF1Rホモ欠損（bIGF1R$^{-/-}$）マウスは，重篤な発育遅延を呈し早期に死亡するが，bIGF1R$^{+/-}$（ヘテロ欠損）マウスは，BIRS2$^{+/- and -/-}$マウス同様インスリン抵抗性を呈するものの寿命を延長した。他方，脳特異的IR欠損マウス（NIRKO）は，高脂肪食付加により体脂肪の増加と軽度のインスリン抵抗性が誘導されるが，脳の糖代謝に異常はみられず，認知機能も正常であることが報告された。

脳インスリン様シグナルとアルツハイマー病の関連

糖尿病がアルツハイマー病（AD）の危険因子となることが，疫学と最近の臨床および基礎研究から明らかになっており，糖尿病とADとをつなぐ分子基盤として脳インスリン様シグナルの関与が示唆されている。近年の研究から，アルツハイマー病モデルマウス（Tg2576）とIRS2欠損マウスとの交配仔（Tg2576/IRS2$^{-/-}$マウス）あるいはIGF1Rヘテロ欠損マウスとの交配仔（Tg2576/IGF-1R$^{+/-}$マウス）ではADの病態が改善されることが明らかとなった。興味深いことに，これらの交配仔ではタウタンパク質のリン酸化はむしろ亢進しており，アミロイドβ（Aβ）オリゴマーの減少は観察されなかった。これらの結果か

ら，IGF1R-IRS2 シグナル欠損による AD の改善効果は，Aβ およびタウとは独立した経路を介することが示唆された。一方，このような神経変性改善作用は，神経細胞特異的 IR 欠損マウス （nIR⁻）との交配仔（Tg2576/nIR⁻）では観察されなかった。

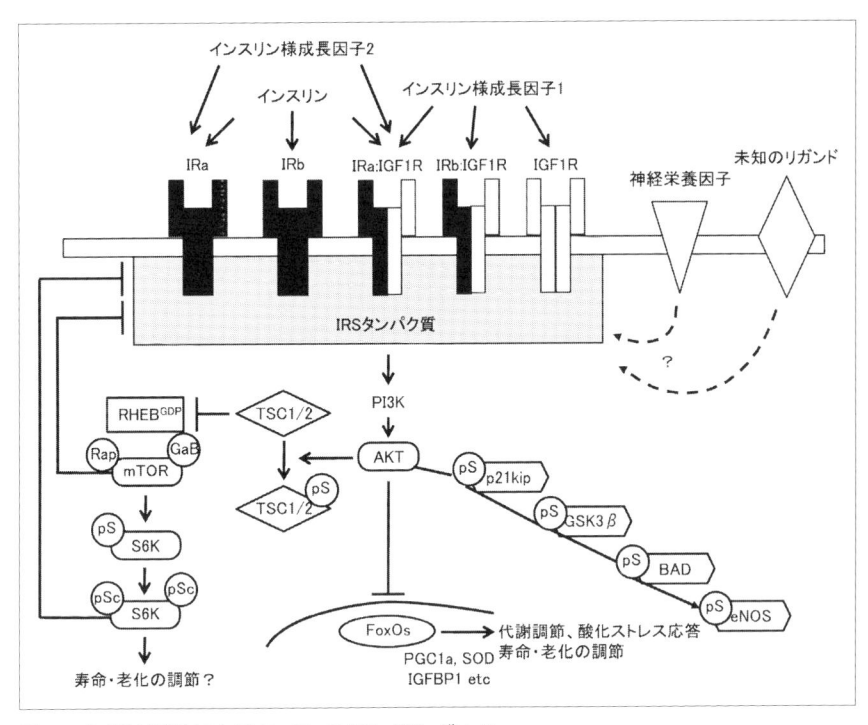

図1　中枢神経系におけるインスリン様シグナル

インスリン受容体アイソフォーム IRa，IRb と IGF1R がハイブリッド受容体を形成するため，インスリン，IGFs の結合受容体は多様性をもち，インスリン様シグナル伝達の理解をより複雑なものにしている。インスリン受容体基質 IRSs のリン酸化に続く PI3K，AKT の活性化の結果，FoxOs は不活性化され細胞質へ移行する。脳においてはインスリン様リガンド以外にも神経栄養因子や未知のリガンドが各々の受容体を介して IRS タンパク質に作用している可能性が示唆される[3]。

•• **参考文献** •••

1) Taguchi A, Wartschow LM, et al : Science 317, 369-372, 2007.
2) Taguchi A, White MF : Science 320, 1012-1013, 2008.
3) Taguchi A, White MF : Annu Rev Physiol 70, 191-212, 2008.

（田口明子）

脳酸化ストレス PET イメージング

脳酸化ストレス PET イメージングとは

　パーキンソン病（PD）や筋萎縮性側索硬化症（ALS）などの神経疾患の病態において，ミトコンドリア機能不全による酸化ストレスが大きく関与する。すなわち，ミトコンドリア内で ATP を産生する呼吸鎖の機能不全によって活性酸素種（ROS）の漏出が増加し，酸化ストレスによる神経細胞の障害が生じる。このため，脳神経疾患患者の生体において酸化ストレスを評価することは，神経障害・変性の機序の解明ばかりか，抗酸化薬などの効果判定にも利用できる。positron emission tomography（PET）用核種である ^{62}Cu-ATSM（[^{62}Cu]Copper（II）diacetyl-di（N^4-methylthiosemicarbazone）を用いて，ミトコンドリア機能障害による酸化ストレスを生体脳でイメージングすることが可能となり，各種の神経疾患へ応用されている。

はじめに

　ミトコンドリアは，その内部に呼吸鎖（電子伝達系と ATP 合成酵素）をもち，糖質や脂質から得られた電子を酸素分子に受け渡し ATP を産生する。先天的もしくは後天的にミトコンドリア呼吸鎖機能が低下すると，ATP 産生が低下するだけでなく，電子が呼吸鎖に滞留し（過還元状態），酸素と不十分な反応をして活性酸素種（ROS）が発生し，DNA や脂質などの細胞内構成物の酸化的障害を引き起こす（酸化ストレス）。^{62}Cu-ATSM が過還元状態の部位に集積する性質を利用し，脳内の酸化ストレスの部位を描出することができる。

原理

　放射性標識プローブ ^{62}Cu-ATSM は，その中心に二価（Cu^{2+}）を有し，呼吸鎖障害などで電子が過剰に滞留している部位（過還元状態）では還元されて一価（Cu^{1+}）になり，錯体（ATSM）より外れて集積する（図 1）[1,2]。その際に [^{62}Cu] が陽電子（プロトン）を放出するため，PET スキャナを用いて集積部位（酸化ストレス）を検出できる。なお，^{62}Cu-ATSM は血液脳関門も通過できるため脳画像イメージングとして利用できる。われわれは基礎的検討として，ミトコンドリア呼吸鎖機能が低下して酸化ストレスが増強している培養細胞で，^{62}Cu-ATSM の集積が還元状態（酸

■ Keywords

酸化ストレス PET，ミトコンドリア，MELAS，パーキンソン病，ALS

化ストレス）と相関することを明らかにしている[2]。

神経疾患への応用

　すでに，われわれは ^{62}Cu-ATSM PET を各種の脳神経疾患患者に応用し，疾患特異的な脳内の酸化ストレスの亢進を見出している。

　ミトコンドリア遺伝子変異による疾患である mitochondrial myopathy, encephalopathy, lactic acidosis and stroke-like episodes（MELAS）は，脳卒中様発作を繰り返すことが特徴であるが，本患者の ^{62}Cu-ATSM PET にて急性期病変への集積増加が認められた（図 1）[3]。

　パーキンソン病（PD）では，黒質線条体系のドパミン含有神経細胞の変性・脱落に，ミトコンドリア機能低下と酸化ストレスが関与することが，剖検脳やモデル動物による基礎研究から強く示唆されている。^{62}Cu-ATSM PET による解析から，生体脳の線条体における集積が，PD 患者では健常対照者に比べて有意に高いことが明らかとなった（図 1）[4]。線条体における ^{62}Cu-ATSM の集積は，臨床的な重症度と有意な正の相関を有することも明らかとなり，PD において慢性的な酸化ストレスの増強が，神経変性の進行に関与していることを示すことができた[4]。

　さらにわれわれは，筋萎縮性側索硬化症（ALS）患者の生体脳でも酸化ストレスを ^{62}Cu-ATSM PET で検討した。その結果，患者群では健常対照者に比べて脳の運動野における ^{62}Cu-ATSM の集積が有意に亢進していた。また ^{62}Cu-ATSM の集積は，臨床的な重症度とも有意な正の相関を有していた[5]。

　一方，神経変性疾患以外でも，脳虚血性疾患の病期判定に用いる ^{15}O-ガスあるいは水 PET と同様に，^{62}Cu-ATSM PET が病期判定に有用であることが福井大学の脳神経外科グループによって明らかとなっている[6]。

今後の展望

　上述のように，^{62}Cu-ATSM PET は，脳神経疾患患者における酸化ストレスイメージングとして有用であり，今後はアルツハイマー病などの他の脳神経疾患への応用も期待される。また，ミトコンドリア保護や抗

酸化作用を有する薬剤による治療効果の評価にも応用できる。

　以上，[62]Cu-ATSM PET の原理と神経疾患への応用について概説した。まだ利用できる施設は限られるため，現在，より半減期が長く扱いが容易な核種である[64]Cu-ATSM への変更を行っている。その結果，脳酸化ストレス PET イメージングが普及すれば，多くの脳神経疾患の病態解明や治療法の開発につながると期待される。

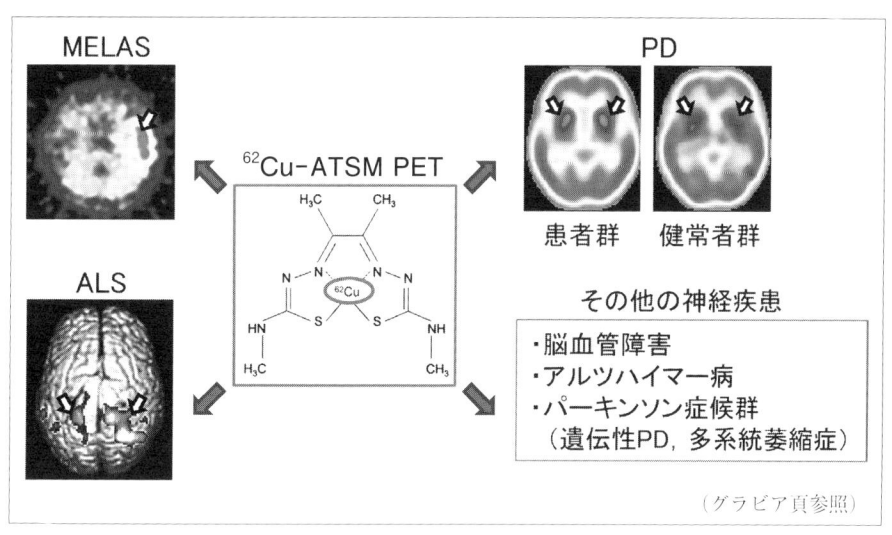

図1　[62]Cu-ATSM の構造と各種神経疾患へ応用
　矢印は酸化ストレスの増強した部位を示す。

・・ **参考文献** ・・

1）Fujibayashi Y, et al : J Nucl Med 38, 1155-1160, 1997.
2）Yoshii Y, et al : Nucl Med Biol 39, 177-185, 2012.
3）Ikawa M, et al : Mitochondrion 9, 144-148, 2009.
4）Ikawa M, et al : Nucl Med Biol 38, 945-951, 2011.
5）Ikawa M, et al : Neurology 84, 2033-2039, 2015.
6）Isozaki M, et al : Eur J Nucl Med Mol Imaging 38, 1075-1082, 2011.

（米田　誠・井川正道・岡沢秀彦）

脳内キナーゼイメージング

脳内キナーゼイメージングとは

　脳内での各種キナーゼ活性は従来，免疫組織学的あるいは生化学的解析により測定されてきたが，これらは固定サンプル・摘出サンプルを用いるため経時的にその変化をモニターすることができないという問題があった。一方，各種キナーゼ活性化をモニターできる FRET プローブと，細胞レベルの解像度をもち多色蛍光測定に対応した顕微内視鏡 * を用いることで，細胞・組織レベルのキナーゼ活性をリアルタイムに長期間，自由行動下に観察することが可能になった。これにより各種行動や疾患の背景に存在するキナーゼ活性の詳細な解析が可能になり，同分野の発展が期待される。

Keywords

PKA，ERK，FRET，*in vivo* 機能イメージング，顕微内視鏡

　パーキンソン病をはじめとして様々な神経疾患での脳内変化において PKA（protein kinase A）や MAP キナーゼ（mitogen-activated protein kinase）などの各種キナーゼの活性化が重要な役割を担っていることが知られ[1]，それらの生体内での動態の解明は，各種疾患の病態生理解明や新たな治療ターゲットの探索などで重要と考えられる。従来，これら生体内でのキナーゼ活性は，固定サンプルでの免疫組織学的解析や摘出サンプルの生化学的解析でなされてきた。前者は優れた空間解像度をもち，後者は分子特異的に定量的なデータを得ることができるが，両者とも経時的にその変化をモニターすることはできないという限界がある。一方，PKA や ERK（extracellular signal-regulated kinase），JNK（c-Jun N-terminal kinase）などの活性化をモニターできる FRET（fluorescence resonance energy transfer）* プローブが開発され[2]，これら FRET プローブを特定の細胞群に発現させた遺伝子操作マウスが作られた[3]。われわれは Cre 依存的に PKA，ERK の活動状態をモニターする FRET バイオセンサーを発現させることのできるマウスと，ドーパミン受容体 1 型あるいは 2 型をもつ細胞に Cre を発現したマウスと交配することで，大脳基底核線条体直接路（dMSN）あるいは間接路（iMSN）投射ニューロン特異的に PKA あるいは ERK の FRET バイオセ

ンサーを発現した遺伝子操作マウスを作製した[4]。さらに脳に刺入することのできる 300 ミクロン程度の光ファイバー束を用いて自由行動下に CFP/YFP の 2 色の蛍光像を同時にモニターする *in vivo* FRET イメージングを可能にする顕微内視鏡システムを作成した[4]（図1A-C）。そして，これらマウスの線条体に上記顕微内視鏡を留置して様々な行動パラダイム（コカイン投与，電気ショック）での dMSN，iMSN の PKA，ERK 応答を観察した。結果，dMSN，iMSN におけるコカイン投与などの報酬入力，電気ショックなどの忌避入力に対する，逆方向の PKA，ERK 応答の *in vivo* での詳細な時間経過を明らかにし[4]，さらに忌避記憶形成における腹側線条体での dMSN，iMSN の PKA 応答の詳細な時間経過も同様の方法で明らかにした[5]。さらに，このような制御はより自然な行動選択の場面においても起こっているかを調べる目的で，オスマウスの生殖行動（mating behavior）における背側線条体での PKA，ERK 応答を観察した。結果，メスマウスに対して，ポジティブな mating 行動を示す時間の長かったマウスでは dMSN の PKA，ERK とも上昇を示したが，iMSN の PKA，ERK は有意な変化を示さなかった。また mating 行動に消極的であったオスマウスは dMSN の PKA，ERK とも有意な変化を示さず，逆に間接路系の PKA，ERK は有意な活性上昇を示した[4]。以上より，オスマウスの生殖行動のような自然な行動選択の状況において，背側線条体 PKA，ERK はその行動選択の背景に存在し，ダイナミックな制御を受けていることが明らかになった。

　本稿で紹介したような脳内キナーゼイメージングは，今まで，免疫組織学的な手法で行われていた各種行動や神経疾患におけるキナーゼなどの細胞内情報伝達系の詳細な時間経過の把握を可能とするだけでなく，同時に行動レベルでの影響を同一個体で繰り返し調べることのできる大きなメリットがある。

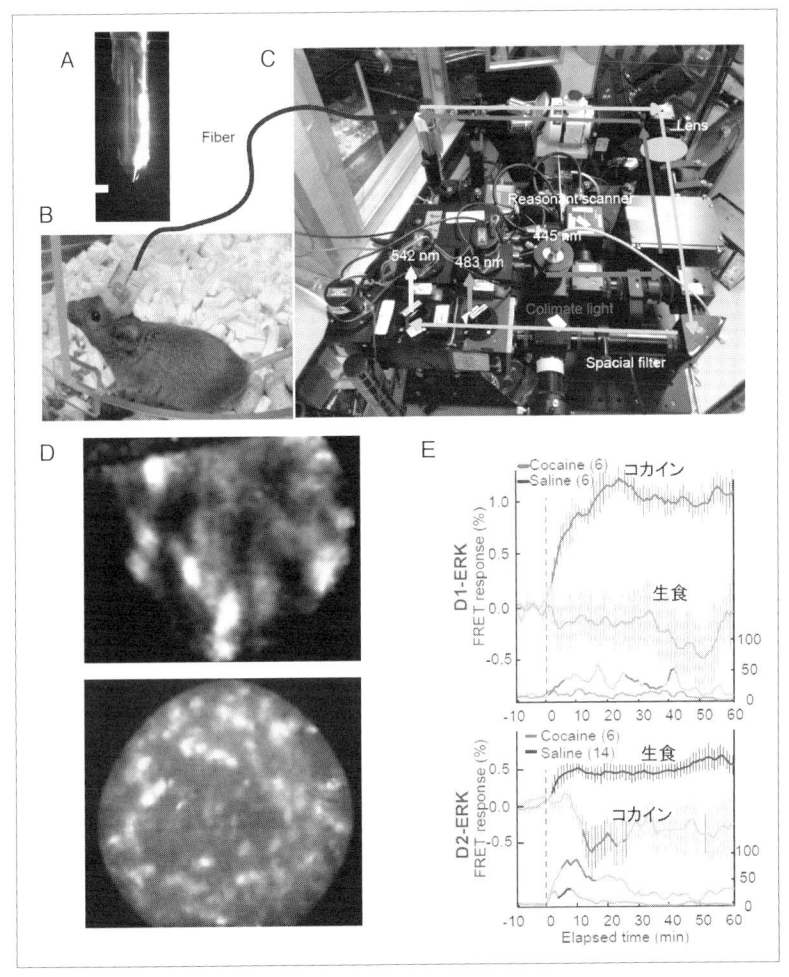

図1　顕微内視鏡による脳内キナーゼイメージング（文献4より）

A. 鉛筆状に研磨した内視鏡先端。低浸襲で脳深部が観察可能。

B. 内視鏡留置により長期間，自由行動での観察が可能。

C. 自作した共焦点レーザー走査光学系。安価で自由な拡張が可能。

D. （上）大脳皮質錐体細胞の内視鏡像例。（下）線条体の内視鏡像例。脳深部神経回路での細胞レベルの組織観察が長期間，自由行動中マウスから可能。（視野300ミクロン）

E. 線条体投射ニューロンでのコカイン投与に対するERK応答。dMSN（上）はコカイン投与後速やかにERK活性を上昇させ，iMSN（下）では数分の潜時でERK活性を低下させる。コントロールは生食の腹腔内注射。グラフ内の下の曲線は歩行距離。

●● **参考文献** ●●●

1) Dagda RK, Das Banerjee T : Rev Neurosci 26, 359-370, 2015.

2) Komatsu N, Aoki K, et al : Mol Biol Cell 22, 4647-4656, 2011.

3) Kamioka Y, Sumiyama K, et al : Cell Struct Funct 37, 65-73, 2012.

4) Goto A, et al : Proc Natl Acad Sci USA 112, 6718-6723, 2015.

5) Yamaguchi T, Goto A, et al : Proc Natl Acad Sci USA 112, 11383-11388, 2015.

（船曳和雄）

脳内分子イメージング

■ Keywords

脳内分子イメージング，プローブ，PET，SPECT，
異常タンパク凝集体，アミロイドβ，αシヌクレイン，
タウ，アルツハイマー病，大脳皮質基底核症候群，
進行性核上性麻痺，多系統萎縮症

■ 脳内分子イメージングとは

　脳内分子イメージングとは，生体脳内のタンパク質などの分子の状態を，特定の物質（プローブ）を用いて画像化する技術である。画像化する装置としては，PET（陽電子放射断層撮影法）やSPECT（単一光子放射断層撮影法）が知られている。なかでもPETによって，脳循環・代謝（血流量，糖代謝，酸素代謝）や神経伝達機能（ドパミン代謝受容体トランスポーター，セロトニン受容体トランスポーター，アセチルコリンエステラーゼ活性など）の評価が詳細にできるようになった。近年では，神経変性疾患の脳内に蓄積する異常タンパク凝集体もPETによって画像化することが可能になってきている。この画像化技術の進歩・応用により発症前や早期の診断，病態解明，医薬品開発が可能になることが期待されている。

はじめに

　PETによる生体脳内の異常タンパク凝集体の画像化はアミロイドβに始まり，タウ，αシヌクレインにおいて可能になってきている。本稿では，この異常タンパク凝集体のPET検査についての最近の知見を概説する（表1）。

優れたプローブの特性

　多くのプローブは，異常タンパク凝集体のβシート構造を認識して結合する。望まれるプローブの特性としては，標的とする凝集体への結合能力（感度）が解離定数Kd値で20nM未満であること，結合選択性（特異度）が他の凝集体とのKd値比（標的以外の凝集体のKd値/標的凝集体のKd値）で20倍を超えていること，血液脳関門を容易に通過できること，正常脳組織でのクリアランスが急速であること，皮質下白質に非特異的に結合しないこと，細胞内凝集体の場合には細胞膜を容易に通過できることなどが挙げられる[1)2)]。

アミロイドβ

　アミロイドβのプローブとしては，[^{11}C] PIB [3)]，[^{11}C] BF-227，[^{11}C] SB-13，[^{18}F] FDDNP，[^{18}F] FACT（BF-227の^{18}F標識体），[^{18}F] Flutemetamol（Vizamyl™，GE067-007，PIBの^{18}F標識体），[^{18}F] Florbetapir（Amyvid™，AV-45），[^{18}F] Florbetaben（Neuraceq™，BAY94-9172，AV-1），[^{18}F] AZD4694（NAV4694）[4)]が

知られている。^{11}C標識体の半減期が約20分，^{18}F標識体の場合には半減期は約110分であることから，実際の臨床の現場では^{18}F標識体のほうが実用的である。しかしながら，一般的には^{18}F標識体にすることによって，白質での非特異的結合が増加し，皮質と白質のコントラストが悪くなる傾向がある。上記のプローブの中では，^{11}C標識体であればPIB，^{18}F標識体であればAZD4694（NAV4694）が皮質・白質のコントラストに優れている。日本では，[^{18}F] Flutemetamolや[^{18}F] Florbetapirの放射性医薬品合成装置が医療機器として薬事承認を取得している。またSPECTのプローブとして，[^{123}I] ABC577 [5)]が本邦で開発されている。

タウ

　タウのプローブとしては，[^{11}C] PBB3，[^{18}F] FDDNP，[^{18}F] AV1451（T807），[^{18}F] THKシリーズ（[^{18}F] THK523，[^{18}F] THK5105，[^{18}F] THK5117，[^{18}F] THK5351）が知られている。[^{18}F] FDDNPはアミロイドβにも結合することから特異性に欠けている。アルツハイマー病以外の4リピートタウオパチーにおいては，[^{11}C] PBB3 [6)]と[^{18}F] THK5351 [7)]が大脳皮質基底核症候群，[^{18}F] FDDNPと[^{18}F] AV1451 [8)]，[^{18}F] THK5351 [9)]が進行性核上性麻痺のタウ凝集体に結合することが確かめられている。

αシヌクレイン

　αシヌクレインのプローブについては，今までのところ多系統萎縮症における[^{11}C]BF-227のみが報告されている[10)]。この[^{11}C] BF-227もアミロイドβに結合する。今後，αシヌクレインの結合特異性に優れたプローブの開発が望まれる。

まとめ

　異常タンパク凝集体（アミロイドβ，タウ，αシヌクレイン）の評価が可能となった。この異常タンパク凝集体の画像化は，早期診断や治療効果の判定としてのサロゲートマーカーになることが予想され，今後治療戦略に欠かせないツールの1つになると考えられる。

表1　タンパク凝集プローブ

	^{11}C 標識体	^{18}F 標識体
アミロイド β	[^{11}C] PIB [^{11}C] BF-227 [^{11}C] SB-13	[^{18}F] Flutemetamol（GE067-007） [^{18}F] FACT [^{18}F] Florbetapir（AV-45） [^{18}F] Florbetaben（BAY94-9172，AV-1） [^{18}F] FDDNP [^{18}F] AZD4694（NAV4694）
タウ	[^{11}C] PBB3	[^{18}F] FDDNP [^{18}F] AV1451（T807） [^{18}F] THK5351
α シヌクレイン	[^{11}C] BF-227	

●● **参考文献** ●●●

1) Okamura N, Harada R, et al : Curr Neurol Neurosci Rep 14, 500, 2014.
2) 菊池昭夫、武田　篤 : Clinical Neuroscience 34, 689-692, 2016.
3) Klunk WE, Engler H, et al : Ann Neurol 55, 306-319, 2004.
4) Rowe CC, Pejoska S, et al : J Nucl Med 54, 880-886, 2013.
5) Maya Y, Okumura Y, et al : Brain 139, 193-203, 2016.
6) Maruyama M, Shimada H, et al : Neuron 79, 1094-1108, 2013.
7) Kikuchi A, Okamura N, et al : Neurology 87, 2309-2316, 2016.
8) Smith R, Schain M, et al : Mov Disord, in press.
9) Ishiki A, Harada R, et al : Eur J Neurol 24, 130-136, 2017.
10) Kikuchi A, Takeda A, et al : Brain 133, 1772-1778, 2010.

（菊池昭夫・武田　篤）

ヒト iPS 細胞

■ Keywords

ヒト型分化多能性，TET1，Q-iPS 細胞

■ ヒト iPS 細胞とは

ほとんど解説の必要がないと思われる本邦発の画期的な細胞操作技術である。正確に日本語におこすと「ヒト人工分化多能性幹細胞」となるが，新聞紙上では「ヒト人工万能細胞」とされる場合もある。教科書的な定義は，ヒトの体細胞を元細胞として，少数の転写因子を強制導入することで，核の初期化が起こり，初期胚の細胞と同等な分化能をもつものへと転換されたヒト細胞，ということになる。このような細胞の性質は，実験動物の細胞であれば発生工学的な手法を用いて原理的な証明が可能であり，事実マウスに関してはその証明がなされているが，ここで問題にしたいのはヒトの場合である。後述するように，ヒトの iPS 細胞をはじめとする分化多能性幹細胞（pluripotent stem cell）に関しては，この証明が原理的に不可能であるということをここでは確認しておきたい。

脳内環境をヒト iPS 細胞由来細胞にて再構築する

脳内環境は，多様な神経細胞ネットワークをはじめ，各種グリア細胞，血管内皮細胞など高度に複雑化した細胞社会によって構成されている。このような中，神経難病に対するアプローチの難しさは[1]，ヒト iPS 細胞技術の開発以来，非常に楽観視されるようになった。それまで，特定の個人の神経病理は，脳脊髄系という臓器の特質性から非侵襲的なアプローチに限定されており，それゆえ後方視的なものに限定されていた。症状が出て初めて病気として認識されてきた。神経難病の重篤さに鑑みると，これを何とか予防したいという医学的な要請があったにもかかわらず，アプローチ自体に限界が存在した。それが，ヒト iPS 細胞技術の出現により，ある個人／患者の遺伝情報を有した神経細胞などを体外で「再現」することが可能になった[2]。これは神経難病に対して初めて前方視的なアプローチを可能にするため，期待の高まりは当然であろう。ただ前述のように，神経系は多様な「細胞社会」によって構成されており，病態を厳密に模倣するためには，このような複雑な脳内環境の再現をめざす方向性が必要となる。われわれも脳内環境プロジェクト発足時に

は，このように期待満々で，培養皿内での脳内環境再現をめざしていた。

しかしプロジェクトがスタートして間もなく，問題が発覚した。マウス ES 細胞や iPS 細胞から神経系細胞を効率よく分化誘導させうる分化プロトコールが[3][4]，ヒト iPS 細胞を用いた場合，全く通用しなかった。このような背景から，国内外の研究室で，ヒト iPS 細胞に適合させた新しい，より高効率に分化誘導ができるとするプロトコールが提案された（注釈：われわれの体系的な検討では，現行のヒト iPS 細胞の分化効率は，この方法を用いても，良くてヒト ES 細胞の 1/3 にも満たないことが判明している）。しかし，発生学的な見地からすると，これによって起こる細胞分化誘導効率は，決して十分ではないというのが加藤らの現在に至るまで一貫した見方である。そこでわれわれは，ヒト iPS 細胞技術の「原理」そのもの自体に疑問を呈することになった。改めてヒト iPS 細胞の原理証明が必要であるというのが当時からの直観であった。

ヒト iPS 細胞は，マウスのエピブラスト幹細胞と主な特徴を共にしており，それゆえエピブラスト胚期の primed 型分化多能性胚細胞に相当する *in vitro* 幹細胞と見なされている。しかし実際には，ヒト iPS 細胞が様々な体細胞種に分化する能力が，細胞株間で大きく異なっている。この抜本的な改良法を検討した結果，われわれは DNA の dioxygenase 活性を有する TET1 に primed 型分化多能性を賦与する活性が存在することを見出した（図1）。現行の山中因子に TET1 を加えて hiPSC を誘導したもの（TiPS 細胞）と，従来法にてヒト iPS 細胞誘導を行ったもの（YiPS 細胞）において，それぞれの分化効率を直接比較した。樹立したヒト iPS 細胞株に対しては，外胚葉への分化能と中内胚葉への分化能をそれぞれ PAX6 や T/BRA などの発現を定量的に測定し総合的に評価した。発生分化に中性な培地に細胞を解離し培養した結果，神経外胚葉への分化を自然と呈するものをデフォルトエリートと名づけたが，このような細胞株は TiPS 細胞に圧倒的に多く認められた。これら TiPS 細胞株のさらに一部には，発生分化の過程で知られる誘導因子を作用させ

ることで中内胚葉系譜に忠実に誘導される原条エリートが存在し，今回われわれがヒト iPS 細胞の新たな定義として提唱する「定量的に分化多能性が規定された」"Q-iPS 細胞" の性質を満たしていた。従来の YiPS 細胞には，これまでのところ Q-iPS 細胞は見つかっていない。さらにこれら Q-iPS 細胞を解析することで，TET1 がいかにして primed な分化多能性を増強するのか，そのメカニズムの一環を明らかにすることにも

成功した（論文準備中）。

　この原理証明の論文化は研究期間中には果たせなかったが，本研究プロジェクト期間中に遂行した研究により，TET1 を用いた新しいヒト iPS 細胞の作製方法に関しては，知財化にこぎ着けた（特許第 5987063 号）[5]。ヒト iPS 細胞が提案されて 9 年が経つが，世間が期待する「真の」ヒト iPS 細胞は，本研究を発端に展開されると言っても過言ではない。

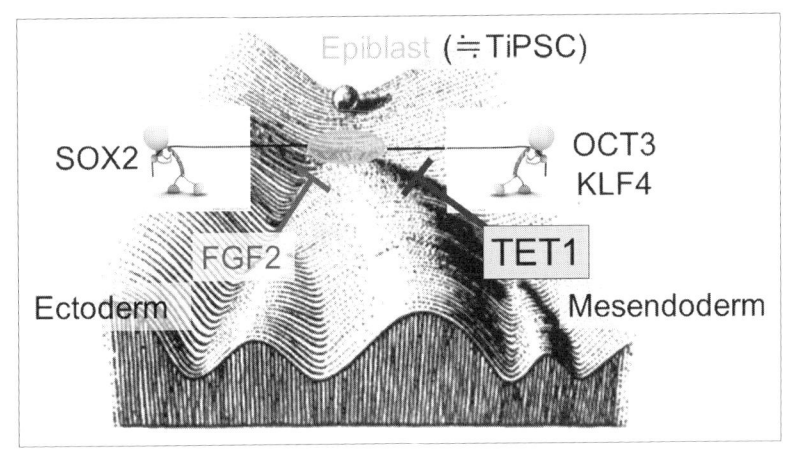

図 1

●●　参考文献　●●●

1）Kohda M, et al : PLoS Genet 12, e1005679, 2016.
2）Kato H, Hiraki-Kamon K, et al : Pharm Bioprocess 3, 199-213, 2015.
3）Ono T, Suzuki Y, et al : PLoS One 9, e88346, 2014.
4）Hirose H, Kato H, et al : In Vitro Cell Dev Biol Anim 48, 143-148, 2012.
5）埼玉医科大学：分化多能性幹細胞の製造方法，特許第 5987063 号．

（加藤英政）

フッ素 MR 画像法

フッ素 MR 画像法とは

フッ素 MR 画像法は，^{19}F 原子がもつ NMR 信号を利用して画像化する MR 画像法である。フッ素 MR 画像法は，比較的感度が高く，フッ素原子が体内にほとんど存在しないため，フッ素原子を含む良質の診断薬を合成できれば，感度よく MR 画像化することができる。フッ素 MR 画像法は，非放射性同位体の ^{19}F を用いるため放射線障害の危険性がなく，試薬の費用も安価である。^{18}F はすでに PET 試薬として広く用いられており，放射性同位元素 ^{18}F の代わりに安定同位元素 ^{19}F を用いることにより，PET に続く安全で安価な次世代の分子イメージング法となる可能性がある。

Keywords

MR 画像法，ケミカルシフト，フッ素，Aβ オリゴマー，アミロイドイメージング，老人斑，神経原線維変化

フッ素 MR 画像法による複数の脳内異常タンパクの同時解析

はじめに

アルツハイマー病の病態は，ベータアミロイドペプチド（Aβ）のオリゴマー形成，アミロイド線維を主成分とする老人斑の形成，異常にリン酸化されたタウタンパクを主成分とする神経原線維変化の形成，そして神経細胞死へと進んでいくと考えられている。しかしながら，それぞれの異常タンパク相互の関連についてはよくわかっていない。これらの異常タンパク相互の関連を明らかにするためには，複数の異常タンパクを in vivo で同時に画像化する技術が不可欠である。

フッ素 MR 画像法は，^{19}F 原子がもつ NMR 信号を利用して画像化する MR 画像法である。フッ素 MR 画像法でケミカルシフトイメージング法を用いると，試薬の出す ^{19}F-NMR 信号のケミカルシフトの違いを利用して，複数の脳内異常タンパクを同時に画像化することが可能である。

フッ素 MR 画像法のプローブ開発

プロトン原子でもフッ素原子でも，原子の自由度が高いと NMR 信号は強くなり，原子の自由度が低いと NMR 信号は減弱する。そのため，フッ素 MR 画像法で脳内タンパク凝集体を画像化するためには，タンパク凝集体に結合しても強い NMR 信号を出すような工夫が必要となる。

われわれは，標的となるタンパク凝集体への結合領域から polyethylene glycol（PEG）鎖をつけて離れた位置にフッ素原子を置くことを思い立ち，アルツハイマー病遺伝子改変モデルマウス（APP/PS1 マウス）を用いて，その効果を検証した。まず，styrylbenzoxazole 基を基本骨格として，PEG 鎖のリンカーとフッ素原子を含んだ置換基からなり，PEG 鎖長および置換基の種類〔trifluoroethoxy 基，hexafluoroisopropoxy 基，3',5'-bis（trifluoromethyl）benzylamino 基〕が異なるプローブを合成した。次に，プローブを APP/PS1 マウスに投与し，フッ素 MR 画像法を実施した[1]。

解析の結果，PEG 鎖長がエチレングリコール 7 個分で trifluoroethoxy 基をもつ化合物（Shiga-X22 と略す）を用いた場合に最も強い信号が検出された（図1A）。また野生型マウスと APP/PS1 マウスとの差も顕著であった。一方，PEG 鎖長が短いと信号が減弱し，また野生型マウスと APP/PS1 マウスとの差も小さくなった。反対に PEG 鎖長が長いと毒性の発現や信号の著しい減弱が認められた。また置換基については，より多くのフッ素原子が結合した置換基のほうが，むしろ信号が弱くなる傾向を示した[1]。

もう 1 つの工夫は，ケト・エノール互変異性をもつクルクミン誘導体の利用である[2,3]。誘導体の 1 つである Shiga-Y5（図1A）を用いて，フッ素 MR 画像法によるアミロイドイメージングに成功した[4]。そのメカニズムを検討したところ，ケト・エノール互変異性が深く関わっていることが明らかになった[5]。Shiga-Y5 は，ある平衡条件のもとでケト型とエノール型が存在し，エノール型は Aβ 凝集体に結合し，ケト型は結合せずに遊離している。バッファー中では多くがケト型であるが，Aβ 凝集体が存在するとエノール型に変化して結合する。微小環境でみれば，遊離するケト型と凝集体に結合するエノール型が一定の割合で共存しており，強いフッ素 NMR 信号を出していると考えられた[4]。

Aβ オリゴマーと老人斑の同時画像化への応用

神経毒性の強い Aβ オリゴマーの画像化は，アルツハイマー病の病態解明に大きな意義があると

考えられるが，Aβオリゴマーに特異的に結合する低分子化合物はまだ開発されていない。そこでわれわれは，Aβ線維のみに特異的に結合するShiga-X22とAβ線維とAβオリゴマーの両方に結合するShiga-Y5を組み合わせて利用することを考えた[6]。Shiga-X22とShiga-Y5のフッ素NMR信号はケミカルシフトが異なることから，両試薬をAPP/PS1マウスに同時投与するとShiga-X22とShiga-Y5の画像を同時に撮影することができる（**図1B**）。Aβ線維のみに特異的に結合するShiga-X22の画像は老人斑を示している。一方，Shiga-Y5の画像からShiga-X22の画像を差し引いた画像はAβオリゴマーの候補画像と考えられる[6]。

このように脳内の異なるタンパク凝集体に結合する複数のプローブを同時投与し，そのケミカルシフトの違いを利用すれば，フッ素MR画像法で複数の標的タンパクを同時に画像化できる。動物を生かしたまま何度も画像化できることから，タンパク相互の関係を経時的に追跡することも可能である。フッ素MR画像法による複数タンパクの同時解析技術は，脳科学研究の新たな研究ツールとして役立つものと期待される。

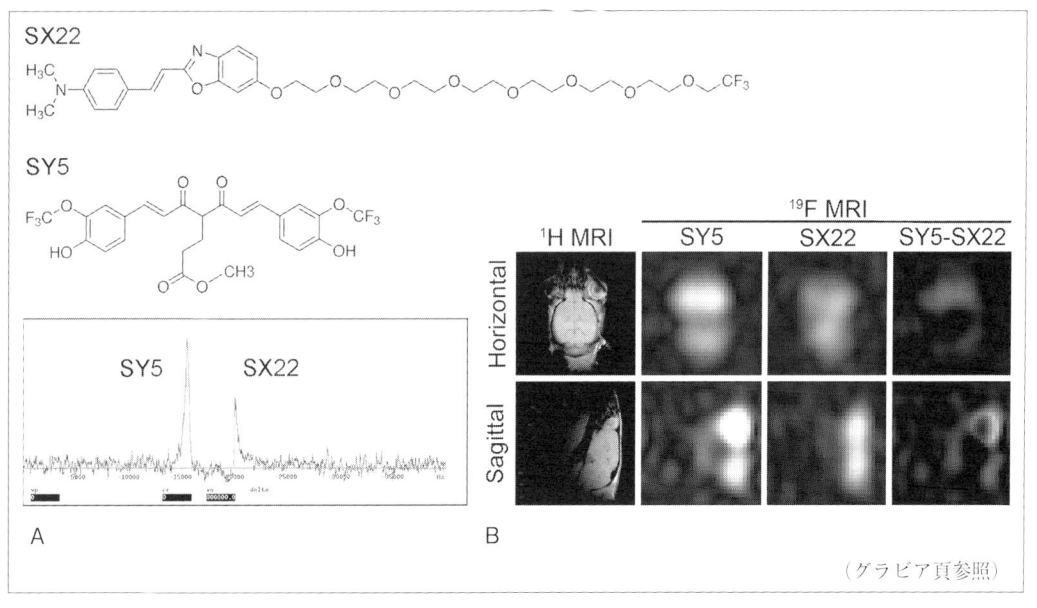

（グラビア頁参照）

図1

A．Shiga-X22（SX22）とShiga-Y5（SY5）の化学式とケミカルシフト。

B．APP/PS1マウスにSX22とSY5を同時投与して得たプロトンMR画像（[1]H MRI）とフッ素MR画像（[19]F MRI）。

●● **参考文献** ●●

1）Yanagisawa D, Taguchi H, et al : J Alzheimers Dis 39, 617-631, 2014.

2）Yanagisawa D, Taguchi H, et al : Biochem Biophys Rep 4, 357-368, 2015.

3）Taguchi H, Yanagisawa D, et al : Aust J Chem 68, 224-229, 2015.

4）Yanagisawa D, Amatsubo T, et al : Neuroscience 184, 120-127, 2011.

5）Yanagisawa D, Ibrahim NF, et al : Neurobiol Aging 36, 201-210, 2015.

6）Tooyama I, Yanagisawa D, et al : Ageing Res Rev 30, 85-94, 2016.

（遠山育夫・柳沢大治郎・山口弘康）

プロテアソーム

Keywords

プロテアソーム，ユビキチン，品質管理，Nrf1，
異常タンパク質

■ プロテアソームとは

プロテアソームは，すべての真核生物に保存された巨大なタンパク質分解酵素複合体である。ユビキチン化タンパク質を分解する 26S プロテアソームは，33 種 66 個のサブユニットからなり，プロテアーゼ活性をもつ 20S コア粒子と 19S 制御粒子が会合して形成される。主としてユビキチン化されたタンパク質を分解することにより，細胞周期，転写制御，タンパク質品質管理，ストレス応答など細胞内の恒常性維持や機能発現のために必須の役割を果たしている。がん，神経変性疾患，幹細胞の機能維持，老化などヒトの様々な疾患や生理現象において，プロテアソームの量やプロテアーゼ活性の上昇または低下が関わっていることが明らかになっている。

プロテアソーム機能制御と神経変性

細胞内で不要となったタンパク質や細胞毒性を発揮する構造異常タンパク質は，ポリユビキチン化を受け，プロテアソームによって分解される。神経変性疾患において，ユビキチン陽性のタンパク質凝集体が神経細胞内で観察されることから，プロテアソームの量とタンパク質分解活性低下による異常タンパク質の蓄積が，神経変性疾患発症の要因の 1 つとして考えられてきた。実際，老化に伴う神経変性疾患の進行にプロテアソームが関与していることが示唆されている。例えば，ハエにおいては加齢に伴うプロテアソームの活性低下が確認されている。さらに，異常伸長したポリグルタミンタンパク質を発現する神経変性疾患モデルハエにおいてプロテアソームサブユニット Rpn11 を過剰発現させると，老化に伴うプロテアソームの活性低下が抑えられ，ポリグルタミンタンパク質の蓄積を防ぎ，寿命が延長されることが報告されている[1]。ハエのみならず，前脳の神経細胞でプロテアソームの誘導型転写因子である Nrf1 をノックアウトしたマウスではプロテアソームの発現量と活性が低下し神経変性が確認されること[2]，運動ニューロン特異的にプロテアソームサブユニット Rpt3 をノックアウトしたマウスでは筋萎縮性側索硬化症（ALS）の症状が再現されること[3]が報告され，神経変性疾患とプロテアソーム機能に密接な関わりがあることがわかっている。

しかし，ユビキチン化された異常タンパク質の蓄積が観察される神経変性疾患のモデル生物やモデル細胞において，いつもプロテアソーム活性の低下が観察されるわけではない[4]。事実，細胞内におけるユビキチン化タンパク質の蓄積は必ずしもプロテアソームの機能低下とは一致せず，プロテアソーム以外のタンパク質品質管理機構の機能低下が関わることも報告されている。われわれは，長寿遺伝子として知られる SIRT1 を欠損させるとユビキチン化タンパク質が蓄積するが，SIRT1 の欠損はプロテアソームの量や機能には影響がなく，分子シャペロンの HSP70 の発現量低下とその他の分子の機能低下を引き起こし，ユビキチン化タンパク質の蓄積を引き起こしていることを明らかにした[5]。この結果と関連して，マウスにおいては，SIRT1 の過剰発現が HSP70 を介して ALS の進行を遅らせることも報告されている[6]。以上のことから，プロテアソームの量と活性の制御と，SIRT1 を介した分子シャペロン量の制御の理解が，神経変性疾患の治療戦略上重要であると考えられた。

プロテアソームの量と活性を制御するうえで，転写調節機構の理解は重要な課題である。哺乳類においてプロテアソームの基礎発現を担う転写因子は知られていないが，プロテアソーム活性低下時などのストレス時に転写誘導を担う転写因子としては Nrf1（NF-E2-related factor 1）が知られている。Nrf1 は小胞体を貫通する膜タンパク質であり，通常状態では小胞体関連分解によりプロテアソーム依存的に分解される。しかし，プロテアソーム活性低下時に Nrf1 は分解を免れ，小胞体内腔ドメインが膜貫通領域から切り離され核へ移行し，プロテアソームサブユニットの転写を誘導することが報告されている。この時，p97/VCP による Nrf1 の小胞体内腔側から細胞質側への引き抜きが Nrf1 の活性化に不可欠であることが示されていたが，切断酵素の実体はわかっていなかった（**図1**）。

そこでわれわれは，プロテアソーム阻害時における Nrf1 の核移行を指標に，ゲノムワイド siRNA スクリーニングを行い，約 18,000 遺伝子から 14 の最終候補遺伝子を同定した。この中からアスパラギン酸プロテ

アーゼドメインをもつ DDI2（DNA-damage inducible 1 homolog 2）が Nrf1 の切断酵素であることを同定し、DDI2 欠損細胞ではプロテアソーム阻害時のプロテアソーム発現誘導が抑えられることを明らかにした[7]。別のグループによる線虫を用いた遺伝学的スクリーニングによっても、DDI2 線虫ホモログが Nrf1 線虫ホモログの切断酵素として同定され、われわれと同時に報告されている[8]。しかしながら in vitro 実験で、DDI2 単独ではプロテアーゼ活性を示さない。また、DDI2 はプロテアーゼドメインの他に ubiquitin-like domain（UBL）をもち、UBL ドメインも Nrf1 の切断に関わっていることがわかっているが、そのメカニズムは不明である。これらのことから、Nrf1 の切断と活性化に未知な因子が必要かなどさらなる解析が必要である。Nrf1 活性化メカニズムの全貌の解明は、プロテアソーム誘導を可能にする薬の標的分子の解明へとつながり、神経変性疾患治療への道筋が示されると期待される。

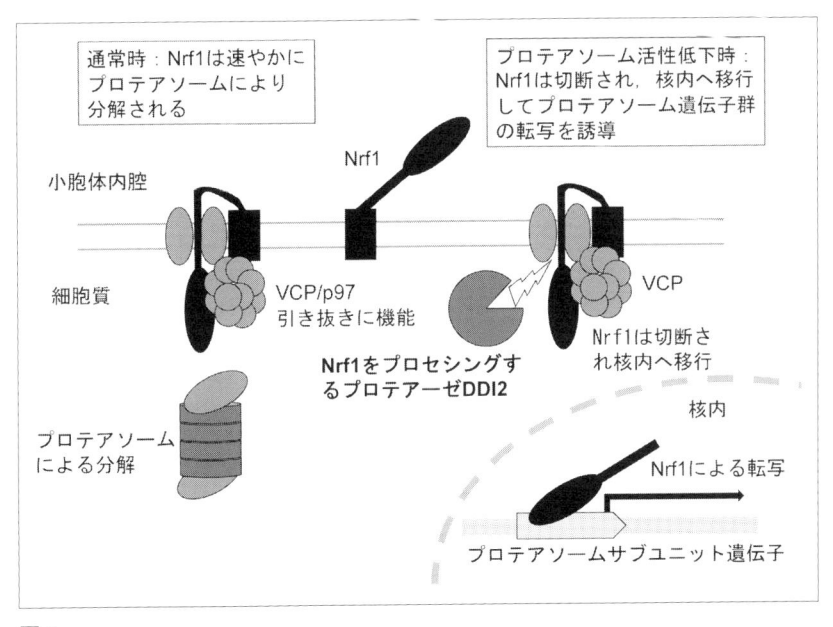

図1

●● 参考文献 ●●

1）Tonoki A, Kuranaga E, et al : Mol Cell Biol 29, 1095-1106, 2009.
2）Lee CS, Lee C, et al : Proc Natl Acad Sci USA 108, 8408-8413, 2011.
3）Tashiro Y, Urushitani M, et al : J Biol Chem 287, 42984-42989, 2012.
4）Dantuma NP, Bott LC : Front Mol Neurosci 31, 7:70, 2014.
5）Tomita T, Hamazaki J, et al : Sci Rep 5, 12613, 2015
6）Watanabe S, Ageta-Ishihara N, et al : Mol Brain 7, 62, 2014.
7）Koizumi S, Irie T, et al : Elife 5, e18357, 2016.
8）Lehrbach NJ, Ruvkun G : Elife 5, e17721, 2016.

（村田茂穂）

ミエリン

■ **Keywords**
オリゴデンドロサイト前駆細胞，PDGF-A，IGF-1，
アストロサイト，lysophosphatidylcholine

■ **ミエリンとは**

　ミエリンとは，神経細胞の軸索を覆い，神経細胞への栄養供給や高速な活動電位の伝播を可能にしている構造である。多発性硬化症などの病態では，ミエリンの脱落（脱髄）が認められる。脱髄は活動電位の伝達を乱すものであり，脱髄部位に応じて様々な神経症状が現れる。疾患や個人による程度の差はあるが，ミエリンはしばしば再生し，関連した症状の自然回復との関連も指摘されている。

中枢神経系のミエリンの再生機構

再ミエリン化メカニズム

　中枢神経系では，オリゴデンドロサイトがミエリンを形成している。脱髄に反応して，脱髄領域周囲に存在するオリゴデンドロサイト前駆細胞が，増殖・分化して軸索に突起を巻きつけてミエリンを再生させる。

　多くの脱髄モデル動物を使用した実験によって，脱髄が起こって間もなく再ミエリン化が始まることが示されており，成体の中枢神経系にはミエリンの修復を促す機序が備わると考えられている[1]。ミエリンの再生にはオリゴデンドロサイトが必要であるが，その由来については3つの可能性が考えられている[1]。①脱髄部位で生き残ったオリゴデンドロサイト，②脱髄部位に存在するオリゴデンドロサイト前駆細胞，③脱髄部位周辺から遊走してくるオリゴデンドロサイト前駆細胞である。①については，生き残ったオリゴデンドロサイトは軸索へ突起を伸ばしミエリン膜は形成するが，ミエリン鞘を作ることができず，再ミエリン化に寄与しないと示されている[2]。②に関しては，脱髄部位で増殖能をもつ細胞がオリゴデンドロサイトへと分化すると観察されており[3]，③については，増殖マーカー（bromodeoxyuridine：BrdU）で標識されるNG2 chondroitin sulfate 陽性細胞（NG2 陽性細胞）が，脱髄直後に傷害部位の周囲に多く存在するが数日後には脱髄領域内部に多く観察されている[4]。脱髄部位およびその周囲のオリゴデンドロサイト前駆細胞が，ミエリン鞘の形成に至ったという直接的な証拠は得られていないが，再ミエリン化はオリゴデンドロサイト前駆細胞によって担われると考えられている[1]。

分子メカニズム（図1）

　再ミエリン化におけるオリゴデンドロサイトの増殖・遊走・分化の制御には，他のグリア細胞であるアストロサイトやミクログリアが産生する液性因子の寄与が指摘されている。アストロサイトは platelet-derived growth factor-A（PDGF-A）を産生し，*in vitro* の実験で PDGF-A はオリゴデンドロサイト前駆細胞の増殖と遊走を促進させると示されている[5]。*in vivo* でも，lysophosphatidylcholine（LPC）で脱髄を誘導したマウスの脳内に PDGF-A を投与すると，再ミエリン化した軸索の割合が増加すると報告されている[6]。また，アストロサイト特異的にヒト PDGF-A を過剰発現したトランスジェニックマウスでは再ミエリン化が促進されると示されている[7]。PDGF-A の受容体である PDGF receptor-a（PDGFR a）を発現する細胞は，中枢神経系内ではオリゴデンドロサイト前駆細胞のみであると示唆されており[8]，オリゴデンドロサイト前駆細胞の発達においてアストロサイト由来の PDGF-A は重要と認識されている。

　アストロサイトとミクログリアが放出する栄養因子で insulin-like growth factor-1（IGF-1）は，オリゴデンドロサイトの分化やミエリン化に必要な分子と考えられている[9]。IGF-1 の受容体である IGF type 1 receptor（IGF-1R）は，オリゴデンドロサイト前駆細胞やオリゴデンドロサイトといったすべての段階のオリゴデンドロサイト系譜細胞に発現する。オリゴデンドロサイト前駆細胞特異的に IGF-1R を欠損させたマウスにクプリゾンを処置し脱髄を引き起こすと，再ミエリン化が適切に行われなくなる[10]。IGF-1 を脳内に過剰発現させたトランスジェニックマウスに脱髄を引き起こすと，オリゴデンドロサイトの細胞死が減少し，再ミエリン化の割合が上昇する[11]。これらの結果から，IGF-1 は，再ミエリン化の促進だけでなく，オリゴデンドロサイトの生存にも関与すると考えられている[9]。

　再ミエリン化の分子メカニズムの解明は，脱髄疾患に対する分子標的薬の開発につながりうるものである。今後，新規の分子メカニズムや新しいコンセプト

に基づく，再ミエリン化のメカニズムが発見されることが期待される。

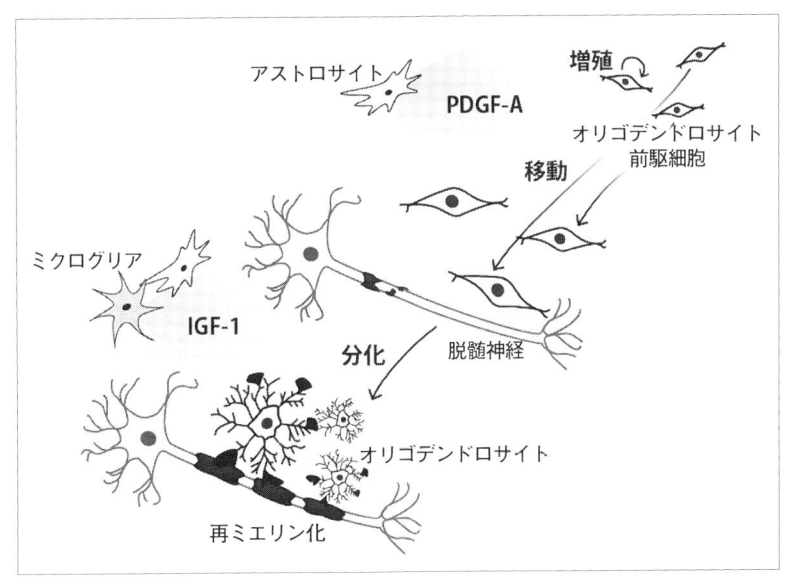

図1 再ミエリン化の分子メカニズム
アストロサイトが放出する PDGF-A によって，オリゴデンドロサイト前駆細胞の増殖と遊走が促進される。アストロサイトとミクログリア由来の IGF-1 が，オリゴデンドロサイトの分化および再ミエリン化を促進する。

● ● **参考文献** ●

1) Levine JM, Reynolds R, et al : Trends Neurosci 24, 39-47, 2001.
2) Keirstead HS, Blakemore WF : J Neuropathol Exp Neurol 56, 1191-1201, 1997.
3) Gensert JM, Goldman JE : Neuron 19, 197-203, 1997.
4) Watanabe M, Toyama Y, et al : J Neurosci Res 69, 826-836, 2002.
5) Wolswijk G, Noble M : J Cell Biol 118, 889-900, 1992.
6) Allamargot C, Pouplard-Barthelaix A, et al : Brain Res 918, 28-39, 2001.
7) Woodruff RH, et al : Mol Cell Neurosci 25, 252-262, 2004.
8) Pringle NP, et al : Development 115, 535-551, 1992.
9) Gallo V, Deneen B : Neuron 83, 283-308, 2014.
10) Mason JL, et al : J Neurosci 23, 7710-7718, 2003.
11) Mason JL, et al : J Neurosci 20, 5703-5708, 2000.

（濱口真慈・村松里衣子・山下俊英）

ミクログリア

■ Keywords ■
ミクログリア，グルタミン酸，ギャップ結合，神経炎症，
神経変性，毒性転換

■ ミクログリアとは ■

ミクログリアは，白血球などの血液細胞と同様の中胚葉を起源とし，胎児期に卵黄嚢で造血幹細胞から分化して中枢神経系内へ移行してきた細胞群とされ，中枢神経系に在住する組織マクロファージ様の細胞と考えられている。ヒトの中枢神経系細胞のおよそ 10％ を占める。健常下では，小さい細胞体と枝分かれした突起をもち（静止ミクログリア），突起のみを伸縮させて中枢神経系内の環境を絶えず監視しつつ，神経回路の維持・修復・淘汰に重要な役割を果たしている。病態下では，アメーバ状に形態を変化させて活発に動き回るようになり（活性化ミクログリア），中枢神経系の大食細胞および抗原提示細胞として機能し，中枢神経系の恒常性維持に重要な役割を果たす。しかし過剰な活性化を受けると，直接組織を傷害する細胞（エフェクター細胞）へと変化するため，往々にして中枢神経系の損傷を拡大させてしまう。それが故に諸刃の剣に例えられる。

ミクログリアを標的とした神経疾患の治療法開発

ミクログリアは中枢神経系における組織マクロファージ様細胞として，①免疫反応の起点となる抗原提示細胞，②異物に対する自然免疫作用，③老廃物などの貪食作用，④神経回路形成のサポートといった中枢神経系の恒常性維持に重要な役割を担っている[1][2]。一方で，活性化したミクログリアの病巣における集簇（ミクログリオーシス）は，外傷，脳卒中，炎症，てんかん，神経変性疾患などの種々の神経疾患に共通の病理学的特徴であり，ミクログリアの異常な活性化が起点となる慢性的な神経炎症が神経変性の主要な病態機序と考えられている[3]。特に，本来神経保護的に作用するミクログリアが，病態下では神経傷害的な作用を発揮するような毒性転換を生じることで病態を進展させる可能性が提起されている（図1）。様々な神経疾患において，病的に活性化したミクログリアから大量に分泌されるグルタミン酸による興奮性神経毒性が神経傷害の主要因と考えられている[4]。活性化ミクログリアでは，グルタミナーゼの発現が誘導され，細胞

外から取り込んだグルタミンからグルタミン酸が大量に産生される。さらに，活性化に伴って細胞表面に発現増加したギャップ結合のヘミチャネルからグルタミン酸を細胞外へ分泌する[5]。活性化ミクログリアはその運動性に伴って周囲の細胞との結合が乏しく，ヘミチャネルをより細胞間隙に露出していることから，グルタミン酸を細胞間隙に撒布しやすい状況にあると考えられる。また，活性化ミクログリアから分泌される TNF-α や IFN-γ などの炎症性サイトカインが，オートクラインやパラクラインに作用して，ミクログリアの活性化を維持することにより，さらなるグルタミン酸の放出を促す悪循環を形成する。過剰なグルタミン酸は，神経細胞の NMDA 型グルタミン酸受容体を刺激して，細胞外からの Ca イオン流入を促し，カルモジュリンキナーゼ（CaMK）および神経型一酸化窒素合成酵素（nNOS）の活性化により一酸化窒素（NO）の産生を誘導する。NO はミトコンドリア呼吸鎖複合体IVの阻害により ATP 合成を阻害し，それによって生じたエネルギー欠乏は神経細胞の機能不全を招く。病理学的には，ATP を利用する軸索輸送の障害の顕在化として，神経突起のビーズ状の変性像（spheroid や neuritic beading）が認められる。神経細胞機能不全の状態が続くことで，最終的には神経変性に至ると考えられている[6]。

本来，ギャップ結合やヘミチャネルは，Ca イオンやヌクレオチドなどの分子量 1kDa 以下の小分子の細胞間あるいは細胞内外の主要な交通経路である[7]。特にグリア細胞のギャップ結合は，過剰なグルタミン酸濃度，K 濃度，pH 変動などの緩衝や，Ca イオンの伝播による神経活動の調節など，中枢神経系の恒常性維持と円滑な神経伝達に寄与している。しかし病態下では，この細胞間連絡が病巣拡大の元凶となる。傷害された細胞から，高濃度の Ca イオン，K イオン，活性酸素種などの毒性因子が放出され，ギャップ結合を介して周囲の細胞へ波及する。その上，これらの毒性因子は，アストロサイトやミクログリアの活性化を誘導し，さらなる細胞傷害性因子や炎症性因子の分泌を促すことで，直接的な細胞傷害部位の拡大のみなら

ず，白血球やリンパ球の浸潤を誘導し，慢性的な神経炎症を増幅させる[8]。このような神経変性および神経炎症の悪循環が，様々な神経疾患の病態形成において重要な役割を演じていると考えられている。実際に，脳虚血，筋萎縮性側索硬化症およびアルツハイマー病のモデル動物において，ギャップ結合阻害剤の投与によって症状の有意な改善効果が認められており[9,10]，臨床応用に向けた試みが進められている。

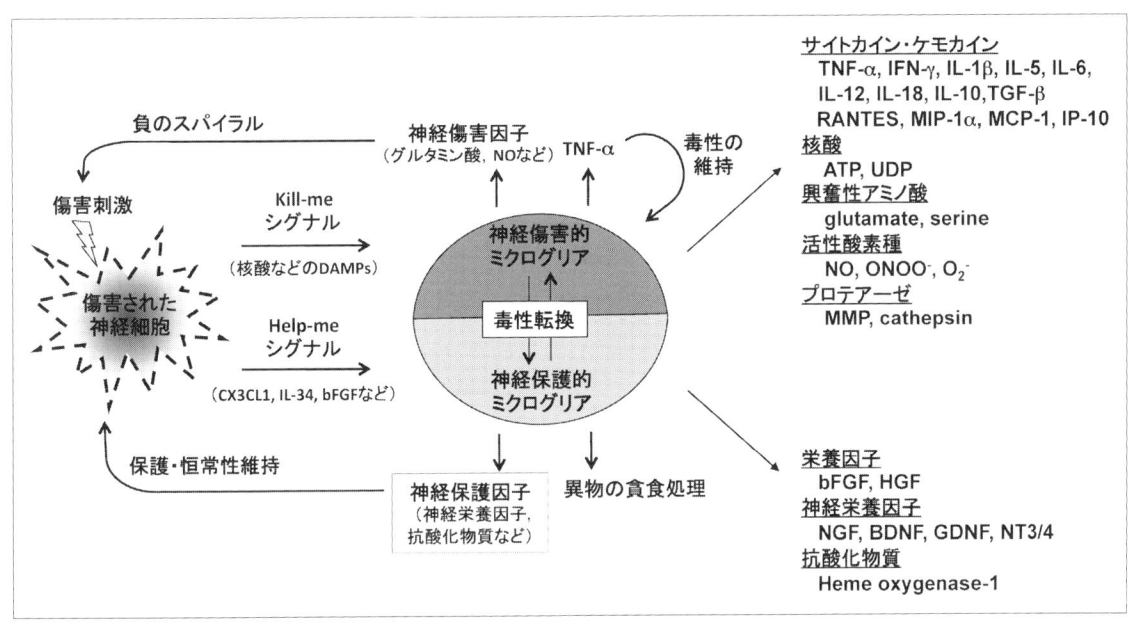

図1　ミクログリアの毒性転換

ミクログリアは，外的刺激の程度によって，神経保護的あるいは神経傷害的な活性化をきたすと考えられている。神経保護的なミクログリアは，神経保護因子の分泌や異物の貪食などを通じて中枢神経系の恒常性維持に寄与する。神経傷害的なミクログリアは，神経傷害因子の分泌により病巣拡大を引き起こす。特に神経変性疾患においては，神経保護的から神経傷害的なミクログリアへ毒性転換をきたすことが，病態進展の1つの機序として想定されている。

●● **参考文献** ●●

1) Block ML, et al : Nat Rev Neurosci 8, 57-69, 2007.
2) Takeuchi H : Clin Exp Neuroimmunol 1, 12-21, 2010.
3) Nelson PT, et al : Ann Med 34, 491-500, 2002.
4) Schwartz M, et al : Trends Neurosci 26, 297-302, 2003.
5) Takeuchi H, et al : J Biol Chem 281, 21362-21368, 2006.
6) Takeuchi H, et al : J Biol Chem 280, 10444-10454, 2005.
7) Yeager M, Harris A : Curr Opin Cell Biol 19, 521-528, 2007.
8) Takeuchi H, Suzumura A : Front Cell Neurosci 8, 189, 2014.
9) Takeuchi H, et al : Exp Neurol 214, 144-146, 2008.
10) Takeuchi H, et al : PLoS One 6, e21108, 2011.

（竹内英之）

モノカルボン酸トランスポーター

■ モノカルボン酸トランスポーターとは

　モノカルボン酸トランスポーター（MCT）は乳酸，ピルビン酸またはケトン体などのモノカルボン酸をプロトンと共輸送する12回膜貫通型タンパクである。濃度勾配に従って1分子ずつ共輸送する。Slc16遺伝子ファミリーによってコードされ，14のアイソフォームが同定されている。脳内ではMCT1，MCT2およびMCT4が発現している。MCT1は血管内皮細胞とグリア細胞に，MCT2はニューロンに，MCT4はグリア細胞に発現する。MCT2はモノカルボン酸に高親和性である一方，MCT1およびMCT4は低親和性であるため，グリア細胞で産生された乳酸がニューロンへ輸送される。ニューロンに取り込まれた乳酸は好気的ATP産生の基質となるため，MCTによるアストロサイトからニューロンへの乳酸供給は脳内のエネルギー環境の維持に貢献している。

■ **Keywords**

モノカルボン酸トランスポーター，アストロサイト，Slc16遺伝子ファミリー，グリア・ニューロン連関，好気的リン酸化，グリコーゲン，ミトコンドリア，アストロサイト微細突起，シナプス伝達，乳酸，パッチ・クランプ法

浪費家のニューロンと貯蓄倹約家のグリア細胞の親密な関係

　正常な脳機能を維持するには非常に多くのエネルギーが必要である。脳のエネルギーの大部分はニューロンの活動，特にシナプス伝達が消費するが，そのエネルギー環境の維持にはグリア細胞との密接な連関が不可欠である。高エネルギー消費のシナプス伝達を支えるグリア・ニューロン連関の機能分子として，モノカルボン酸トランスポーター（MCT）に着目したわれわれの研究を概説する。

　ニューロンは自身の高エネルギー消費を支えるために，①グルコースの解糖，②解糖によって産生されたピルビン酸のKrebs回路による好気的リン酸化，そして，③MCTを介して取り込まれた乳酸のKrebs回路によるリン酸化という経路を駆使して大量のATP分子を産生する。このうち，乳酸のKrebs回路は代謝にATPを必要とせず，また乳酸からピルビン酸への変換時にNADHが1分子産生されるため，最も効率がよい。Attwellらはニューロンの様々な活動の各過程で消費されるATP量を試算し，活動電位の発生にATPが最も多く消費されると推定した[1]。しかし，この推定にはヤリイカ巨大軸索の活動電位波形が用い

られており，ラット海馬の苔状線維からの記録波形を用いて試算すると，活動電位ではなく，興奮性シナプス伝達，特にポストシナプス過程が最もATPを消費すると結論されるという[2]。加えて，プレシナプス局所のATP分子の可視化によって，プレシナプスでの活動電位やカルシウム流入よりも，シナプス小胞の放出サイクルに大量のATPが消費される事実が示された[3]。これらの知見に一致して，シナプス前および後構造にはミトコンドリアが存在することが形態学的に明らかになっている。これらの所見は，シナプスという神経機能の最も重要な場が脳のエネルギー消費の中心であることを示している。

　だがシナプスは，血管に接していないことはもちろん，アストロサイトに密に覆われており，血流や脳脊髄液からのグルコース取り込みにおいて，あまり有利な状況にあるとはいえない。さらに悪いことに，ニューロンにはグリコーゲンが存在しない（正確には合成酵素が常にプロテアソーム分解されている）。ニューロンでのグリコーゲン合成を実験的に可能にすると，むしろ神経細胞死が生じてしまう[4]。消費が多いにもかかわらず，エネルギー源を入手したり貯蔵したりする機能に劣っていることになる。

　それに対して，シナプス周囲を覆うアストロサイトは非興奮性細胞で全脳の5％ほどしかエネルギーを必要としないにもかかわらず，グリコーゲンとその代謝関連酵素を発現している。シナプス周囲のアストロサイト微細突起にはグリコーゲンが豊富に存在しているが[5]，その径は非常に細く（20〜200 nm），先端部までミトコンドリア（>500 nm）が入り込めないため，グリコーゲンから産生された乳酸はKrebs回路の基質前駆体としてはほとんど利用されない。突起にたまるばかりである。このように，ATPを多く消費するシナプスではなく，ほとんどATPを必要としないアストロサイト微細突起にグリコーゲンが蓄えられるという特徴は，脳内エネルギー代謝の重大なパラドクス

である。われわれはこのパラドクスを解く鍵として MCT に着目した。

MCT 分子は，ニューロンでは主にシナプス後肥厚に（MCT2），アストロサイトではアストロサイト微細突起に（MCT4）発現する[6]。これらの薬理学的な阻害がニューロンの活動，特にシナプス伝達にどのような影響を及ぼすのかを電気生理学的に解析することによって，その意義と役割を明らかにした[7]。MCT が発現する孤束核を含む脳幹スライス標本から，同定されたニューロンの興奮性シナプス後電流をパッチ・クランプ法で記録し，その振幅をシナプス伝達の指標として細胞外グルコース除去の影響を評価した。グルコース除去後5分間ほどは特にシナプス伝達に変化が認められなかったが，その後，著明に減少し，除去後15分ではグルコース存在時の約15%にまで減少し，シナプス伝達が大部分消失した。ところが，グルコース除去と同時に細胞外に乳酸を投与すると，この著明なシナプス伝達減少ははるかに軽減し，15分間グルコースなしの状態が続いても 50% 程度のシナプス伝達が維持されていた。このグルコース除去によって生じるシナプス伝達抑制に対しての乳酸の「レスキュー効果」は，MCT 阻害薬 α-cyano-4-hydroxycinnamic acid（4-CIN）によって消失したため，この乳酸のレスキュー作用は MCT による細胞内への輸送を介していたことがわかる。この実験成績は，細胞外のグルコースがなくとも5分間程度は，おそらくはアストロサイトのグリコーゲン由来の乳酸が MCT 依存的に輸送されることによってシナプス伝達が維持されることを示唆している。

通常グルコース存在下ではどうか。10 mM グルコース存在下に 4-CIN を投与して MCT を阻害すると，シナプス伝達は約 50% にまで抑制された。このとき，細胞内には人工的に ATP を加えてあったが，それをしないで 4-CIN を投与すると，さらに著明な抑制が起き，一方，細胞内の乳酸濃度を人工的に高めておけば，この抑制はほぼ生じないことがわかった。

以上の成果から，MCT 分子を利用したグリア・ニューロン間のモノカルボン酸輸送が，興奮性シナプス伝達をリアルタイムに支えていることが明らかになった（図1）。ニューロンとアストロサイトのこの親密な関係は，異種細胞間の共生によって脳機能が支えられていることを示すものであり，このようなエネルギー共生の理解が進むことで，脳内環境の維持機構の解明とその破綻に起因する疾患への対処法の開発につながることが期待される。

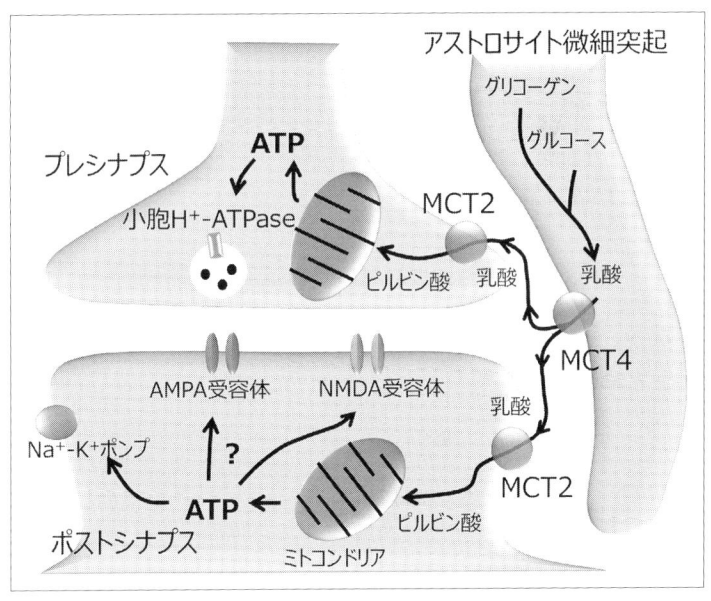

図1　興奮性シナプスにおけるアストロサイト・ニューロン間のエネルギー共生の模式図（文献7より改変）

アストロサイトでグリコーゲンおよびグルコースから産生された乳酸は，MCT によってニューロンに供給されたのち，ニューロン内でピルビン酸に変換されて Krebs 回路および酸化的リン酸化の基質となる。

●● 参考文献 ●●

1) Attwell D, Laughlin SB : J Cereb Blood Flow Metab 21, 1133-1145, 2001.
2) Alle H, Roth A, et al : Science 325, 1405-1408, 2009.
3) Rangaraju V, Calloway N, et al : Cell 156, 825-835, 2014.
4) Vilchez D, et al : Nat Neurosci 10, 1407-1413, 2007.
5) Oe Y, Baba O, et al : Glia 64, 1532-1545, 2016.
6) Bergersen L, Rafiki A, et al : Neurochem Res 27, 89-96, 2002.
7) Nagase M, Takahashi Y, et al : J Neurosci 34, 2605-2617, 2014.

（永瀬将志・加藤総夫）

ユビキチンリガーゼ ZNRF1

■ ユビキチンリガーゼ ZNRF1 とは

　軸索変性はアルツハイマー病やパーキンソン病などの神経難病の発症や症状形成の重要な要因の1つである。これらの神経難病の治療方法として，軸索変性を阻止することが有効である可能性が示唆されている。ユビキチンリガーゼ ZNRF1 は，変性する軸索でタンパク質キナーゼ AKT の分解を促し，GSK3B を活性化させ，CRMP2 のリン酸化 / 不活化を介して変性を促進する。ZNRF1 は普段は不活性な状態であるが，酸化ストレスによって EGF 受容体依存的にリン酸化 / 活性化され，軸索変性のみならずアポトーシスをも誘導する。これらの結果は，ZNRF1 の機能阻害が，酸化ストレスが誘起する神経変性からニューロンを保護する有望な創薬標的となる可能性を強く示唆した。

軸索変性の分子メカニズムとその阻止による神経保護

はじめに

　軸索変性（軸索の構造が壊れること）はアルツハイマー病やパーキンソン病などの神経難病の発症や症状形成の重要な要因の1つである。これらの神経難病の治療方法として，軸索変性を阻止することが有効である可能性が示唆されているが，そもそも軸索変性がどのような分子機構で制御されているのかは永らく不明であった。この10年程度の間に，軸索の変性を制御するタンパク質の報告が様々なモデル生物で相次いでなされた。その中にはタンパク質キナーゼやユビキチンリガーゼなど細胞内反応を調節する酵素が含まれており，軸索変性が進化的にも保存された酵素反応により制御されることが明らかになってきた[1)2)]。2011年，筆者らはユビキチンリガーゼ ZNRF1*（zinc and ring finger 1）を介するタンパク質キナーゼ AKT の分解が変性する軸索で生じ，GSK3B（glycogen synthase kinase 3B）により CRMP2（collapsin response mediator protein 2）がリン酸化 / 不活化して変性が促進されることを報告した[3)]。軸索の構造は微小管*と呼ばれる骨組みにより支持されている。CRMP2 は微小管の構成要素であるチュブリンタンパクの重合を促進するが，反対に GSK3B による CRMP2 のリン酸化

Keywords

軸索変性，アポトーシス，酸化ストレス，
活性酸素種（活性酸素），ユビキチンリガーゼ，
プロテアソーム，オートファジー

/ 不活化は微小管を不安定にする[4)5)]。筆者らの発見は，ZNRF1 がこの一連の細胞内反応を介して微小管を壊し，軸索を変性させることを明らかにした。本稿では ZNRF1 の活性制御機構を中心に，ニューロンの変性を促進する分子機構について概説する。

ZNRF1 は酸化ストレスにより活性化し神経変性を促進する

　ZNRF1 はほとんどのニューロンに存在するが，普段は不活性な状態である。脳梗塞周辺部のニューロンでは酸化ストレスの影響によりアポトーシスが誘導されるが，このアポトーシスニューロンではリン酸化*された CRMP2 が認められることから[6)7)]，酸化ストレスを受けたニューロンでは ZNRF1 を介する一連の細胞内反応が活性化すると考えられた。ZNRF1 の活性化がリン酸化などの翻訳後修飾により制御される可能性を検討したところ，EGF（epidermal growth factor）受容体により ZNRF1 がリン酸化 / 活性化し，酸化ストレスによるアポトーシスを誘導することがわかった[8)9)]。興味深いことに，EGF 受容体を介する ZNRF1 のリン酸化 / 活性化は，アポトーシスのみならず軸索変性を促進した[9)]。これらのことから，ZNRF1 のリン酸化 / 活性化は酸化ストレスによるニューロンの変性の制御において重要な役割を果たすことが示唆された。

　ZNRF1 はミリスチル酸を介して細胞膜に結合することから，EGF 受容体によるリン酸化 / 活性化は細胞膜近傍で生じるイベントと考えられた。細胞膜近傍で酸化ストレスを生み出す NADPH オキシダーゼ*が ZNRF1 のリン酸化 / 活性化に関連する可能性を考え，NOX 遺伝子を発現抑制したところ，ZNRF1 のリン酸化が低下し，同時に軸索変性が大幅に遅延した[9)]。また，酸化ストレス応答性の蛍光プローブにより酸化ストレス産生をモニターする実験から，変性する軸索における酸化ストレス産生は NADPH オキシダーゼ阻害剤により阻止されるが，EGF 受容体阻害剤では阻止されなかった[9)]。これらのことから，NADPH オキシダーゼが産生する活性酸素種*が EGF 受容体を

介して ZNRF1 をリン酸化 / 活性化させ，軸索変性を誘導 / 促進することが証明された（**図 1**）。

おわりに

　酸化ストレスは神経難病の発症や進行に重要な役割を果たす主因の 1 つである。ドミナントネガティブ型 ZNRF1 をニューロン特異的に過剰発現させたマウスでは，6-ヒドロキシドパミン投与による黒質ドパミン作動性ニューロンのアポトーシスと軸索変性がどちらも抑制された[9]。この結果は，ZNRF1 の機能阻害が，酸化ストレスが誘起する神経変性からニューロンを保護する有望な創薬標的となる可能性を示唆した。一方，筆者らは，軸索への傷害により活性化する GSK3B を介して軸索にオートファジーが誘導され，変性を促進することを見出している[10]。神経変性はプロテアソーム*系とオートファジー・リソソーム系という主要なタンパク分解系により制御されることが知られており，ZNRF1 はタンパク分解系を介して神経変性を制御する鍵分子であると筆者らは考えている。

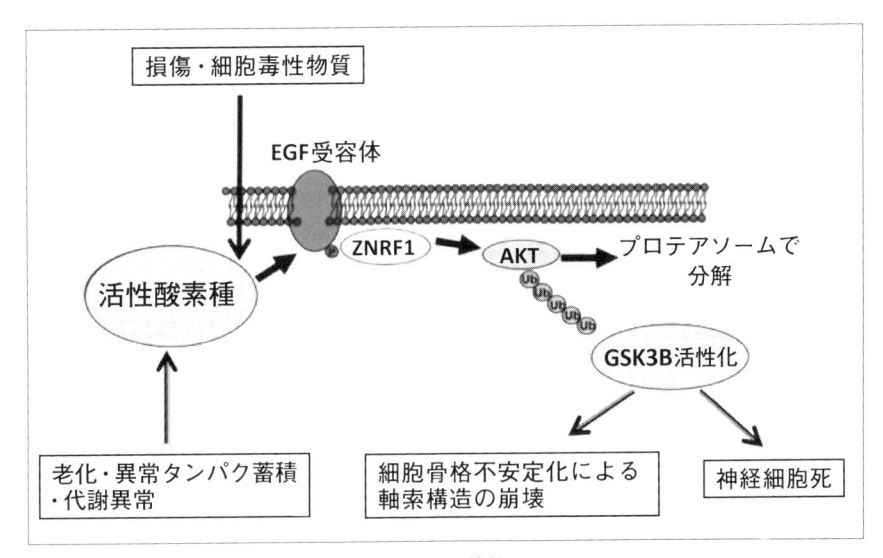

図 1　酸化ストレスが神経変性に変換される仕組み

アポトーシスと軸索変性は神経変性の主要なプロセスである。これらのプロセスはどちらも活性酸素により誘起される細胞内反応，すなわちストレスを受けたニューロンでは活性酸素が情報伝達因子のように作用し，ZNRF1 の活性化を介する細胞内反応によって制御される。

●● 参考文献 ●●●●●●●●●●●●●●●●●●●●●●●●●●●●●

1) Conforti L, Gilley J, et al : Nat Rev Neurosci 15, 394-409, 2014.
2) Gerdts J, Summers DW, et al : Neuron 89, 449-460, 2016.
3) Wakatsuki S, Saitoh F, et al : Nat Cell Biol 13, 1415-1423, 2011.
4) Yoshimura T, Kawano Y, et al : Cell 120, 137-149, 2005.
5) Zhou FQ, Snider WD : Science 308, 211-214, 2005.
6) Broughton BRS, Reutens DC, et al : Stroke 40, e331-e339, 2009.
7) Ueda H, Fujita R : Biol Pharm Bull 27, 950-955, 2004.
8) Wakatsuki S, Furuno A, et al : J Cell Biol 211, 881-896, 2015.
9) Wakatsuki S, Araki T : Commun Integr Biol 9, e1143575, 2016.
10) Wakatsuki S, Tokunaga S, et al : J Cell Biol, 2017, in press.

●● 参考ホームページ ●●●●●●●●●●●●●●●●●●

・国立精神・神経医療研究センター神経研究所疾病研究第五部
http://www.ncnp.go.jp/nin/guide/r5/index.html

（若月修二・荒木敏之）

リソソームカテプシン D

■ リソソームカテプシン D とは

リソソームは細胞内で唯一酸性環境下にある小器官で，様々な種類の加水分解酵素を含む。また，リソソームは細胞内外の代謝産物や古くなった構造物をこれら酵素群で生物活性のあるモノマーへと分解し，その多くを再利用系にまわす。神経細胞内の不要な物質は軸索を含めて，オートファジーを介してリソソームで分解される。カテプシン D（CD）はリソソームの代表的なアスパラギン酸プロテアーゼに属するエンドペプチダーゼで，至適 pH は約 4 であるが広い pH 域で安定した酵素として知られている。CD の前駆体の分子量は約 55kD で，活性を示す 1 本鎖は約 42kD である。ヒト，マウスでは 25 〜 30kD と 13 〜 15kD の 2 本鎖型となるが，ラットでは 1 本鎖型が主である。CD の活性が低下したり欠損すると神経変性疾患として知られる神経性セロイドリポフスチン蓄積症の原因となる。この変化は主に細胞体で起こり，二次的な変化が軸索でも生じる。

神経細胞体と軸索環境の維持とその破綻

はじめに

リソソームには数多くのプロテアーゼが存在する。その多くは活性中心にシステインを有するシステインプロテアーゼである。このグループの中で，カテプシン B，C，L，H，K，S などがよく知られている。活性中心にアスパラギン酸を有するアスパラギン酸プロテアーゼには，カテプシン D（CD）（EC3.4.23.5），ナプシン A，B が知られている。数は少ないがセリン（カルボキシ）プロテアーゼも同定され，カテプシン A とトリペプチジルペプチダーゼ I（TPP-I）がある。カテプシン A は GM1 ガングリオシドーシスの原因遺伝子である β ガラクトシダーゼやニューラミニダーゼの保護タンパク質でもある。

これらのリソソームプロテアーゼの中には，ヒトの疾患の原因遺伝子として同定されている酵素もあるし，遺伝子欠損マウスも作製されている。特に，CD 欠損マウスについては詳述する。

中枢神経系におけるリソソームプロテアーゼ

リソソーム酵素は，細胞内の分解に関与するため，

■ Keywords

リソソーム，カテプシン D，オートファジー，Atg7，神経性セロイドリポフスチン蓄積症（NCL），オートファゴソーム

その個々の役割の解析は以外に少ない。個々のプロテアーゼの性質については，酵素学的に詳細な解析がなされ，その分布も検討されてきた。これまでリソソーム酵素には特異性が低いと考えられてきたが，その分布には組織特異性がある。例えば，カテプシン K は骨の吸収窩に特異的に局在するし，肝臓でみると，肝細胞にはカテプシン B や H が，カテプシン L はクッパー細胞に局在する[1,2]。肺胞の II 型細胞にはペプチドの N 末端から 1 個のアミノ酸を切断するカテプシン H，2 個切断するカテプシン C，3 個切断する TPP-I が局在する[3]。脳でみると，カテプシン B，L，D がニューロンに局在する一方，ミクログリアにはカテプシン C が，また活性化ミクログリアにはカテプシン H が特異的に局在する[1,4,5]。

酵素活性の低下，欠損と神経変性症

リソソームカテプシン B や L が単独で欠損しても神経細胞には変化はみられない。しかし CD が欠損すると，正常に生まれるが，生後 2 週を過ぎると体重が減少し，生後 20 日前後から明暗に対する反応性の低下（視覚障害），けいれん，爪先歩行を呈することがわかり，同マウスの中枢神経系（SCN）を解析した[6,8]。CD 欠損マウスのけいれん発作は海馬 CA3 の異常興奮によるてんかん様の発作である。生後 20 日齢を越えたマウスを光顕的に観察すると，ほとんどの領域の神経細胞に封入体が蓄積する。電顕的には，細胞質の一部を取り込んだオートファゴソーム，異常な形態のリソソーム granular osmiophilic deposits（オスミウム好性顆粒）で占められ，時には膜構造が同心円状に配列した，いわゆる fingerprint profiles（指紋像）も認められる。異常なリソソームは加齢とともに核周囲に増加する。これらの封入体はリソソーム酵素を含み，病態としてはリソソーム蓄積症といえる。蓄積したリソソームは，自家蛍光を有し，セロイドリポフスチンを含有し，CD の基質であるミトコンドリアの ATP synthase のサブユニット c が蓄積する。ヒトの神経性セロイドリポフスチン蓄積症*（NCL）の症状と類似し，私達はそのモデルマウスとなるこ

とを報告した[9][10]。その後，ヒトでも CD 活性の低下あるいは欠損が原因となる NCL が報告され，CD は NCL の原因遺伝子の 1 つとされた（CLN10）[11]。サブユニット c は分子量が小さくほとんど膜の脂質層に埋没しているが，N 末端の 3 アミノ酸を切断するのが TPP-I で，これを欠損すると NCL を惹起し，TPP-I は CLN2 として知られる。TPP-I が働いた後で，残った分子の中央領域で CD が切断する。

CD 欠損とオートファジー

　CD を欠損するとオートファゴソームが細胞体に蓄積する。オートファゴソームの多くは異常なリソソームを取り込んでいる。オートファジー関連遺伝子の 1 つである Atg*7 と CD をダブルで欠損させると，オートファゴソームは消失し，異常なリソソームの数も減少する。p62 や NBR1 などのアダプター（レセプター）タンパク質*がユビキチンとともにこの異常なリソソームの膜上に局在することから，このリソソームの取り込みは選択的なオートファジーによることがわかった。ユビキチンは，軸索や終末部にもみられるが，p62 や NBR1 が軸索に侵入できないため，軸索では顆粒状の局在は示さない。おそらく神経細胞体ではバルクのオートファジーと選択的なオートファジーが起きるが，軸索や終末部ではバルクオートファジーによって不要な物質の処理が行われていると考えられる。

　CD を欠損すると軸索は膨化して，ミエリンが薄層化した spheroid 構造が形成され，ミトコンドリアや小胞構造（オートファゴソーム）が蓄積する。また終末部も膨化して，異常な膜構造がみられる。しかし，これらの領域には異常なリソソームあるいはカテプシン B 陽性の

リソソームは認められない。胎生期のマウス大脳皮質より得た初代培養神経細胞を培養して調べると，カテプシン B や D 陽性のリソソームは軸索にみられない。CD 欠損マウスの軸索にもカテプシン B 陽性のリソソームや異常なリソソームは認められない。

　これらのことより，神経細胞の軸索や終末部で形成されたオートファゴソームは細胞体まで逆行性に輸送され，リソソームの酵素を受けて分解が始まる。CD を欠損するマウスの脳を解析することで，神経細胞の細胞体と軸索／終末部でリソソーム／オートファジーによる分解をよく理解できる（図1）。

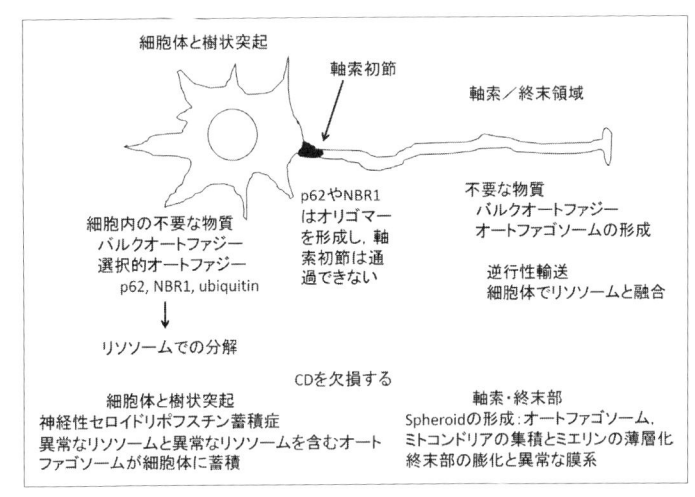

図1 神経細胞におけるオートファジー／リソソーム系とカテプシン D 欠損症

CD が欠損すると，リソソームやオートファゴソームが細胞体に蓄積する。この異常なリソソームは選択的オートファジーによりオートファゴソームに取り込まれる。これらリソソームは軸索初節を超えて軸索には侵入しない。p62 や NBR1 はオリゴマーを形成し軸索初節を超えて軸索には侵入できない。ユビキチンは細胞体や軸索に局在するが，p62 や NBR1 が局在しないため，選択的オートファジーは起こらず，バルクオートファジーで不要な物質を処理して，形成されたオートファゴソームを細胞体に逆行性輸送して細胞体でリソソーム酵素を受けて分解が始まる。

●●● **参考文献** ●●

1) Uchiyama Y, Waguri S, et al : Acta Histochem Cytochem 27, 351-372, 1994.
2) Waguri S, Iyanagi T, et al : Histochemistry 97, 247-253, 1992.
3) Yayoi Y, Ohsawa Y, et al : Arch Histol Cytol 64, 89-97, 2001.
4) Koike M, Shibata M, et al : Eur J Neurosci 37, 816-830, 2013.
5) Nitatori T, Sato N, et al : J Neurosci 15, 1001-1011, 1995.
6) Uchiyama Y, Shibata M, et al : Histochem Cell Biol 129, 407-420, 2008.
7) Koike M, Nakanishi H, et al : J Neurosci 20, 6898-6906, 2000.
8) Nakanishi H, Zang J, et al : J Neurosci 21, 7526-7533, 2001.
9) Koike M, Shibata M, et al : Mol Cell Neurosci 14, 142-155, 2003.
10) Koike M, Shibata M, et al : Am J Pathol 167, 1713-1728, 2005.
11) Steinfeld R, Reinhardt K, et al : Am J Hum Genet 78, 988-998, 2006.

（内山安男）

レドックスシグナル

■ Keywords
レドックスシグナル，S-ニトロシル化，酸化，
一酸化窒素，活性酸素種，シナプス可塑性，加齢，
プルキンエ細胞，カルシウム，リアノジン受容体

■ レドックスシグナルとは

レドックスシグナル分子は反応性に富み，酸化還元（redox*）修飾を介してタンパク質や脂質などの標的分子に影響を及ぼす[1]。スーパーオキシドや過酸化水素などの活性酸素種，一酸化窒素（nitric oxide：NO）などの活性窒素種，硫化水素などが含まれる。スーパーオキシドやNOは不対電子*をもつフリーラジカル*であるが，過酸化水素のようにフリーラジカルでないものもある。多くの場合，タンパク質内のシステインに存在するチオール基を標的に，活性酸素種はジスルフィド修飾などの酸化修飾，NOはS-ニトロシル化修飾，硫化水素はスルフヒドリル化修飾を施す。従来，レドックスシグナルは老化や生活習慣病の原因因子としての悪玉的役割が着目されていたが[2][3]，近年，シナプス可塑性などの生理的現象へのS-ニトロシル化修飾の関与をはじめレドックスシグナル因子の生理機能への関与を示唆する報告が集まりつつある[4][5]。

細胞内レドックス環境の脳機能への影響とイメージングによるモニタリング

レドックスシグナル分子の一種，NOによるS-ニトロシル化により，様々なイオンチャネルの活性が影響を受けることは，従来より主に人工的な系を用いた研究により示されていた[6]。しかし，シナプス可塑性や記憶学習などの脳機能への影響は，ほとんど明らかにされていなかった。

筆者らは近年，マウス小脳皮質のグルタミン酸作動性の興奮性シナプスの一種，平行線維-プルキンエ細胞シナプスにおいて，NO依存的な可塑的変化，長期増強（long-term potentiation：小脳LTP）を見出した[7]。そして，この小脳LTPがプルキンエ細胞内のCa^{2+}にも依存することに気づいたのを契機に，新規細胞内Ca^{2+}放出機構，NO依存的Ca^{2+}放出（NO-induced Ca^{2+} release：NICR）を，小脳プルキンエ細胞にて同定した。引き続き，このNICRは細胞内Ca^{2+}ストアである小胞体膜に発現するCa^{2+}放出チャネルの一種，1型リアノジン受容体（RyR1）がS-ニトロシル化されて活性化することで起こること，NICRは小脳LTPの誘導に必要であることが示された[8]。さらに筆者ら

は，RyR1のS-ニトロシル化修飾の機能的役割を個体レベルで明らかにするため，NICRに必要なS-ニトロシル化を受ける3636位のシステインがアラニンに置換された変異型RyR1を発現するノックインマウスを作製した。このマウスでは，小脳依存的な運動学習に阻害がみられることに加え（Kakizawa et al. 投稿準備中），てんかんの際に起こる海馬での神経細胞死へのRyR1 S-ニトロシル化の関与も示されている[9]。

システインのチオール基は，NOによるS-ニトロシル化の標的であるとともに，過酸化水素などの活性酸素による酸化修飾（ジスルフィド化修飾など）の標的でもある。また加齢に伴い，タンパク質における酸化修飾が蓄積することなどから，タンパク質の酸化は老化の一因であると考えられている。そこで筆者らは，活性酸素シグナルは，機能分子の活性化に必要なS-ニトロシル化を受けるチオールをジスルフィド化修飾しS-ニトロシル化できないようにすることで分子機能を阻害し，これが加齢に伴う生体機能の阻害，すなわち老化の一因となるとの仮説を立てた。実際に，若齢マウス由来の小脳急性スライス標本を過酸化水素などの活性酸素で処理すると，S-ニトロシル化依存的な小脳LTPが阻害されるとともに，小脳タンパク質のNO依存的なS-ニトロシル化も阻害された。同様の現象は，活性酸素処理を行わない加齢個体由来の小脳スライス標本でも認められ，活性酸素によるS-ニトロシル化阻害を介した分子機能の阻害が加齢に伴う脳機能低下の一因となる可能性が示された[10]。NOによるRyR1の活性化により誘導されるNICRは，小脳LTPの誘導に必須であることから，これらの結果は，RyR1のS-ニトロシル化ひいてはNICRが，活性酸素により阻害を受ける可能性を提示する。実際に，若齢個体由来の小脳急性スライス標本を過酸化水素などの活性酸素で前処理すると，活性酸素の濃度依存的にNICRが阻害される。一方この時，従来のRyR1のアゴニスト，カフェインにより誘導されるCa^{2+}放出（CICR）は，活性酸素前処理の影響を受けなかった。つまり，活性酸素シグナルによりNICR

が特異的に阻害を受けることが示された（Kakizawa et al, 投稿準備中）。このことは、活性酸素は RyR1 のイオン透過機構自体を阻害するのではなく、アゴニストとしての NO に対する RyR1 の応答性に影響を与えていることを示唆する。

　上述のように、同一受容体を介する 2 種類の応答のうち、NICR は活性酸素シグナルにより阻害されるが CICR は阻害されないという結果は、これらの応答の測定により、細胞内のレドックス状態、つまりタンパク質の酸化修飾状態の推定が可能となることを意味する。細胞内のタンパク質の酸化修飾状態を RyR1 の酸化による NICR の阻害を指標に測定する場合、NICR の大きさは酸化による阻害と RyR1 発現量の両方の影響を受けるため、NICR の大きさの変化はタンパク質の酸化状態を必ずしも反映しない。しかし CICR の

大きさは、RyR1 発現量の影響は受けるが活性酸素による影響を受けない。したがって、NICR と CICR の両者を測定し両者の比を求めることで、RyR1 発現量の項がキャンセルされ、活性酸素シグナルによる阻害にのみ依存するようになる。このようにして、イメージングを指標として、細胞内レドックス状態をモニターできる可能性が開けた。この方法により、細胞レベルの解像度をもって、脳の神経細胞のレドックス環境を調べることが可能となる。将来的に、パーキンソン病などの活性酸素の関与が示されている神経変性疾患の発症に先立ち神経細胞内のレドックス環境が酸化状態に傾いていることを検出することで、これら神経変性疾患の早期発見や予防に役立てられることが期待される。

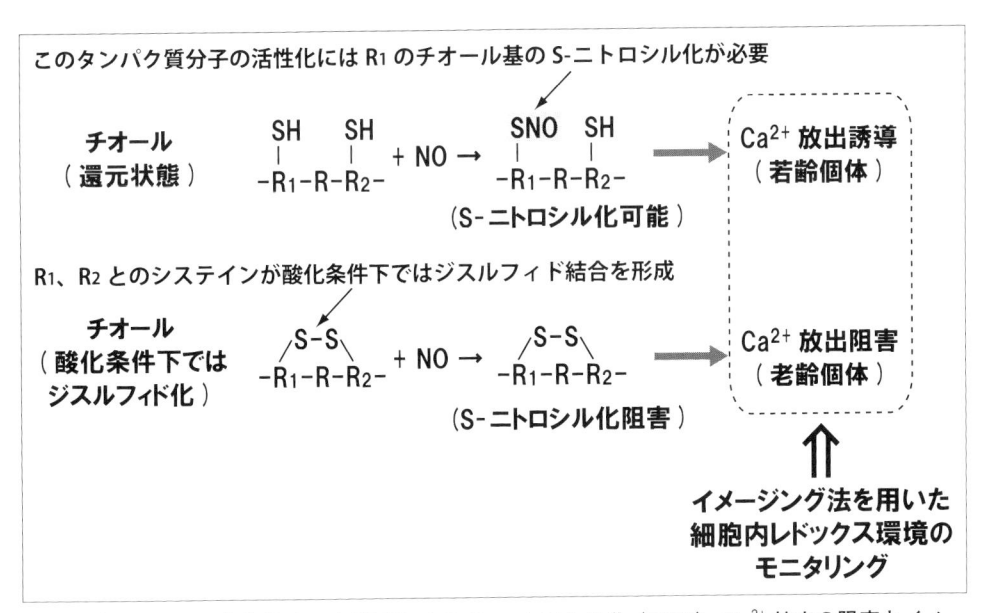

図1　ジスルフィド化修飾（S-S）形成による S-ニトロシル化（SNO）・Ca^{2+} 放出の阻害とイメージング法による細胞内レドックス環境のモニタリング

●● 参考文献 ●●

1) Bindoli A, Rigobello MP : Antioxid Redox Signal 18, 1557-1593, 2013.
2) Finkel T, Holbrook NJ : Nature 408, 239-247, 2000.
3) Stadtman ER : Free Radic Res 40, 1250-1258, 2006.
4) Massaad CA, Klann E : Antioxid Redox Signal 14, 2013-2054, 2011.
5) Santos AI, Martinez-Ruiz A, et al : Br J Pharmacol 172, 1468-1478, 2015.
6) Hess DT, Matsumoto A, et al : Nat Rev Mol Cell Biol 6, 150-166, 2005.
7) Namiki S, Kakizawa S, et al : J Physiol 566, 849-863, 2005.
8) Kakizawa S et al : EMBO J 31, 417-428, 2012.
9) Mikami Y, et al : EBioMedicine 11, 253-261, 2016.
10) Kakizawa S, Shibazaki M, et al : Neurobiol Aging 33, 535-545, 2012.

（柿澤　昌）

αシヌクレイン

■ Keywords ■

αシヌクレイン，細胞内物質輸送，神経変性

■ αシヌクレインとは ■

シヌクレインは神経細胞においてシナプスと細胞核に存在することからつけられた名前であり，α，β，γと3種類ある。特にαシヌクレインは家族性パーキンソン病の原因遺伝子として最初に同定されたものである。生理的な機能はシナプス小胞の輸送と膜への融合制御，ミトコンドリアの呼吸鎖の制御，微小管結合タンパク質としての機能などが提唱されているが，確定的なものはない。またノックアウトマウスの表現型も軽微で，わずかな行動異常があるのみである。一方で神経変性疾患との関連は広範に研究されており，αシヌクレイン蓄積の代表はレビー小体であり，神経突起に細長く蓄積したものはレビーニューライトと呼ばれる。特にセリン129のリン酸化型のαシヌクレインは蓄積が亢進しており，αシヌクレインの変異に伴う神経変性疾患を総称してシヌクレイノパチーと呼ぶ。

細胞内物質輸送の破綻と神経変性疾患の関連

微小管は，細胞骨格として細胞の形態維持，モータータンパク質のレールとして細胞内物質輸送に重要な役割を果たしている。特に神経細胞においては微小管制御因子やモータータンパク質の制御因子の変異は様々な中枢神経系の形成不全や神経変性疾患の原因となっている。われわれは，神経細胞の遊走障害によって起こる中枢神経系の形成不全である滑脳症の研究に取り組んできた。滑脳症の原因遺伝子 LIS1 はモータータンパク質である細胞質ダイニンの制御因子であり，細胞質ダイニンを微小管上に固定する機能があることを明らかにした[1]。細胞質ダイニンは微小管のマイナス端に向かうモータータンパク質であるが，LIS1 は微小管 - 細胞質ダイニン -LIS1 の複合体を形成させ，細胞質ダイニンをアイドリング状態にする。この複合体がキネシンによって微小管のプラス端に運ばれることを証明した[2-4]。さらに，この細胞質ダイニンの順行性の運搬に必要な微小管の形成にαシヌクレインが必須であることを突き止めた（**図1**）。

αシヌクレインは家族性パーキンソン病の原因として同定され，シャペロンとしての機能や細胞膜のリン脂質との結合が示されているものの，生理的な機能は不明であった。われわれはαシヌクレインがチューブリンと結合し微小管の安定性の制御で重要な役割を果たしていることを発見した。αシヌクレインの組み換えタンパク質を作製し，ブタ脳から精製したチューブリンの重合能に与える影響を解析した結果，チューブリンの重合を促進し，安定な微小管を形成することを発見した。さらに金コロイドを用いた結合様式の同定をした結果，微小管周囲にネックレスのように結合することを発見した。一方，αシヌクレインは S129 がリン酸化され，特にレビー小体に集積しているαシヌクレインは高度に S129 がリン酸化されていることがわかっている。また，家族性パーキンソン病ではαシヌクレインの E46K や A30P の変異が報告されている。これらの変異を導入したαシヌクレインではチューブリンとの結合能は全くなくなることがわかった。

次にわれわれは蛍光標識したシヌクレインファミリータンパク質を後根神経節細胞に発現させ，その動態を神経突起内で解析した。神経突起内では，微小管はプラス端を細胞体側に，マイナス端を末梢側に向けて並んでおり，細胞体から離れる輸送はキネシン依存的，細胞体に向かう輸送は細胞質ダイニン依存的である。αシヌクレインタンパク質は後根神経節細胞内では顆粒状に存在しており，かつ神経突起内をダイナミックに移動していることがわかった。さらに，リン酸化変異体（phosphor-S129）や家族性パーキンソン病にみられる E46K の変異体では細胞核周辺に大きな凝集塊を形成し，ほとんど動いていないことがわかった。これらのデータはシヌクレインファミリータンパク質が従来の微小管結合タンパク質（MAPS）と異なり極めて可動性の高い微小管と結合しており，かつ安定的に運搬されていることを示している。また，後根神経節細胞で細胞質ダイニン，微小管，NudC との共移動をライブセルイメージングで解析した結果，これらのタンパク質は順行性の移動において高い共移動を示すことがわかり，共通の複合体を形成していることがわかった。

αシヌクレインは 1997 年に Nussbaum らのグループにより家族性パーキンソン病の原因遺伝子として同定され，パーキンソン病発症のメカニズム解明の突破

口が開かれた。しかし，シヌクレインファミリーのタンパク質の生理的な機能はまだ未解明な部分が多く，αシヌクレインの変異がいかにして神経細胞の変性に至るかの分子機構は不明であった。今回のわれわれの研究でシヌクレインファミリーのタンパク質が微小管の制御，特に可動性微小管の形成に関わることが明らかになった。この発見はαシヌクレインの変異が細胞内物質輸送の障害を引き起こし，ひいては神経細胞死に至る可能性を示唆している。本研究をさらに発展させ，なぜ黒質・青斑核のようなドーパミン作動性神経の選択的な変性が起こるのかのメカニズム解明と，分子機構に基づく新たな治療戦略の確立に取り組みたいと思っている。

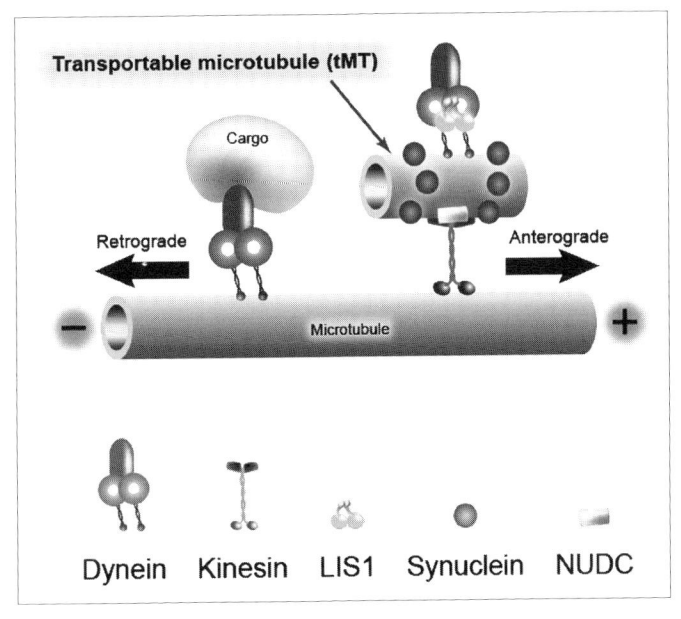

図1

•• 参考文献 ••

1) Yamada M, Toba S, et al : EMBO J 27, 2471-2483, 2008.
2) Jin M, Pomp O, et al : Sci Rep, 2016, in press.
3) Jin M, Yamada M, et al : Nat Commun 5, 5295, 2014.
4) Yamada M, Kumamoto K, et al : Nat Commun 4, 2033, 2013.

（広常真治）

AMPA 受容体

Keywords

シナプス，可塑性，グルタミン酸，学習

AMPA 受容体とは

興奮性シナプスであるグルタミン酸シナプスに存在するグルタミン酸受容体である。GluA1 から GluA4 までの 4 つのサブタイプがある。4 量体でイオンチャネルを形成しており，リガンドであるグルタミン酸が結合するとイオンチャネルが開き，電流が通る。神経機能発現を中核的に担っていることが証明されており，特に「可塑性」の最重要分子の 1 つとして長い間多くの基礎研究が行われてきた。シナプスに連続刺激を加えると，持続的にシナプス応答が増強する「シナプス長期増強（long term potentiation：LTP）」は記憶学習の細胞レベルでのメカニズムと考えられてきたが，LTP が誘導されると AMPA 受容体のシナプスへの移行が起こることが明らかにされている。さらに，記憶学習が成立する際にも生体において AMPA 受容体シナプス移行が起きることも知られている。

脳内環境コントロールにおける AMPA 受容体の役割と新規イメージング技術の必要性

精神神経疾患の多くは脳内環境の破綻により生ずると考えられている。脳における興奮性シナプスの大半を占めるグルタミン酸シナプスを中核的に担っているのがグルタミン酸受容体である AMPA 受容体である。AMPA 受容体は齧歯類を中心とした研究により神経系脳発現を中心的に仲介していることが明らかになっており，脳内環境を制御する重要な分子である。また，様々な病態とも密接な関係があることが示唆されている。一方で，ヒト疾患における直接的な関与についての研究は難航している。本稿では，疾患モデル動物を用いた疾患と AMPA 受容体との関連を調べる研究を中心に概説し，モデル動物の可能性と限界，新規技術の必要性について言及する。

ストレスが原因の精神疾患は多く存在し，ストレスが脳内環境を大きく変えるということも示唆されている。グルタミン酸受容体である AMPA 受容体は神経機能発現において中核的な役割を担っており，脳内環境を決定する重要な分子であると考えられる[1]。シナプス可塑性は記憶学習を中心とした外界からのインプットに反応した脳の変化の細胞生物学的基盤であ

る[2]。動物が新たなことを記憶学習すると AMPA 受容体がシナプスに移行し，シナプス応答が増強されることが知られている[3,4]。われわれはこれまで，海馬依存的学習に伴って AMPA 受容体のシナプス移行がアセチルコリン依存的に起き，さらにその AMPA 受容体シナプス移行が学習成立に必要であることも証明してきた[3,5]（図 1）。一方でわれわれは，ストレスが経験依存的 AMPA 受容体シナプス移行に異常をきたすことを動物実験で示してきた[6-8]。

養育放棄は大きな社会問題になっている。社会的隔離は養育放棄において生じる環境である。われわれは発育初期のラットに社会的隔離を施して，AMPA 受容体シナプス移行を観察した。まずわれわれは，ひげからの入力を受け取る大脳皮質領域であるバレル皮質において，養育期社会的隔離が AMPA 受容体シナプス移行を阻害することを証明した[6]。この現象はストレスホルモンの増加依存的なものである。

最近われわれは，同様の AMPA 受容体シナプス移行阻害が社会的隔離動物の内側前頭前野においても起きていることをつきとめた[8]。この現象もバレル皮質同様にストレスホルモン依存的に起きているものである。社会的隔離動物の内側前頭前野の第 5 層スパインにおいては，細胞骨格分子であるアクチンの流動性が落ちており，このことが AMPA 受容体シナプス移行を阻害していることも明らかにした[8]。アクチンのダイナミクスを制御する分子としてコフィリンというタンパク質が知られている。コフィリンはアクチンの脱重合を促進し，その結果ダイナミクスを制御するということが知られている。われわれは社会的隔離動物の内側前頭前野のスパインにおいてコフィリンが不活性化していることを見出した。コフィリンの活性化型分子を社会的隔離動物の内側前頭前野にウイルスを用いて強制発現させたところ，アクチンの流動性の低下および AMPA 受容体シナプス移行阻害をブロックしたことから，社会的隔離動物の内側前頭前野においては，ストレスホルモンの上昇によりコフィリンが不活性化し，その結果アクチンの流動性が低下することにより AMPA 受容体シナプス移行阻害が起きると考えられる。さらにわれわれは，社会的隔離動物は攻撃性が増

すことも示した。この社会行動変化も活性化型コフィリンを内側前頭前野に発現させることによりブロックされることから，内側前頭前野におけるコフィリンの不活性化を介して攻撃性が増すということも明らかになった[8]。このように養育期の社会的隔離は大きな脳内環境の変化をもたらし，行動異常につながると考えられる。

われわれはこのように精神疾患の研究を AMPA 受容体を切り口として「疾患モデル動物」を用いて行ってきた。その一方で，常に疾患モデル動物につきまとう問題は「ヒト疾患にどれだけ近いのか？」という点である。ネズミとヒトとでは脳の大きさも違い，シナプスの数から，行動様式の複雑さも全く異なる。その違いを考えると，動物実験での結果をすべてヒトに還元するのは不可能であろう。AMPA 受容体の基礎研究が齧歯類中心に非常に深く進んでいる一方で，臨床応用が極めて限定的な理由はヒトでの AMPA 受容体の解析が困難であることが大きな原因である。われわれは現在，AMPA 受容体をヒトで可視化する PET プローブの開発を行っている。動物実験を用いての基礎研究がこれだけ重厚である AMPA 受容体の分野は，ヒトでの AMPA 受容体の可視化が可能になれば爆発的に進歩すると期待される。このようなアプローチにより，これまで臨床研究や現場において脈々と蓄積されてきた知見に強固な分子レベルでの裏づけをつけることができる。われわれは，AMPA 受容体を切り口として精神神経疾患の疾患横断的な再分類を行い，シナプス機能分子を軸にした新たな疾患概念を構築することをめざしている。このようなアプローチにより，革新的な診断治療の構造が生まれることを期待している。

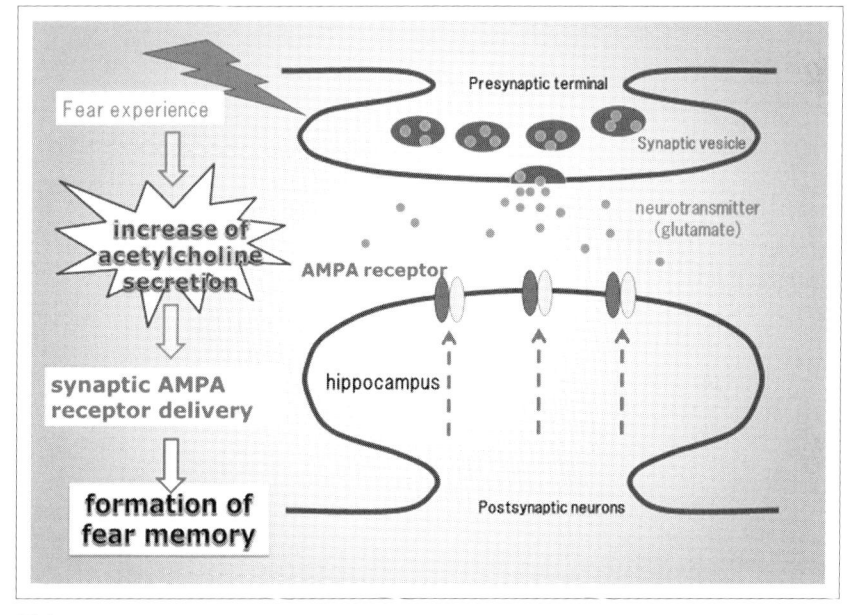

図 1

海馬依存的恐怖学習によりアセチルコリンを介して AMPA 受容体シナプス移行が海馬シナプスにおいて起こり，学習が成立する。

●● 参考文献 ●●●

1) Kessels HW, Malinow R : Neuron 61, 340-350, 2009.
2) Collingridge GL, Singer W : Trends Pharmacol Sci 11, 290-296, 1990.
3) Mitsushima D, Ishihara K, et al : Proc Nat Acad Sci USA 108, 12503-12508, 2011.
4) Rumpel S, LeDoux J, et al : Science 308, 83-88, 2005.
5) Mitsushima D, Sano A, et al : Nat Commun 4, 2760, 2013.
6) Miyazaki T, et al : J Clin Invest 122, 2690-2701, 2012.
7) Miyazaki T, et al : Eur J Neurosci 37, 1602-1609, 2013.
8) Tada H, et al : Proc Nat Acad Sci USA 113, E7097-E7105, 2016.

（高橋琢哉）

ATP13A2

■ ATP13A2 とは

　稀な遺伝性（常染色体劣性）パーキンソン病（PARK9）に属する Kufor-Rakeb syndrome（KRS）は，若年発症パーキンソニズムに認知症，錐体外路症状，ミオクローヌスを合併する原因不明の疾患群として知られていた。2006 年に原因遺伝子 ATP13A2 が単離され，現在までに約 10 種類の病的変異が確認されている。本邦からも新規変異（F182L）をもつ家系が報告されているが，いまのところ 1 家系のみである。その遺伝子産物 ATP13A2 はリソソーム膜上に局在する 10 回膜貫通タンパク質で，中脳に発現が高い。構造から P-type ATPase に分類されるが，その機能についてはいまだ不明な点が多く，今後の解明が待たれる。

本邦の PARK9 家系

　順天堂遺伝子バンク 117 例の若年発症パーキンソン病のハプロタイプ解析により，PARK9 領域に homozygosity を認める 28 症例につき 29 エクソンの全領域についてシークエンスを行ったところ，F182L 変異をホモに有する家系を新規に発見した（血縁のある両親や非発症の同胞についてはヘテロ F182L 変異が確認された）。発端者は 43 歳の女性で，発症は 22 歳時であった。病初期は L-ドーパが有効であったものの，精神症状が出現したため抗パーキンソン病薬の増量は困難が伴った。やがてパーキンソニズムが急速に進行するとともに，若くして認知症も合併した。進行期の頭部 MRI では広範囲な皮質の萎縮を認め，一般的なパーキンソン病の画像所見とは異なるものである。F-ドーパ PET にて線条体での取り込みの低下が顕著であった。これまでに KRS の家系はヨルダン，チリ，ブラジル，イタリアからの報告があり，臨床経過は本症例に近い。発症頻度は今後の報告が待たれるが，比較的稀な遺伝性パーキンソン病に属する[1]。

ATP13A2 遺伝子変異と機能解析

　ATP13A2 はリソソームに局在し，中脳で強く発現することがわかっているものの，その機能についてはほとんどが謎であった。しかし研究の進展に伴い，その機能が明らかになりつつある。われわれの解析によると，病的変異によって 2 種類の局在を呈することが判明した。すなわち，変異により ER にとどまるタ

■ Keywords

遺伝性パーキンソン病，リソソーム蓄積症，
カテプシン D，ミトコンドリア，サブユニット C

イプと，変異を加えてもリソソームに局在するタイプからなる。本邦での F182L の変異体は ER にとどまるタイプの変異であった。常染色体劣性の遺伝形式を呈することから，病態としては loss of function が推測されるが，本邦の症例ではリソソームに局在できないことにより本来の機能が果たせないタイプであった（一方の変異群に関しては変異の導入によって本来有する機能不全を引き起こすことが考えられる）。解析の一端として恒常的に ATP13A2 を欠損した安定細胞株を採取し解析を行ったところ，神経系の細胞で脆弱性を示した。このことは ATP13A2 が神経細胞において重要な機能を有していることを示唆している。病態を明確にするためにリソソームの電顕観察を行ったところ，膜様構造を有する形態の異なるリソソームの集積を多数認めた。またリソソーム機能を評価するために代表的な分解酵素であるカテプシン D 活性を測定したところ，ノックダウン細胞では有意に活性低下が観察された[2]。

ATP13A2 ノックダウンメダカの解析と病態

　in vivo における ATP13A2 の機能を明らかにするためにノックダウンメダカを作製した。メダカはヒトの ATP13A2 に相当する唯一の相同遺伝子を有する。TILLING 法による製作過程で幸運にもヒトでみられる病的変異（exon 13 欠損）を有するノックダウンメダカの獲得に成功した（このノックダウンメダカでは約 20％の ATP13A2 の発現低下を有する）。ホモ変異を有するメダカでは 1 年の経過でドーパミン細胞の欠損が観察された。このことから ATP13A2 は中脳のドーパミン細胞において重要な働きを有することが推測された。リソソームの観察では形態的にも生化学的にもノックダウン細胞と同様な変化がみられ，リソソームの機能不全が病態の中心であるとの知見が集積した[2]。

ATP13A2 ノックアウトマウスの解析

　脳特異的に ATP13A2 を欠損するコンディショナルノックアウトマウスを作製し解析を行った。マウスは高齢化に伴い運動機能障害を呈した。これまでの解析を参考にリソソームの病態関与を検討したところ，

電顕では finger print と呼ばれる膜様構造が明確となり、一部にドーパミン細胞死が観察された。機能的にはリソソームの代表的な分解酵素であるカテプシンDの活性低下をノックダウンメダカと同様に認めた。ATP13A2 はリソソーム膜に局在する ATPase であることから、リソソームの機能維持に重要な働きをしていることが *in vivo* でも確認された。病理学的検討をすすめると、脳内には synuclein やミトコンドリア構成成分であるサブユニット C が顕著に蓄積していた。synuclein はパーキンソン病にみられる蓄積物であり、サブユニット C はリソソーム蓄積症で認められることから、リソソーム機能不全が遺伝性パーキンソン病とリソソーム蓄積症の両者の病態に関与していること

を見出した[3]。

ATP13A2 はリソソーム膜に局在する ATPase であることから機能として pH 調整に関与することが推測され、病態としてリソソーム pH の上昇を指摘している報告もある。また酵母の実験からは、マンガンの代謝に関与することが指摘されている。患者由来の線維芽細胞には synuclein が蓄積しており、カテプシン D の活性低下が synuclein の分解に重要であることを示唆している。われわれの研究結果やこれまでの報告を総合すると、ATP13A2 欠損はリソソームの機能不全を引き起こし、synuclein やミトコンドリア関連タンパク質の蓄積をもたらす（**図 1**）。

若年発症パーキンソン病 (PARK9) の原因はリソソームの機能不全にある

脳特異的ATP13A2ノックアウトマウスの解析

< PARK9の家系は本邦にも存在する >

1) 若年発症パーキンソン病
2) 認知症、精神症状を合併する
3) ATP13A2が原因遺伝子

1) リソソームの形態異常

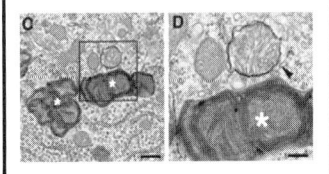

膜様構造をもつリソソームの蓄積

2) リソソームの機能不全

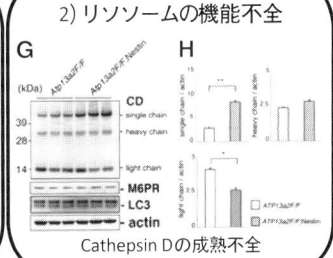

Cathepsin Dの成熟不全

3) 不要なタンパク質 (Sub C) が蓄積

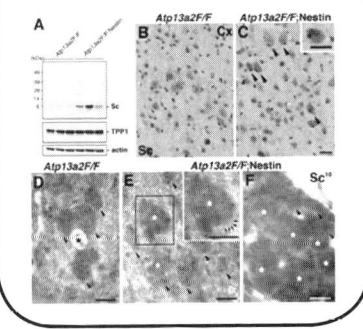

< PARK9の病態モデル >

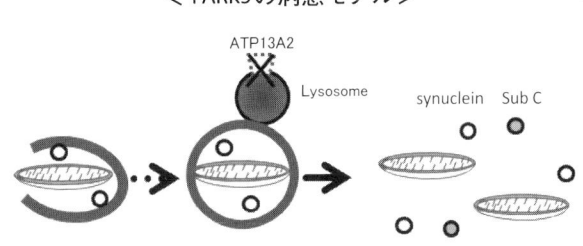

ATP13A2 の欠損によりリソソーム機能不全が起こり、タンパク質 (synuclein, Sub C) の蓄積と神経細胞死が誘導される

図 1

•• **参考文献** ••

1) Ning YP, Kanai K, et al : Neurology 70, 1491-1493, 2008.
2) Matsui H, Sato F, et al : FEBS Lett 587, 1316-1325, 2013.
3) Sato S, Koike M, et al : Am J Pathol 186, 3074-3082, 2016.

（佐藤栄人・服部信孝）

CIN85 (Cbl-interacting protein of 85kDa)

■ Keywords

CIN85 ノックアウトマウス，ドパミン受容体，多動性，育仔放棄，プロラクチン，胎仔期の脳内環境

■ CIN85 とは

CIN85 は 2000 年に 4 つの研究室で複数の動物種から別々の名前で同定された（CIN85：ヒト，Ruk：ラット，SETA：ラット，SH3KBP1：マウス）[1]。CIN85 はヒトから単離され，マウス同様 X 染色体にコードされている。主要な mRNA の長さは 32 kb だが，異なるプロモーターの選択的なスプライシングによる多様な分子種が存在する[1]。アダプタータンパク質の CD2AP/CMS ファミリーに属し，N 端には 3 つの SH3 ドメイン，中央には proline-rich 領域，C 端には coiled-coil ドメインをもつことで様々なシグナル伝達分子と相互作用する[1]。現在まで c-Cbl，Cbl-b およびエンドフィリンなどと結合することで受容体チロシンキナーゼ（RTK）のダウンレギュレーションの制御[2]，p130Cas と結合することによりアクチンによる細胞骨格リモデリングの調節[3]，B 細胞の B-cell linker protein（BLNK）との結合による抗体産生の促進[4] などを含む様々な生理機能を調節することが報告されている。

CIN85 欠損による脳内環境の破綻と行動異常

Shimokawa らは CIN85 の個体における生理的意義を明らかにする目的で CIN85 ノックアウトマウス（CIN85 KO）を作製した[5]。この CIN85 KO は多動性と育仔放棄の 2 つの表現型を示す（図 1）。

CIN85 欠損による多動はドパミン受容体のエンドサイトーシスの異常による

CIN85 KO は行動学的解析（総移動量，移動速度，新規環境探索度など）のすべての項目において，野生型（WT）に比べて有意な行動量の上昇を示し多動であると認められた。多動の原因としてドパミンおよびその受容体の動態変化が挙げられる。そこで CIN85 KO の線条体ドパミン含量，ドパミンの代謝物である DOPAC，最終産物であるホモバリニン酸（HVA）を測定した。CIN85 KO の線条体ドパミン，DOPAC，HVA は WT に比べてすべて有意に高値であった。

次に CIN85 は受容体発現の制御分子であるので，ドパミン受容体の動態を解析した。CIN85 KO と WT 由来の線条体初代培養細胞をドパミンで刺激後，細胞膜表面に残存するドパミン D$_2$ 受容体（D$_2$DR）を検出すると，WT 由来で約 45%，CIN85 KO では約 80% であった。この結果は，CIN85 KO の線条体におけるドパミン受容体はドパミン刺激でエンドサイトーシスされにくいことを意味する。同様の培養系を使いドパミンで刺激後，^{3}H 標識した D$_2$DR のアンタゴニストであるスピペロンを加え膜表面に存在する D$_2$DR との結合を調べると，WT 由来で約 47%，KO では約 82% であった。この結果も CIN85 KO の線条体における D$_2$DR のエンドサイトーシスの異常を支持する。また，CIN85 KO に D$_2$DR のアゴニストであるキンピロールを投与し，行動量の増加した（線条体での D$_2$DR 密度が増加した）CIN85 KO と WT の線条体に対して，^{3}H 標識したスピペロンの結合量は WT に比較して CIN85 KO が有意に上昇した。さらに，低用量のキンピロール投与は WT の行動量を増加させるが，CIN85 KO では変化が認められない。同様に D$_2$DR のアンタゴニストであるハロペリドール投与では WT の行動量を低下させるが，CIN85 KO では変化を認めなかった。これらの結果から CIN85 の欠損は線条体神経細胞膜上の D$_2$DR のエンドサイトーシスを抑制し，細胞膜上の D$_2$DR を過剰に滞留させていることを強く示唆する。

D$_2$DR のエンドサイトーシスにおける CIN85 の機能

CIN85 欠損とドパミン受容体のエンドサイトーシスの異常のメカニズムを知るために，これに関わる様々なタンパク質の挙動を免疫沈降などにより解析した。CIN85 の欠損によりエンドフィリンがドパミン受容体のエンドサイトーシス複合体にリクルートされにくいことが判明した。エンドフィリンは，クラスリン被覆小胞形成の調節因子で，エンドサイトーシスの初期段階における細胞膜の内側への湾曲と陥入を引き起こすと考えられている。CIN85 の欠損がエンドフィリンのリクルートを抑制し，その結果，ドパミン受容体を含む複合体のエンドサイトーシスを抑制していることがわかった。以上の結果からわれわれは，CIN85 の欠損は D$_2$DR の正常なエンドサイトーシス機構を破綻させ，ドパミン刺激の過剰を招き，多動を誘発し

ていると結論した（図1）[5]。

胎児期における母体からの適正なプロラクチンシグナルは次世代における正常な育仔行動の発現に必要である[6]

　育仔放棄の母親（CIN85 KO）によって死亡したすべての仔の胃にはミルクが確認できなかったことから，母親の乳腺の構造とミルクの産生能を調べたが，WTと違いはなかった。ホモ接合体（homozygote）の母親から生まれたCIN85 KOは育仔放棄をするが，ヘテロ接合体（heterozygote）の母親から産まれたCIN85 KOは育仔行動をする。そこで胎仔期環境の違いによる育仔行動の獲得を解析するため胚の交換移植を行った。CIN85 KOの卵管にWTの胚を移植，反対にWTの卵管にCIN85 KOの胚を移植し，誕生した仔は成熟後，交配・分娩させ育仔行動を観察した。KOの卵管に移植したWTの胚由来の仔は成熟後，WTであるにもかかわらず強い育仔放棄様行動を示した。一方，WTの卵管に移植したKOの胚由来の仔は成熟後，正常な育仔行動を示した。これらの結果より，胎仔期環境が将来の育仔行動の発現を決定している可能性が示された。この決定にはいかなる分子が関わっているのか？　CIN85 KOは脳内ドパミンシグナルの過剰により多動であることは既に述べた。ドパミンは育仔行動の発現に必要な下垂体ホルモンであるプロラクチン（PRL）の阻害因子である。CIN85 KOでは視床下部ドパミン量は上昇しており，一方，血中PRL濃度は低下していた。妊娠後期から出産までPRLを投与すると次世代の仔の育仔行動は回復した。さらに育仔行動の神経回路である視床下部内側視索前野から後腹側核の神経活動はCIN85 KOでは低下しているが，PRLの投与により，その神経活動は上昇した。これらの結果は，胎仔期における母体からの適正なPRL曝露は次世代の正常な育仔行動の発現に必要であることを示している（図1）。

　これまで育仔行動の発現は，妊娠中の母体の変化（胎仔の成長，内分泌系の劇的な変化など）や出産後の新生仔との触れ合いによって引き起こされるとされてきた。また，幼少期に親からネグレクトされた子供は自分が親になった際，わが子をネグレクトしてしまう傾向があることがわかっている。これに対してわれわれの研究結果は，将来，仔育てするか？しないか？は従来から考えられてきた母親の妊娠や出生後ではなく，母親自身がその母親の子宮内にいた胎仔期の内分泌環境，特に母体からの適正なPRLシグナルと脳内育仔神経回路によって，その方向性が決定することを示している。

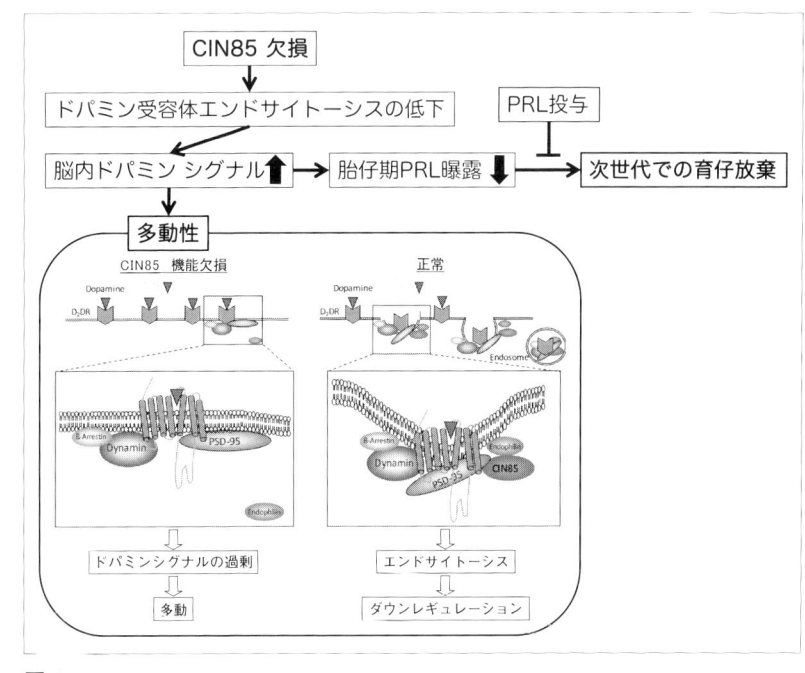

図1

•• **参考文献** ••

1) Dikic I : FEBS Lett 529, 110-115, 2002.
2) Haglund K, Shimokawa N, et al : Proc Natl Acad Sci USA 99, 12191-12196, 2002.
3) Gaidos G, Soni S, et al : J Cell Sci 120, 2366-2377, 2007.
4) Kometani K, Yamada T, et al : J Exp Med 208, 1447-1457, 2011.
5) Shimokawa N, Haglund K, et al : EMBO J 29, 2421-2432, 2010.
6) 下川哲昭：こころの発達と病気（脳の世紀推進会議編），63-89, クバプロ, 2016.

（下川哲昭・西連寺　拓）

DAP12

■ Keywords ■

ミクログリア，神経損傷，炎症性サイトカイン，
神経毒性，神経障害性疼痛，アロディニア

■ DAP12 とは ■

DNAX-activating protein of 12 kDa（DAP12）はミエロイド細胞に発現する膜タンパクであり，中枢神経系ではミクログリア特異的に発現している。細胞外ドメインが短いため，triggering receptor expressed on myeloid cells 2（TREM2）などのリガンド認識鎖と共役し，シグナルを細胞内へ伝えるシグナル伝達鎖として機能する。これまでの研究から，DAP12 は細胞内ドメインの immunoreceptor tyrosine-based activation motif（ITAM）を介して，マクロファージの分化や生存を促進することが示されている。ミクログリアにおける機能については不明な点が多いが，DAP12 は若年性認知症 Nasu-Hakola 病の原因遺伝子であるため[1]，DAP12 を介するシグナルはミクログリアの活性制御に重要であることが示唆されている。

神経損傷時における DAP12 の機能

神経損傷後にミクログリアは活性化する。ミクログリアの活性化には，神経損傷後に分泌されるリガンドを認識するミクログリアの膜上受容体が重要な役割を果たすと予想されるが，P2 受容体や CSF-1 受容体以外関与が特定されているものは少ない。そこで，DAP12 を活性化誘導に関わる受容体と予想し，DAP12 を介するシグナルが神経損傷後のミクログリア活性化に与える影響を解析した。

運動神経損傷モデルである舌下神経切断モデルを用い，DAP12 の機能解析を行った[2]。この損傷モデルでは，損傷神経細胞の細胞体が存在する舌下神経核でミクログリアは活性化する。活性化したミクログリアは増殖し，数は損傷 7 日後をピークに増加するが，その後徐々に減少し元に戻ることが知られている。DAP12 ノックアウトマウスではピーク時におけるミクログリア数に変化はなかったが，その後のミクログリア数減少が加速した。また，数の変化がみられない損傷 7 日後で分子発現の変化を検討したところ，TNF-α や IL-6 などの炎症性サイトカインの有意な発現低下がみられた。さらに，それらの炎症性サイトカインを発現誘導する転写因子 IRF5 と IRF8 の発現低下もみられた。このような in vivo でみられた炎症性分子の発現低下は，DAP12 ノックアウトマウス由来初代培養ミクログリアでもみられた。これらの結果から，DAP12 を介するシグナルは，活性化ミクログリアの数を維持させると同時に炎症性分子の発現を高めることが示された。次に，DAP12 を介したミクログリア活性化が損傷神経細胞に与える影響を解析した。この損傷モデルでは，損傷運動神経細胞の約半数が変性し脱落することが知られている。野生型マウスでは 44.5％ であった損傷神経細胞の生存率が，DAP12 ノックアウトマウスでは 79.8％ に上昇していた。以上の結果から，DAP12 を介するシグナルはミクログリアの炎症性反応を強めると同時に遷延化することにより，神経毒性を高めることが示唆された。

次に，異なる損傷モデルとして知覚神経損傷モデルを用い DAP12 の機能解析を行った[3]。マウスの L4 脊髄神経切断後，触刺激が痛みへと変わる神経障害性疼痛（アロディニア）が後肢に現れる。このアロディニアの発症と持続には，知覚神経伝導路である脊髄後角におけるミクログリアの炎症性反応が大きく関わることが知られている。そこで，アロディニアモデルマウスにおいて，DAP12 を介したシグナルがミクログリア活性化と痛みへ与える影響について解析した。まず，このモデルマウスの脊髄後角におけるミクログリアで，ITAM のチロシンリン酸化が検出されたため，ミクログリア内で DAP12 を介したシグナルが発生していることが示された。次に，von Frey テストにより疼痛評価を行った結果，DAP12 ノックアウトマウスではアロディニアの顕著な軽減がみられた。また，野生型に比べ DAP12 ノックアウトマウスの脊髄後角では，ミクログリア数が有意に減少すると同時に，TNF-α や IL-6 など炎症性サイトカインの発現低下がみられた。これらの結果から，DAP12 を介するシグナルは，脊髄後角においてミクログリア数を増加させ炎症性分子の発現を高めることにより，痛みを増悪させることが示された。次に，DAP12 と共役するリガンド認識鎖について解析を行った。リガンド認識鎖のうち，DAP12 と同様に Nasu-Hakola 病の原因遺伝子として知られる TREM2 に着目した[4]。TREM2 も

DAP12と同様に，アロディニアモデルマウスの脊髄後角でミクログリア特異的に発現していたため，この実験系におけるリガンド認識鎖の候補分子と考えられた。非損傷マウスの脊髄髄腔にTREM2作動作用のある抗体（TREM2活性化抗体）を投与した結果，野生型マウスでは脊髄後角で炎症性サイトカインが発現誘導され，下肢に顕著なアロディニアが現れた。しかし，DAP12ノックアウトマウスではそれらの現象はみられなかった。以上の結果から，TREM2はDAP12を介してミクログリアの炎症性反応を強めると同時に遷延化することにより，アロディニアを増悪させることが示唆された。

これら2種の神経損傷モデルを用いた解析により，TREM2/DAP12を介するシグナルはミクログリアの炎症性反応を強め遷延化することが示唆された（**図1**）。今後TREM2/DAP12複合体のシグナルの全体像を明らかにすることにより，神経損傷の新たな治療法が生まれると期待される。

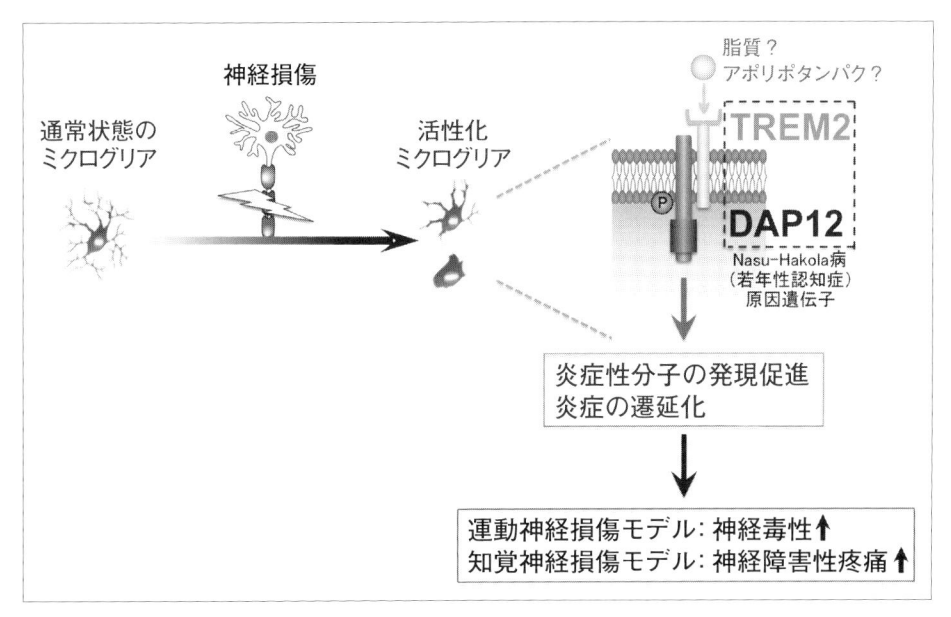

図1

●● **参考文献** ●●●

1) Paloneva J, Kestilä M, et al : Nat Genet 25, 357-361, 2000.
2) Kobayashi M, Konishi H, et al : Glia 63, 1073-1082, 2015.
3) Kobayashi M, Konishi H, et al : J Neurosci 36, 11138-11150, 2016.
4) Paloneva J, Manninen T, et al : Am J Hum Genet 71, 656-662, 2002.

（小西博之・木山博資）

DINE/ECEL1

■ Keywords

運動ニューロン，プロテアーゼ，軸索分岐，
神経筋接合部，シュワン細胞，関節拘縮症

■ DINE/ECEL1 とは

神経再生関連遺伝子探索のため健常側・損傷側舌下神経核をサンプルとして行った differential display から得られた分子である。全長塩基配列を決定したところ，新規膜1回貫通型メタロプロテアーゼであり，様々な神経損傷に対して鋭敏に神経細胞特異的に発現応答する性質を有していたことから，damage induced neuronal endopeptidase（DINE）と命名された。同時期に endothelin converting enzyme（ECE）と遺伝子の類似性からヒトでもクローニングされ，endothelin converting enzyme like 1（ECEL1）とも命名された。脳内の運動神経など一部の神経細胞に発現し，中枢末梢を問わず神経損傷に応答して発現誘導される。発生時には運動神経の筋内分岐や神経筋接合部の形成に重要な役割を果たし，先天性多発性遠位関節拘縮症の原因遺伝子の1つである。

プロテアーゼ DINE の活性化が軸索 – シュワン細胞の相互作用を介して運動神経軸索分岐を促進する

私達は発生過程の運動ニューロンに豊富に局在する膜1回貫通型メタロプロテアーゼ damage induced neuronal endopeptidase（DINE）が，シュワン細胞との相互作用を介して運動神経軸索分岐や神経筋接合部形成を促すことを明らかにした（**図1**）。

DINE は神経再生関連分子として私達が独自に単離・同定した分子で，末梢・中枢神経損傷に対して鋭敏に発現応答するユニークな特徴を有する[1,2]。通常状態では神経系中でも運動ニューロンや視床下部ニューロンなど特定部位の神経細胞特異的に DINE は発現している。以前作製した DINE ノックアウト（KO）マウスは横隔神経形成異常により惹起される呼吸不全のため生直後に死に至った。運動神経の1つである横隔神経は横隔膜の筋肉に到達後，軸索分岐を繰り返し最終的に神経筋接合部を形成する。ところが，DINE KO マウスの横隔神経は筋肉に到達するものの，その後，軸索を分岐させることなく，結果として神経筋接合部形成不全に陥る[3]。このことから DINE が軸索伸展あるいは分岐促進活性をもつ可能性が考えられ

た。しかし運動ニューロンを含む各種培養神経細胞で，DINE を発現あるいは欠損させても軸索伸展や分岐に変化は認められなかったことから，*in vitro* では再現しにくい神経周辺細胞との相互作用が関与する可能性が浮び上がった。そこでまず DINE KO マウスを用いて *in vivo* レスキュー実験を行った。野生型，プロテアーゼ活性部位点変異型および欠損型 DINE をそれぞれ胎児期運動ニューロン特異的に発現するトランスジェニックマウスを作製し DINE KO マウスと交配し，運動神経軸索ブランチング異常を回避できるかどうかを検討した。その結果，野生型 DINE でのみレスキュー効果が確認されたことから，DINE は *in vivo* ではプロテアーゼとして機能し運動神経軸索分岐を促進することが明らかになった[4]。

次に DINE が運動神経ブランチングを促すメカニズム解明の糸口としてシュワン細胞に着目した。一般に，胎児期後根神経節で分化したシュワン前駆細胞は軸索伸展に伴って移動し，運動神経とほぼ同時期に筋肉へ到達する。その後，シュワン前駆細胞は未分化シュワン細胞へと変化し，出生直前には軸索に沿って整然と一列に並び，生後スタートする髄鞘形成に備える。DINE KO マウスのシュワン前駆細胞は正常に筋肉へ到達していたが，未分化シュワン細胞の動態が野生型マウスとは異なっていた。運動ニューロンとシュワン細胞の共培養を行ったところ，野生型 DINE を発現する運動ニューロンでは軸索に沿って紡錘形のシュワン細胞が配置するが，プロテアーゼ活性部位点変異型 DINE を発現する運動ニューロン軸索ではそのようなシュワン細胞が有意に減少していた[4]。現在のところ，髄鞘形成の前段階にある未分化シュワン細胞の役割やその分化メカニズムはほとんど不明である。この研究により，運動ニューロン軸索に局在する DINE がプロテアーゼとして何らかの基質を切断することで，軸索周囲の未分化シュワン細胞に働きかけ相互作用しながら軸索ブランチングを促す新たな可能性が明らかになった。

ここ数年，遠位筋が萎縮し関節の稼働域が制限されるヒト先天性遠位関節拘縮症の家系で DINE 遺伝子

変異が相次いで報告された[5]。これまで筋由来あるいはシュワン細胞由来因子の遺伝子変異がこの疾患の原因遺伝子として報告されてきたが，神経由来因子の報告はなかった。私達はDINE KOマウスの各種部位筋肉間の運動神経軸索分岐異常の相違を検討し，そのパターンがヒトの病態と非常によく相関することを突き止めた。患者と同様の遺伝子変異を挿入したDINE遺伝子ノックインマウスを作製したところ，このマウスはDINE KOマウスと同様の運動神経軸索分岐異常を示した。したがって，この研究でDINE遺伝子変異が神経因性遠位関節拘縮症の原因となることが初めて明らかになった[6]。

以上より，運動神経軸索分岐は神経細胞に発現するDINEのプロテアーゼ活性化を介してシュワン細胞との相互作用により制御されていることが明らかになった。DINEプロテアーゼ活性を介する軸索分岐や神経筋接合部の形成の詳細な分子メカニズムの解明は，ヒト運動神経再生や運動神経変性疾患の病態解明を進める新たな手がかりになると期待される。

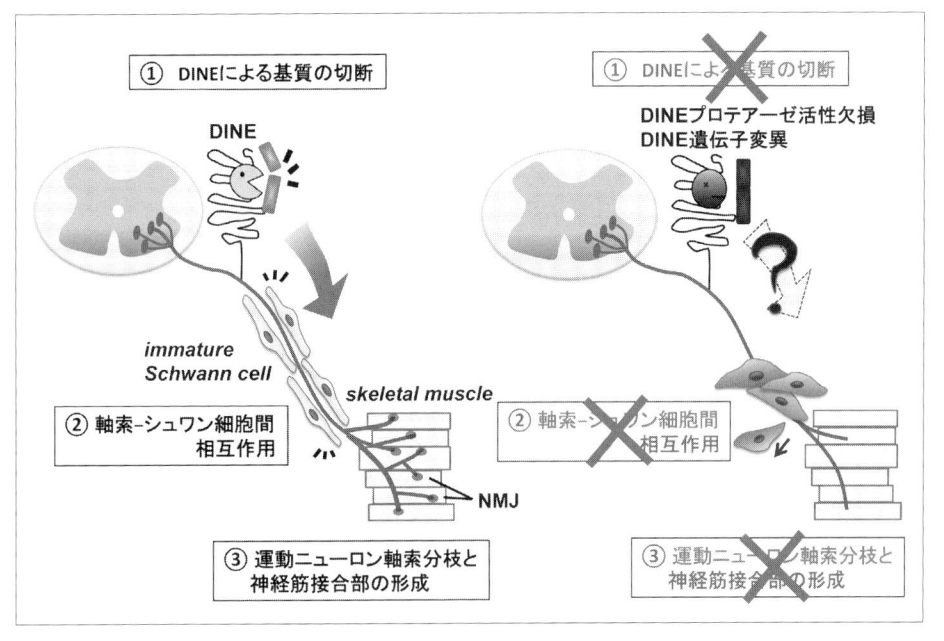

図 1

● ● **参考文献** ●

1) Kiryu-Seo S, Sasaki M, et al : Proc Natl Acad Sci USA 97, 4345-4350, 2000.
2) Kiryu-Seo S, Kato R, et al : J Biol Chem 283, 6988-6996, 2008.
3) Nagata K, Kiryu-Seo S, et al : J Neurosci 30, 6954-6962, 2010.
4) Matsumoto S, Kiryu-Seo S, et al : J Neurosci 36, 4744-4757, 2016.
5) Dieterich K, Quijano-Roy S, et al : Hum Mol Genet 22, 1483-1492, 2013.
6) Nagata K, Kiryu-Seo S, et al : Acta Neuropathol 132, 111-126, 2016.

（桐生寿美子・木山博資）

Hu（nElavl）タンパク質

Keywords

RNA 結合タンパク質，HuC，小脳失調，軸索変性，AnkyrinG

Hu（nElavl）タンパク質とは

Hu タンパク質は，肺小細胞がんに伴う自己免疫性傍腫瘍性脳脊髄症の標的抗原として同定された因子であり，ショウジョウバエ Elav の哺乳類ホモログである。哺乳類には 4 種類の Hu 遺伝子が存在しており，ニューロンに特異的に発現する HuB，HuC，HuD は総称して nElavl（neuronal Elav like）とも呼ばれる。またニューロン以外では HuR が広く発現している。神経特異的 Hu ファミリーの発現は，胎生期から成体期に至るまで，中枢および末梢神経系のほぼすべてのニューロンで高く維持されている。そのためニューロンの特異的マーカーとして使用されてきた。主に基礎研究のツールとして知られていた Hu タンパク質であるが，近年のゲノムワイド研究の成果から，疾患との関連性が明らかとなってきた。

Hu タンパク質と神経変性疾患

神経系特異的 Hu タンパク質の機能

一般に抗 Hu 抗体はニューロンの核マーカーとして使用されているが，実際には細胞質でもその発現が認められる。さらに核内と細胞質では Hu タンパク質の機能が異なることが明らかになっている。

Hu タンパク質は RNA の特定の配列を認識して結合する RNA 結合タンパク質である。核内では，未熟な RNA（hnRNA）に結合することで RNA の選択的スプライシングを制御し，最終産物であるタンパク質の「質の調節」を行っている。一方，細胞質では，成熟した RNA（mRNA）に結合することで RNA の安定性を制御し，タンパク質の「量の調節」を行っている。Hu タンパク質は配列特異的に RNA に結合し，GU リッチな配列をもつ RNA が標的となる[1,2]。現在，少なくとも 100 個以上の Hu 標的 RNA が確認されているが，興味深いことに，その多くはニューロンの軸索や樹状突起の構造・機能に関連する因子であることがわかっている。また，われわれのグループは Hu タンパク質が胎生期の神経系においては神経分化の促進作用をもつことを明らかにしている[3,4]。そのため，Hu タンパク質は多数の標的因子の同調的な調節を行うことで，ニューロンの分化・成熟を特定の方向性へ推し進める働きを担っているものと推測される。

Hu タンパク質と疾患の関連

近年のゲノムワイド研究の成果から Hu タンパク質と疾患との関連が報告されてきた。2005 年に Noureddine らは，HuD 遺伝子の近傍に生じる遺伝子変異がパーキンソン病のリスクファクターとなることを初めて報告した[5]。その後も HuD とパーキンソン病の発症リスクの研究は複数報告されている[6,7]。さらに 2011 年には理化学研究所の山田らによって，HuB の遺伝子配列変異がアジア人の統合失調症の発症リスクになることが示された[8]。これら Hu 遺伝子の変異がどのように神経精神疾患に関わっているのか明らかにするためには，Hu 遺伝子改変マウスを用い，Hu タンパク質の機能をより詳細に *in vivo* で解析する必要がある。

HuC KO マウスと小脳変性

ニューロンでは神経特異的 Hu タンパク質の発現は常に高いレベルで維持されているが，領域によって各 Hu タンパク質の発現の組み合わせが異なることが知られている。特に小脳プルキンエ細胞では HuC のみしか発現していないことが確認されている。そのため HuC 遺伝子欠失マウス（HuC KO マウス）のプルキンエ細胞では，すべての神経特異的 Hu タンパク質の発現がない状態となる。HuC KO マウスは正常に発育するが，生後 7 ヵ月齢を境として歩行障害などの運動失調症状を示す。7 ヵ月齢の HuC KO マウスの小脳プルキンエ細胞では，細胞体近傍の軸索が球状に肥大した変性像がみられ，投射先である小脳核との連絡が途絶えていることがわかった。さらに，軸索の肥大部位に大量のミトコンドリアや重積した膜オルガネラが充満している所見が電子顕微鏡により観察された。一方，若齢期の個体のプルキンエ細胞では軸索膨大が認められず，小脳核への投射も正常であった。これらの結果から，HuC KO マウスでは小脳の神経回路が正常に形成されたのち，遅発性に軸索変性を伴った小脳変性が起こり，運動失調症状が出現するという病態モデルが推測された。

軸索変性の原因解明

　われわれは，Hu タンパク質のターゲットであり，かつ軸索の変性に関連しうる因子として AnkyrinG に着目している。AnkyrinG はニューロンの軸索の起始部に特異的に局在し，細胞体と軸索の境界にバリア機構を形成する因子である。このバリア機構によって，細胞質に局在するタンパク質と軸索に局在するタンパク質は明確に区別され，その拡散が制限されている。AnkyrinG の発現量が低下したニューロンでは，バリア機構の機能低下により複数の細胞体タンパク質が軸索へ流出し，異常をきたすことが知られている[9)10)]。これまでのわれわれの研究から，HuC KO マウスでは AnkyrinG の選択的スプライシングに異常が生じていることが明らかになった。AnkyrinG のスプライシング異常とその機能の関連については現在検討中であるが，その結果としてバリア機構が正常に働かなくな

り，細胞内小器官が軸索へ流出し，軸索の変性へとつながったのではないかという仮説を立て検証を進めている（**図1**）。

おわりに

　齧歯類では，脳内の神経特異的 Hu タンパク質の総発現量は生後1週間をピークとして，加齢とともに減少していく[2)]。もしヒトの脳内においても加齢に伴い Hu タンパク質の総発現量が減少していくのであれば，その発現量がある閾値を下回った時点で，ニューロンの軸索変性を誘導するリスクが高まる可能性が考えられる。実際，HuC KO マウスでみられたような軸索の特徴的な変性は，パーキンソン病やアルツハイマー病患者の脳内においても確認されるケースが報告されている。今後，Hu タンパク質の異常が神経変性を誘導する機序を解明するとともに，疾患との関連についても併せて明らかにしていきたい。

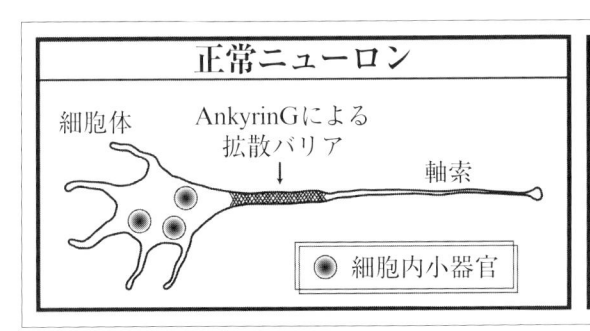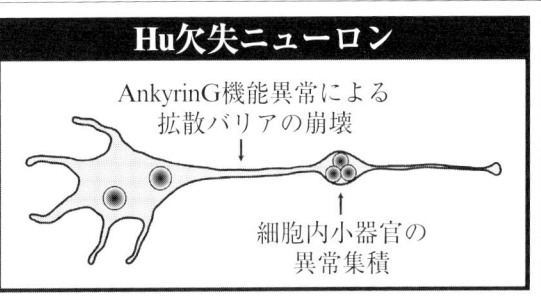

図 1

•• **参考文献** •••

1) Hayashi S, Yano M, et al : J Neurosci Res 93, 399-409, 2015.

2) Ince-Dunn G, Okano HJ, et al : Neuron 75, 1067-1079, 2012.

3) Yano M, Okano HJ, et al : J Biol Chem 280, 12690-12699, 2005.

4) Akamatsu W, Fujihara H, et al : Proc Natl Acad Sci USA 102, 4625-4630, 2005.

5) Noureddine MA, Qin XJ, et al : Hum Genet 117, 27-33, 2005.

6) DeStefano AL, Latourelle J, et al : Hum Genet 124, 95-99, 2008.

7) Haugarvoll K, Toft M, et al : Mov Disord 22, 585-587, 2007.

8) Yamada K, Iwayama Y, et al : PLoS One 6, e20468, 2011.

9) Zhou D, Lambert S, et al : J Cell Biol 143, 1295-1304, 1998.

10) Sun X, Wu Y, et al : Proc Natl Acad Sci USA 111, 14271-14276, 2014.

（小川優樹・岡野ジェイムス洋尚）

IFITM3 (interferon-induced transmembrane protein 3)

Keywords

統合失調症，神経発達障害，アストロサイト，
初期エンドソーム

IFITM3 とは

Ⅰ型インターフェロン（IFN）は自然免疫において重要な役割を果たし，IFN により誘導される多くの遺伝子がウイルスに対する感染防御に関与している。IFITM3 は IFN 誘導性膜タンパク質 IFITM ファミリーの 1 つであり，その遺伝子はヒトでは第 11 染色体，マウスでは第 7 染色体に存在する。IFITM3 は分子量約 15 kDa の Ⅱ型膜タンパク質であり[1]，インフルエンザウイルス，HIV-1，C 型肝炎ウイルスなど，幅広いウイルスに対する感染防御機構として機能している[2]。また，リン酸化，パルミトイル化，ユビキチン化などの翻訳後修飾を受け，その細胞内局在と抗ウイルス活性が制御されている[3]。中枢神経系における IFITM3 の役割は未解明であるが，統合失調症，双極性障害，自閉スペクトラム症などの神経発達障害患者において脳内発現が増加している[4]。

統合失調症は神経発達障害を基盤とする精神疾患であり，その発症には遺伝的要因と環境要因が関与している。環境要因の 1 つとして妊娠中の母親のウイルス感染が知られている。例えば，妊娠中の母親がインフルエンザに罹患すると胎児の統合失調症発症リスクは数倍高くなる。胎生期だけでなく新生児期の感染症も統合失調症発症リスクを高めるとの報告があるが，周産期のウイルス・細菌感染が神経発達に及ぼす影響やその分子機構はほとんどわかっていない[5]。

われわれは，周産期ウイルス感染による神経発達障害の分子機構を解明するために，polyriboinosinic-polyribocytidilic acid（polyI:C）を新生仔マウスに処置する周産期擬似ウイルス感染モデルを開発した[6]。polyI:C は toll-like receptor（TLR）3 を介して自然免疫を活性化する合成二本鎖 RNA アナログであり，擬似ウイルス感染の惹起剤として広く用いられている。生後 2 日目から 5 日間 polyI:C を連日処置したモデルマウスは正常に成長するが，8 週齢以降において学習記憶障害，情動行動異常および海馬における脱分極性グルタミン酸遊離の障害を示す。polyI:C 処置マウスの大脳皮質層構造や神経細胞数に顕著な変化は認められないが，第Ⅱ・Ⅲ層の錐体神経細胞の樹状突起の複雑性やスパイン密度は有意に低下している。さらに，

polyI:C 処置マウスの行動異常はクロザピンや D-セリンの投与で改善することから，同マウスは新生児期の免疫炎症反応に起因する神経発達障害を呈する統合失調症モデルマウスと考えられる[6]。

新生仔マウスに polyI:C を処置すると，海馬や大脳皮質において IFITM3 mRNA が増加する。IFITM3 タンパクは polyI:C 処置マウスのアストロサイトに局在しており，神経細胞やミクログリアにはほとんど認められない。同様に，培養アストロサイトを polyI:C で処置すると IFITM3 mRNA が顕著に増加するが，神経細胞やミクログリアでは誘導されない[7]。なお，培養アストロサイトにおいては polyI:C の他，lipopolysaccharide（LPS）や IFN-β，TNF-α，IL-1β，IL-6 などのサイトカインにより IFITM3 は誘導される[8]。また，polyI:C による IFITM3 の誘導は抗 IFN-β 抗体の前処置により消失することから，polyI:C による IFITM3 の誘導には IFN-β が関与していると思われる。IFITM3 遺伝子欠損（IFITM3-KO）マウスを用いて polyI:C 処置モデルマウスを作製すると，野生型マウスで認められる認知記憶障害や神経病理学的変化は認められない。したがって，アストロサイトで誘導される IFITM3 は polyI:C 処置マウスの脳機能障害や神経発達障害に重要な役割を果たしている[7]。

IFITM3 は培養アストロサイトにおいて初期エンドソームに局在し，IFITM3 過剰発現細胞ではトランスフェリンや EGF の取り込みが減少する。polyI:C 処置したアストロサイトの培養上清（polyI:C-ACM）を初代培養神経細胞に添加すると，神経突起の伸長とスパイン形成が抑制されるが（神経発達障害活性），IFITM3-KO マウス由来アストロサイトから調製した polyI:C-ACM には神経発達障害活性は認められない[7]。polyI:C-ACM の神経発達障害活性の本体を同定するために 2D-DIGE によるプロテオーム解析を実施し，候補分子として 13 個のタンパク質を同定した。その中の 1 つ matrix metalloproteinase-3（MMP-3）に着目して検討した結果，polyI:C-ACM では MMP-3 タンパク質とその酵素活性が増加していることを確認

した。さらに、polyI:C-ACM の神経発達障害活性は
アストロサイトの MMP-3 をノックダウンすることに
より有意に減弱した。逆にリコンビナント MMP-3 を
培養神経細胞に添加すると神経突起の伸長が抑制され
た。したがって、polyI:C 刺激によりアストロサイト
から分泌される神経発達障害因子に MMP-3 が含まれ
ると考えられる[9]。

以上、polyI:C を用いた周産期擬似ウイルス感染モ
デルマウスの解析により、IFITM3 はアストロサイト
の異常免疫応答を起点とする神経発達障害に関与する

ことが示唆される。すなわち、アストロサイトにおけ
る異常免疫応答により IFITM3 は初期エンドソーム
に発現誘導され、エンドサイトーシスを抑制する。ま
た、アストロサイトから産生放出される MMP-3 を含
むグリア因子を介してアストロサイト - 神経細胞間相
互作用に影響し、周囲の神経細胞の成熟やスパイン形
成を抑制し、認知障害に関与する（図1）。統合失調
症に対する創薬標的として IFITM3 が提唱されてい
る[5][10]。

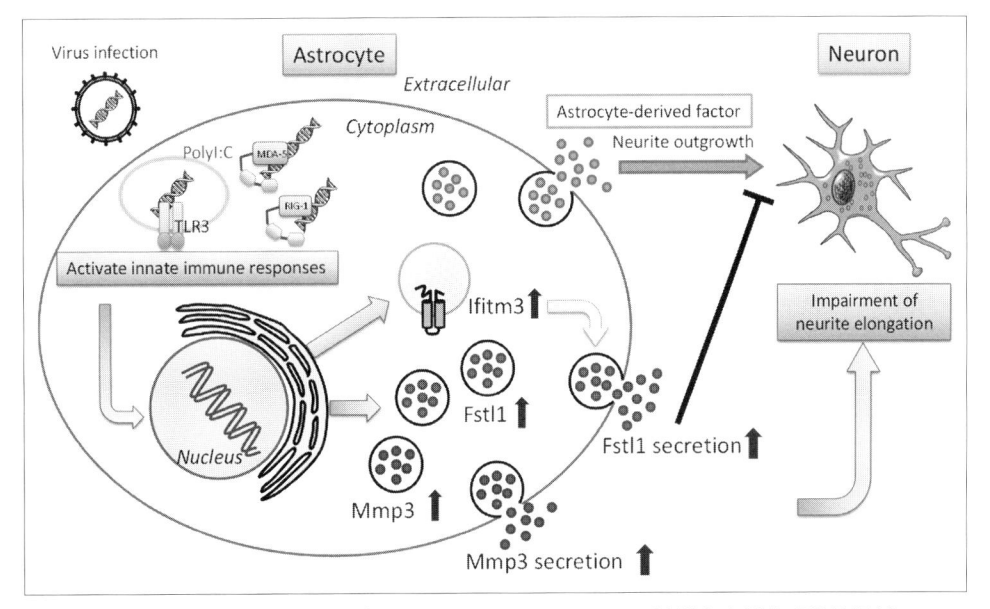

図1　周産期擬似ウイルス感染モデルマウスにおける IFITM3 の誘導と病態生理学的役割

●● 参考文献 ●●●

1) Bailey CC, Kondur HR, et al : J Biol Chem 288, 32184-32193, 2013.
2) Brass AL, Huang IC, et al : Cell 139, 1243-1254, 2009.
3) Chesarino NM, McMichael TM, et al : J Biol Chem 289, 11986-11992, 2014.
4) Arion D, Unger T, et al : Biol Psychiatry 62, 711-721, 2007.
5) Horváth S, Mirnics K : Biol Psychiatry 75, 316-323,

6) Ibi D, Nagai T, et al : Neurosci Res 64, 297-305, 2009.
7) Ibi D, Nagai T, et al : Glia 61, 679-693, 2013.
8) Nakajima A, Ibi D, et al : Eur J Pharmacol 745, 166-175, 2014.
9) Yamada S, Nagai T, et al : Brain Behav Immun 38, 272-282, 2014.
10) Ibi D, Yamada K : Int J Mol Sci 16, 1-12, 2015.
2014.

（山田清文）

MITOL/MARCH5

MITOL/MARCH5 とは

　MITOL はミトコンドリア外膜を 4 回膜貫通する膜型のユビキチンリガーゼであり，哺乳類においてほぼすべての組織・細胞に普遍的に発現している。MITOL は MARCH ファミリーに属することから MARCH5 としても知られている。MITOL は全長 278 アミノ酸残基からなり，N 末端領域に酵素活性部位である RING ドメインを有する。RING ドメインは細胞質側に露出しており，ミトコンドリア近傍に存在する様々な基質をユビキチン化する。MITOL によるユビキチン化シグナルはミトコンドリアダイナミクスの制御機構に密接に関与していることが示されている。MITOL の機能異常はミトコンドリアダイナミクスの破綻を引き起こし，ミトコンドリア機能の低下によるエネルギー産生量の減少や活性酸素種の過剰な産生を誘発して神経疾患など様々な病態に関与することが示唆されている。

MITOL によるミトコンドリアダイナミクス制御と疾患

MITOL によるミトコンドリアの形態制御

　MITOL はミトコンドリア分裂因子である Drp1 にポリユビキチン鎖を付加することにより，プロテアソーム経路を介して Drp1 の分解を促進する[1]。実際に MITOL を欠損させたマウス線維芽細胞において Drp1 が蓄積して，活性酸素種（ROS）の産生の増大と細胞死の亢進が観察される。Drp1 の阻害剤を添加すると ROS の産生と細胞死が部分的に抑制されることから，MITOL はミトコンドリア上において Drp1 の過剰な蓄積を抑制することにより，Drp1 の毒性からミトコンドリアを保護していると考えられる。アルツハイマー病の原因遺伝子産物であるアミロイド β は Drp1 の活性化を誘導してミトコンドリア障害を引き起こすことが報告されていることから[2]，MITOL の活性化はアルツハイマー病の治療標的になることが期待される。

MITOL による神経変性疾患の原因遺伝子産物の分解

　筋萎縮性側索硬化症（ALS）や脊髄小脳変性症など多くの神経変性疾患において，神経細胞内に変性したタンパク質の凝集が観察される。ALS の原因遺伝

Keywords

ミトコンドリア，ユビキチンリガーゼ，神経変性疾患，ミトコンドリアダイナミクス，アルツハイマー病，ALS，mitochondrial-associated ER membrane，MAP1B，Drp1

子産物の 1 つである変異した superoxide dismutase-1（mSOD1）は，凝集塊を形成してミトコンドリアに障害をあたえることが発症と密接に関与していることが報告されている[3]。MITOL は mSOD1 を認識してユビキチン化し，プロテアソーム経路を介して分解を促進することを報告した[4]。実際に MITOL の発現を抑制した神経細胞株において，mSOD1 はミトコンドリアに過剰に蓄積して神経細胞死を誘導した。このように MITOL は変性タンパク質をミトコンドリアから排除することによりミトコンドリアの品質管理を行っていることが示唆された。したがって，MITOL の活性化は ALS の治療標的になる可能性が期待される。一方，MITOL の生理的な基質を探索したところ，微小管安定化因子である MAP1B が同定された[5]。MITOL は MAP1B をポリユビキチン化し，分解を促進することで微小管が過剰に安定化しないように抑制していることが示唆された。MITOL が mSOD1 などの変性タンパク質を分解するのは微小管に吸着した不溶タンパク質として認識して排除しているのかもしれない。ミトコンドリアが微小管上を活発に移動している 1 つの目的は，MITOL を介して微小管の品質管理を行っているのではないだろうか。

MITOL による MAM の制御機構

　ミトコンドリアは，タンパク質合成の場である小胞体と近接することにより，Ca^{2+} の受け渡しや脂質代謝など効率的に物質を輸送している。ミトコンドリアと小胞体の接着点は mitochondria-associated ER membrane（MAM）と呼ばれ，物質輸送のみならず，ミトコンドリアの分裂部位を決定していること，オートファゴソームの隔離膜の形成やインフラマソームの形成に関与すること，さらに免疫応答のシグナル伝達の足場として機能していることなど多彩な役割が注目されている。mitofusin2（Mfn2）はミトコンドリアの融合を促進する因子であるとともに，ミトコンドリアと小胞体の両方に局在し，お互いに重合することによって小胞体とミトコンドリアをつなぐ架橋タンパク

質として機能する[6]。Mfn2 の制御機構は不明であったが，私達は MITOL が Mfn2 をユビキチン化することにより Mfn2 を活性化して MAM を誘導していることを示した[7]。MITOL による Mfn2 の活性化を介した MAM の制御モデルを図1に示す。Mfn2 の遺伝子変異は，神経難病である Charcot-Marie-Tooth 病の原因になるので，MITOL による Mfn2 の制御機構の解明は Charcot-Marie-Tooth 病の病態の解明につながることが期待できる。

MAM と神経疾患

アルツハイマー病において MAM 形成の亢進が報告されている[8]。MAM 形成の亢進が神経細胞の生存に保護的に働いているのかあるいは抑制的に働いているのかは今のところ不明であるが，MAM 形成の亢進により小胞体からミトコンドリアへ過剰なカルシウムが流入してミトコンドリアの機能を障害する可能性がある一方，ミトコンドリアの障害を代償するために MAM の機能が亢進している可能性も考えられる。私達は神経特異的に MITOL を欠損したアルツハイマー病モデルマウスを作製し解析した結果，MITOL の欠損による MAM の減少はアルツハイマー病の病態を増悪させることがわかった。したがって私達は，アルツハイマー病における MAM 形成の亢進は神経細胞の生存に保護的に働いていると考えている。今後，MITOL による MAM 制御機構を詳細に解明することにより，アルツハイマー病の病態の理解と新たな治療標的の同定につながる可能性が期待される。

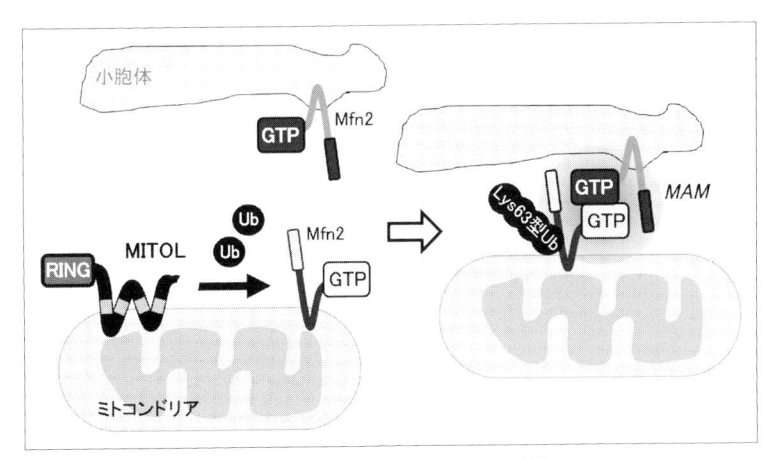

図1　MITOL による Mfn2 を介した MAM の制御機構

●● 参考文献 ●●

1) Yonashiro R, Ishido S, et al : EMBO J 25, 3618-3626, 2006.
2) Cho DH, Nakamura T, et al : Science 324, 102-105, 2009.
3) Deng HX, Shi Y, et al : Proc Natl Acad Sci USA 103, 7142-7147, 2006.
4) Yonashiro R, Sugiura A, et al : Mol Biol Cell 20, 4254-4530, 2009.
5) Yonashiro R, Kimijima Y, et al : Proc Natl Acad Sci USA 109, 2382-2387, 2012.
6) de Brito OM, Scorrano L : Nature 456, 605-610, 2008.
7) Sugiura A, Nagashima S, et al : Mol Cell 51, 20-34, 2013.
8) Hedskog L, Pinho CM, et al : Proc Natl Acad Sci USA 110, 7916-7921, 2013.

（柳　　茂）

Na$_x$

■ Na$_x$ とは

　Na$_x$ は細胞外ナトリウム（Na）濃度依存的に開口する Na チャネルである。感覚性脳室周囲器官のグリア細胞において血液や脳脊髄液の Na 濃度を感知して塩分欲求や口渇感を制御している。さらに近年の研究から，エンドセリンシグナルによっても活性化することが明らかになった。また，一部のニューロンのシナプス部位に存在することや神経傷害部位において発現が誘導されることも明らかになり，エンドセリンによって制御されるシナプス機能調節や神経保護作用において Na$_x$ が何らかの役割を担っていることが示唆されている。

Na$_x$ の構造と発現部位

　Na$_x$ は電位依存性ナトリウムチャネル（Na$_v$）ファミリー分子である[1]。しかし，他のファミリー分子（哺乳類では Na$_v$1.1 〜 1.9）に比べ相同性が低く，電位依存性をもたない。また，不活性化に必須の配列も失われている。細胞外 Na 濃度依存的に開口するほか，エンドセリンシグナルによっても活性化する（**図1**）。

　中枢神経系では，血液脳関門のない領域である脳室周囲器官*のうち，感覚性脳室周囲器官*と呼ばれる脳弓下器官*や終板脈管器官のグリア細胞（アストロサイトと上衣細胞）に発現している。また，末梢神経系では非ミエリン化シュワン細胞と後根神経節細胞に発現している。

脳内環境における Na センサー機能

　Na$_x$ は細胞外液の Na$^+$ 濃度が 145 mM 近傍を超えると開口する Na チャネルである。脳弓下器官では，組織内で恒常的に産生されているエンドセリンによって閾値が微調節され，平常時の体液 Na 濃度の変動範囲（135 〜 145 mM）を感知している[2]。

　脳弓下器官は，口渇感や塩分欲求制御を行う脳内中枢であり，それぞれを担うニューロンが存在する[3]。自己免疫性の炎症により脳弓下器官が損傷を受けると口渇感が失われ塩分欲求が制御不能となる。さらにバソプレッシン分泌制御に異常をきたし高 Na 血症になる[4]。長時間飲水をできずに脱水状態に陥った動物では体液の Na 濃度が平常時に比べて上昇する。これを Na$_x$ が感知すると，脳弓下器官の抑制性ニューロンが活性化し，塩分欲求を担うニューロンの活動を抑制す

■ Keywords

ナトリウムセンサー，脳室周囲器官，脳弓下器官，塩分欲求，口渇感，乳酸，Na$^+$/K$^+$-ATPase，PSD95，TRPV4

る[3]。その仕組みは，次のように解明されている[1]。

　脳弓下器官において Na$_x$ はグリア細胞に発現しているが，その細胞膜上で Na$^+$/K$^+$-ATPase と恒常的に結合している。Na$_x$ が活性化すると Na$^+$/K$^+$-ATPase の活性が亢進し，ATP が急激に代謝されるとともに嫌気的糖代謝が活性化する。その際に産生された乳酸がトランスポーターを介してグリア細胞から放出されると，ニューロンに優先的に取り込まれる。Na$_x$ を発現しているグリア細胞は抑制性ニューロンを薄膜状突起によって覆っており，乳酸は主に抑制性ニューロンに伝達され，代謝される。その結果，細胞内 ATP 濃度が高まることにより K$_{ATP}$ チャネル*が閉じ，脱分極して抑制性ニューロンの発火活動が亢進する。

　脱水状態の動物では水分欲求（口渇感）も高まる。水分欲求を担うニューロンは脳弓下器官に加えて終板脈管器官に存在する。その活性化にも Na$_x$ が部分的に関与している[5]。仕組みはまだ完全には明らかになっていないが，Na$_x$ の活性化によりアラキドン酸が産生され，エポキシエイコサトリエン酸（EET）が細胞外に放出されてニューロンの TRPV4 チャネルを活性化し，水分欲求が誘発されると考えられている[5]。

脳内環境におけるエンドセリンシグナル伝達機能

　Na$_x$ はエンドセリン受容体の ET$_B$R の下流において，エンドセリン濃度依存的に閾値の調節を受ける[2]（ET$_B$R はエンドセリンの ET-1, -2, -3 により活性化される）。Na$_x$ の活性化にはタンパク質キナーゼ C（PKC）および extracellular signal-regulated kinase 1/2（ERK1/2）の活性化が必要である。エンドセリン濃度が十分に高い時には（> 10 nM），平常時 Na 濃度であっても Na$_x$ が開口する。血中濃度はこの 1/100 に過ぎず，Na$_x$ はエンドセリンが分泌され局所的に濃度が高まる状況下で活性化されると考えられる[2]。

　Na$_x$ は，発現量は低いが大脳皮質の一部や扁桃体外側部のニューロンにも発現している[6]。Na$_x$ はカルボキシル末端の PDZ 結合モチーフ*を介してシナプス後部タンパク質の PSD95 と結合している[6]。シナプスにおける機能は未解明であるが，エンドセリンシグ

ナルを介したシナプス機能の調節に関与している可能性が考えられる。また Na$_x$ は，脳損傷部位のグリア細胞において発現誘導される[2]。その生理機能は未解明であるが，脳損傷部位において ET$_B$R の発現レベルと ET-1 の濃度が上昇すると報告されており，脳損傷部位における乳酸濃度上昇と，それによる神経保護機構に Na$_x$ が関与している可能性がある。

実際，末梢神経においては，非ミエリン化シュワン細胞に発現している Na$_x$ が軸索切断後の神経再伸長に関与することがわかっている[7]。この研究では，坐骨神経を切断し，その後の機能回復が調べられた。野生型マウスに比べて Na$_x$ 遺伝子欠損マウスの回復が遅れるが，切断部位に乳酸を投与することによって野生型並みに改善した[7]。

以上のように，Na$_x$ は様々な場面において脳内環境の変動を感知し，生体恒常性の調節からシナプス機能の調節に至る様々な役割を果たしていると考えられるようになってきた。しかし，その詳細はまだ不明な点も多く，今後の研究の進展が期待される。

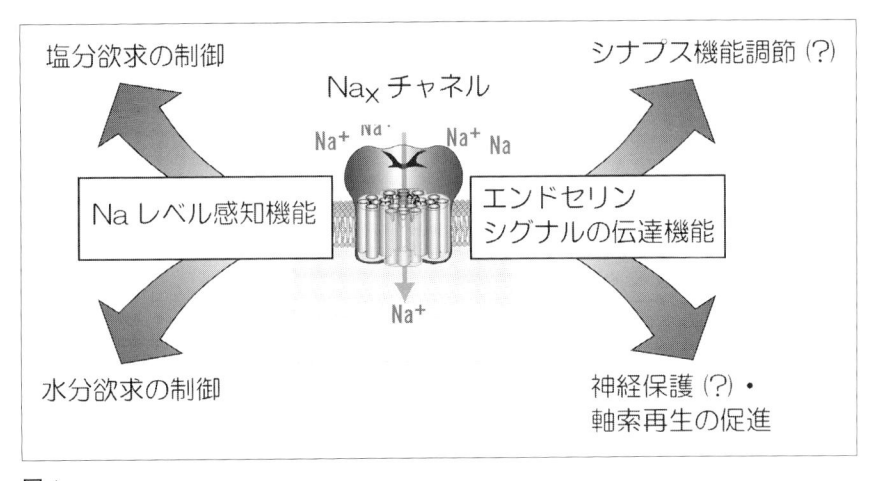

図 1

●● 参考文献 ●●●●●●●●●●●●●●●●●●●●●●●●●●●●●●●●●●●●●

1) Hiyama TY, Noda M : Neurosci Res 113, 1-11, 2016.
2) Hiyama TY, Yoshida M, et al : Cell Metab 17, 507-519, 2013.
3) Matsuda M, Hiyama TY, et al : Nat Neurosci, 2017, in press.
4) Hiyama TY, Utsunomiya AN, et al : Brain Pathol, 2017, in press.
5) Sakuta H, Nishihara E, et al : Am J Physiol Regul Integr Comp Physiol 311, R299-R306, 2016.
6) Matsumoto M, Hiyama TY, et al : PLoS One 10, e0126109, 2015.
7) Unezaki S, Katano T, et al : Eur J Neurosci 39, 720-729, 2014.

●● 参考ホームページ ●●●●●●●●●●●●●●●●●●●●

・基礎生物学研究所統合神経生物学研究部門
http://niwww3.nibb.ac.jp/

（檜山武史）

NF-Y

■ **Keywords**

転写因子，神経変性疾患，小胞体シャペロン，
ユビキチン

■ **NF-Y とは**

NF-YA，NF-YB，NF-YC という 3 つのサブユニットから構成される転写因子。CCAAT 結合因子（CBF）とも呼ばれる。NF-YB，NF-YC にはヒストン型折りたたみドメイン（histone-fold domain）が存在し，ここを介して 2 量体を形成し，NF-YA に結合しヘテロ 3 量体を形成する。遺伝子プロモーター領域にある CCAAT モチーフに結合し，Cdc2 や E2F1 などの細胞増殖調節因子や HSP70 などのタンパク質シャペロンなどを含め，様々な遺伝子の発現を調節する（図 1）。NF-YA の遺伝子ノックアウトがマウスでは早期の胎性致死を示すこと，また線維芽細胞では増殖停止・細胞死を示すことから，マウス初期胚発生や細胞増殖に必須であることが示されている。加えて，様々な幹細胞（胎性・筋・血球）の増幅・維持やがん細胞の増殖にも重要である。一方，分化した神経細胞や肝細胞でもその維持に必要なことが見出されつつあり，増殖制御とは異なる新たな機能もわかってきた。

神経細胞における NF-Y の役割の発見

大脳神経細胞での新たな役割

これまでの研究から，NF-Y の幹細胞やがん細胞などの増殖への関与は見出されてきが，増殖・分裂をしない神経細胞における NF-Y の機能は全く着目されていなかった。近年われわれは，神経変性疾患の 1 つであるハンチントン病のモデルマウス脳において，その病因タンパク質により NF-Y の活性が低下し，結果，シャペロン遺伝子の発現が減少することを見出した[1]。この発見を機に，NF-Y が神経細胞の維持・変性に何らかの形で関わっていることが予想されたが，その生理的役割については全く不明だった。

今回われわれは，NF-Y の構成因子である NF-YA を大脳神経細胞で欠損させたマウスを作製し，NF-Y の機能解析を試みた。その結果，このマウスでは体重の減少や寿命の短縮とともに神経の脱落および顕著な脳萎縮を示すことが観察され，NF-Y が大脳神経細胞の維持・生存に必須であることが初めて明らかとなった。興味深いことに変性神経細胞では，タンパク質分解に関わるユビキチンや p62 が不溶化していること，

これらが膜タンパク質とともに小胞体に集積していることを発見した。また小胞体自体も，滑面小胞体というタンパク合成を担うリボソームの付着していないものが異常に増加し，細胞核周囲に集積していることも明らかにした。さらに，変性神経細胞では小胞体シャペロンなどの発現が低下していることも見出した。以上のことから，NF-Y は神経細胞の小胞体の構造と恒常性維持に関わっており，その機能破綻は，膜タンパク質の不溶化・蓄積とともに小胞体の顕著な集積という，これまでにない新規の神経変性病態を示すことを明らかにした（図 1）[2]。

これまでに，多くの神経変性疾患で異常タンパク質が不溶性の線維性凝集体を形成し，ユビキチンや p62 とともに封入体と呼ばれる構造体を形成することが知られていたが，本研究により，不溶化膜タンパク質が封入体を形成することなく小胞体に蓄積することを示し，小胞体が異常膜タンパク質の蓄積する「場」となり得ることを初めて見出した。これは，小胞体の劇的な質的・量的変化と関連していると考えられる。今後の解析により，新たな膜タンパク質蓄積病態の詳細とその細胞応答機構や小胞体膜の代謝機構が明らかとなっていくと期待される。

脊髄神経細胞での新たな役割

運動神経疾患は，脊髄などにある運動神経細胞が変性・脱落する病気であり，運動機能の障害を引き起こす。代表的なものとして，筋萎縮性側索硬化症（ALS），脊髄性筋萎縮症（SMA），球脊髄性筋萎縮症（SBMA）などが知られているが，なぜ運動神経細胞が選択的に障害されるのかを含めその発症メカニズムはよくわかっておらず，また根本的治療法も存在していない。最近われわれは上述のように，ハンチントン病モデルの大脳皮質や線条体の神経細胞で NF-Y の活性が阻害されること，また NF-Y の活性をマウス大脳皮質の神経細胞で人為的に阻害すると，神経の脱落とともにタンパク質分解に関わるユビキチンなどの蓄積を伴う神経変性を引き起こすことを明らかとした（図 1）[2,3]。一方，NF-Y が球脊髄性筋萎縮症でも活性阻害されることも報告されており，運動神経疾患の

発症と NF-Y との関連が期待されていた。

　今回われわれは，マウス脊髄の運動神経細胞で NF-Y の活性を阻害し，その影響を観察した。その結果，運動機能異常が観察されるとともに，運動神経細胞が脱落することを見出した。興味深いことに，運動神経細胞ではユビキチンの蓄積は観察されなかった。詳細な解析の結果，小胞体の恒常性に必須の遺伝子 Grp78 の発現が抑制されていることがわかった。NF-Y 活性阻害による Grp78 の発現抑制は，大脳や小脳の神経細胞では観察されず，またこれらの神経細胞で Grp78 の発現を人為的に抑制すると運動神経細胞様の病態を示した。よって，Grp78 の発現抑制は運動神経細胞に特異的な変性メカニズムに関与していると考えられる（**図 1**）[3]。

　本研究から，Grp78 遺伝子の発現抑制が運動神経細胞の変性に関わっていることが明らかになってきた。今後は，まず Grp78 が球脊髄性筋萎縮症などの運動神経疾患で発現抑制されているか確認し，Grp78 遺伝子の治療標的因子としての可能性について調べていく必要がある。ただ，小胞体の機能異常は，上記の球脊髄性筋萎縮症を含め，筋萎縮性側索硬化症，脊髄性筋萎縮症などの主要な運動神経疾患でも報告されている。小胞体の機能を回復し恒常性を保持することが，運動神経疾患の治療に有用になると期待される。

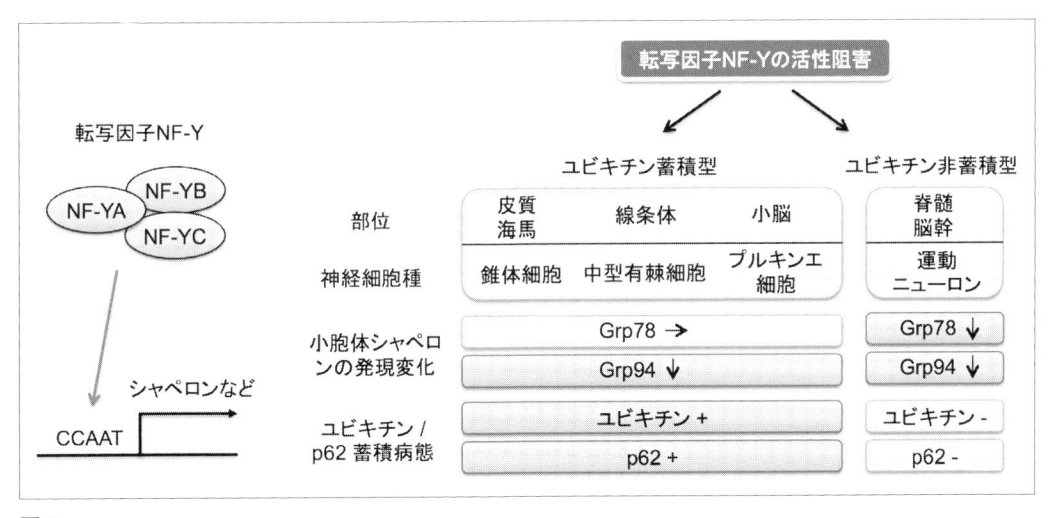

図 1

●● **参考文献** ●●

1）Yamanaka T, et al : EMBO J 27, 827-839, 2008.
2）Yamanaka T, Tosaki A, et al : Nat Commun 5, 3354, 2014.
3）Yamanaka T, Tosaki A, et al : Sci Rep 6, 34575, 2016.

（山中智行）

Nrf2

Nrf2 とは

　種々の解毒酵素群，抗酸化因子群のマスター転写因子 NF-E2-related factor 2 の略である。細胞質で Nrf2 はユビキチンリガーゼ Keap1 と結合し常時プロテアソームで分解処理されるが，酸化ストレスに曝露されると Keap1 のシステイン残基の酸化修飾による構造変化により解離し，Nrf2 は核内に移行し，グルタチオン（GSH）関連酵素群の GSH 合成酵素，GSH-s-トランスフェラーゼ，GSH ペルオキシダーゼ，GSH 還元酵素，チオレドキシンとその還元酵素，ヘムオキシゲナーゼ（HO-1），スーパーオキシドジスムターゼ（SOD），カタラーゼ，メタロチオネイン（MT），NADPH キノン還元酵素（NQO1）などの phase II 解毒酵素群，抗酸化因子群の遺伝子プロモーター領域の antioxidant responsive element（ARE）に結合し，それらの因子の転写を促進する。脳内では Nrf2 はアストロサイトに強く発現している。

アストロサイトの部位特異性修飾による神経保護

アストロサイトの部位特異的プロファイル

　パーキンソン病（PD），筋萎縮性側索硬化症（ALS），脳虚血などの神経疾患の病態において，アストロサイトの機能障害が共通の障害機転として病態形成に関与し，その機能賦活化が神経保護に働くことが近年数多く報告されている[1][2]。グルタチオン（GSH）および金属結合タンパクメタロチオネイン（MT）は，そのシステイン残基により脳内における最も強力な内在性抗酸化防御因子として働くが，神経細胞における GSH 合成は，アストロサイトでのシスチントランスポーター xCT を介したシスチン取り込みとそれに続く GSH 生成に依存している。われわれはこれまでに，酸化ストレスとして過剰ドパミン（DA）を添加した初代培養線条体アストロサイトにおける MT および GSH の誘導・合成が神経保護に働くこと，DA 神経毒 6-OHDA 注入 PD モデルマウスにおいて l-DOPA 連日投与により線条体アストロサイトで特異的に MT の発現が亢進することを明らかにしたが，このようなアストロサイトでの MT 発現は大脳皮質ではみられな

■ Keywords

アストロサイト，抗酸化防御機構，パーキンソン病，筋萎縮性側索硬化症，脳虚血，グルタチオン，S100β，メタロチオネイン，Nrf2，グルタミン酸トランスポーター

い[3][4]。これは，線条体アストロサイトでの GSH および MT の発現と放出が，酸化ストレスに対する DA 神経保護において重要であることを示している。また，DA 神経障害時の線条体アストロサイトへの DA トランスポーターを介した DA 取り込み亢進を見出したが[5]，中脳アストロサイトではみられない。そこで，アストロサイトの反応性や抗酸化因子の発現の脳部位特異性（部位特異的プロファイル）が神経細胞の部位特異的脆弱性や抵抗性を規定する可能性を想定した。

　初代培養中脳 DA 神経を異なる脳部位からのアストロサイトと共培養し，酸化ストレスとして DA 神経毒 6-OHDA を添加した。6-OHDA による神経毒性は前頭皮質，中脳アストロサイトとの共存下に比べ，線条体アストロサイトとの共存下のほうが有意に軽微であった。次に，6-OHDA あるいは DA 神経変性を惹起する環境毒農薬ロテノン処置により中脳および線条体アストロサイトで発現が変化する分子をマイクロアレイで網羅的に検索したところ，6-OHDA あるいはロテノンいずれの場合でも中脳と線条体アストロサイトで同じように増減する因子は全体の約 10% に過ぎず，ほとんどの因子の発現に部位特異性があることが判明した。特に，中脳アストロサイトで変化がなく線条体アストロサイトで発現が増加した因子には，Nrf2 により転写調節を受ける GSH 関連酵素，NQO1，HO-1 などのいわゆる phase II 解毒酵素群，抗酸化因子群[6]があり，線条体アストロサイトはこれらの抗酸化因子を発現させることにより強い抗酸化能を発揮していると考えられた。

PD，ALS，脳虚血モデルでのアストロサイトの機能賦活による神経保護

　PD モデルでのアストロサイト特異的 Nrf2 過剰発現や MT の転写因子 MTF-1 の発現などとアストロサイトの機能賦活による神経保護が既に報告されている[2]。われわれは抗 PD 薬ゾニサミドがアストロサイトでの S100β タンパクの産生・放出および xCT の発現誘導を介して，アストロサイトの増殖，大脳基底核の GSH 増加をもたらし，6-OHDA 注入 PD モデル

マウスへのゾニサミド連日投与が黒質線条体 DA 神経脱落を抑制する神経保護効果を見出した[5]。また，アストロサイトの S100β 分泌を促す薬剤の検索を行い，セロトニン 5-HT1A レセプターアゴニスト 8-OH-DPAT が線条体アストロサイト上の 5-HT1A レセプターに作用し，S100β 分泌を介してアストロサイト増殖に，Nrf2 発現誘導 -MT 合成・放出を介して DA 神経保護に働くことを見出した[7]。さらに，抗てんかん薬レベチラセタムがアストロサイトの xCT-GSH 合成系賦活により PD モデルで DA 神経保護に働くことを最近明らかにした[8]。

変異 SOD1 過剰発現 ALS モデルマウスで MT-Ⅰ/Ⅱ を欠損させると，脊髄前角運動神経の脱落が増悪する。また，アストロサイトでの変異 SOD1 発現は，アストロサイトからの TGF-β1 放出および運動神経変性を惹起する。逆にアストロサイトでの変異 SOD1 発現を抑制すると運動神経の脱落が抑制される[9]。さらに，変異 SOD1 モデルのアストロサイトでのグルタミン酸トランスポーター GLT1 あるいは Nrf2 を過剰発現させると，グルタミン酸毒性減弱，GSH 放出増加を介して運動神経変性が抑制される[1]。また，変異 SOD1 ALS モデル頸髄へのアストロサイト前駆細胞移植により運動機能が改善される[1]。最近われわれは G93A 変異 SOD1 モデルに 8-OH-DPAT を投与すると，脊髄前角のアストロサイトを増殖させることなく MT 発現が増加し，運動神経の脱落が抑制されることを見出した[10]。

一過性脳虚血再灌流数時間後の早期に海馬錐体細胞周囲のアストロサイトにおいて GLT1 発現の一過性消失というアストロサイト機能不全が惹起されるが，セフェム系抗菌薬セフトリアキソンや PPARγ アゴニストによりアストロサイトの GLT1 の発現を高めると，海馬錐体細胞の遅発性神経細胞死が抑制される[11]。

このように，PD，ALS，脳虚血において，アストロサイトとその諸因子の大脳基底核，脊髄前角，海馬などでの反応性の差異，すなわち部位特異性が神経細胞の部位特異的脆弱性を規定している可能性は高く，その部位特異的プロファイルの修飾，特に上述した① xCT-GSH 合成系，② 5-HT1A 受容体 -Nrf2-MT 系，5-HT1A-S100β 系，③ GLT1 の標的分子 3 系の賦活化は，disease-modifying drug 開発の標的となりうると期待される（図1）。

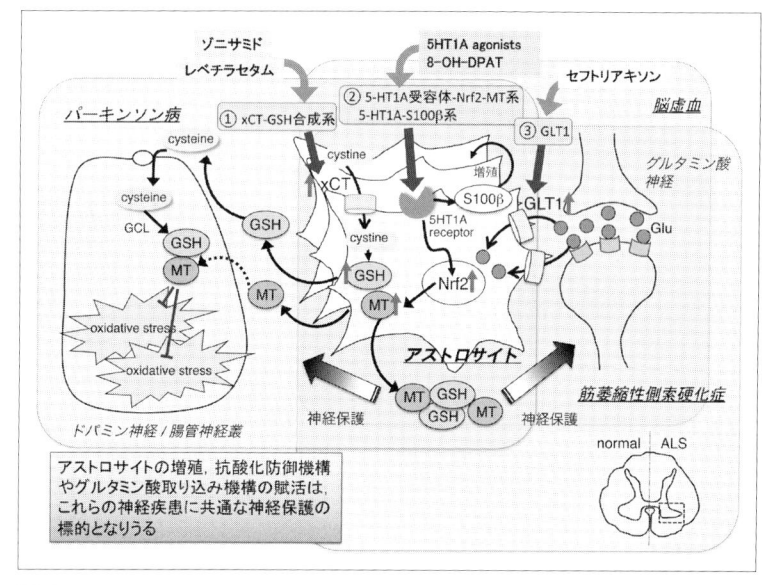

図1

•• 参考文献 •••

1) Allaman I, Belanger M, et al : Trends Neurosci 34, 76-87, 2011.
2) Miyazaki I, Asanuma M : Curr Med Chem 23, 686-700, 2016.
3) Asanuma M, Miyazaki I, et al : Ann Neurol 67, 239-249, 2010.
4) Miyazaki I, Asanuma M, et al : Glia 59, 435-451, 2011.
5) Asanuma M, Miyazaki I, et al : PLoS One 9, e106362, 2014.
6) Lee JM, Calkins MJ, et al : J Biol Chem 278, 12029-12038, 2003.
7) Miyazaki I, Asanuma M, et al : Neurobiol Dis 59, 244-256, 2013.
8) Miyazaki I, Murakami S, et al : J Neurochem 136, 194-204, 2016.
9) Yamanaka K, Chun SJ, et al : Nat Neurosci 11, 251-253, 2008.
10) Miyazaki I, et al : Ann Pharmacol Pharm 1, 1003, 2016.
11) Ouyang YB, Voloboueva LA, et al : J Neurosci 27, 4253-4260, 2007.

•• 参考ホームページ ••••••••••••••••••••••••••••

・岡山大学大学院医歯薬学総合研究科脳神経機構学
　http://www.okayama-u.ac.jp/user/mnb/

（浅沼幹人・宮崎育子）

Optineurin

Optineurin とは

optineurin（OPTN）は，coiled-coil 構造 を と る 577 個のアミノ酸からなる細胞内タンパク質で，その N 末側，C 末側は，the N-terminal of NF-kappa-B essential modulator（NEMO）（IKKγ）と相同性を示す。optineurin は，アデノウイルスの E3-14.3K タンパク質と結合するタンパク質として同定され，TNF による NF-kappa-B 活性化を抑制するほか，huntingtin，MyoVI，transcription factor ⅢA などにも結合し，細胞内輸送や転写制御など多彩な機能に関与している。また LC3 が結合し，オートファジーのアダプタータンパク質としても働くことが知られている。その遺伝子変異は，優性遺伝性正常眼圧緑内障，筋萎縮性側索硬化症・前頭側頭葉型認知症を起こし，また骨 Paget 病の感受性遺伝子でもある。

Keywords

筋萎縮性側索硬化症，前頭側頭葉型認知症，LC3，正常眼圧緑内障，オートファジー，ゴルジ装置，TDP-43 封入体

オプチニューリン遺伝子異常による脳内環境の変化と神経変性の関わりの解明

optineurin（OPTN）は，優性遺伝性正常圧緑内障の遺伝子として知られていたが[1]，われわれは 2010 年に optineurin 遺伝子（OPTN）の変異が筋萎縮性側索硬化症を引き起こすことを明らかにした[2]。

OPTN 遺伝子は，16 個のエクソンよりなり，OPTN は 77 個のアミノ酸からなる。このタンパク質は，最初はアデノウイルスの 14.7K-ineracting protein として見出され，FIP-2 として知られていた。2 個の coiled coli ドメインをもち，その C 末側には，ubiquitin binding domain（UBD）と zinc finger（ZF）domain をもっている[3]。

われわれは，3 つのタイプの変異を見出した。1 つは，血族婚の兄弟からなる家系で，エクソン 5 の欠損した変異のホモ接合であり，2 つ目は，398 番目のグルタミンが終止コドンに変化したホモ接合の患者であり，両者とも劣性遺伝を，3 つ目は，E478G のヘテロ接合の患者であり，優性遺伝が示された[2,3]。その病理像は，E478G の患者脊髄では皮質脊髄路のミエリンおよび前角細胞の消失が認められた。残存脊髄前角細胞では，TDP-43 陽性の封入体が認められ，これらはまた p62 抗体にも反応した。また脊髄前角細胞において高頻度にゴルジ装置のフラグメンテーションが認

められた[4]。Q398X のホモ接合の劣性家系の患者の脊髄でも同様な所見が得られた[5]。

Optn 欠損マウスの作製とその表現系解析

筋萎縮性側索硬化症の原因遺伝子として同定した OPTN の機能を解析し，モデル動物を作製するため，Optn のノックアウトマウスを作製した。マウス ES 細胞 TT2 に，相同組み換えを用いて，1 つのアレルに置いて，Optn exon 8 を neomycin 遺伝子と置換し，欠損させた。その ES 細胞がマウス受精卵とキメラを作製し，マウス個体にし，Optn 欠損マウスを得た。C57BL/6 マウスへ 5 回以上継代したマウスを用いて，以下の実験を行った。

コントロールと Optn 欠損マウスを体重と運動機能（ロータロッド試験，把握試験）について 24 ヵ月にわたって経時的に測定したが，両者の間で有意な差を認めなかった。また寿命に差を認めなかった。

Optn 欠損マウスの病理学的解析

Optn 欠損マウスの運動神経細胞を主として，24 ヵ月齢マウスを病理学的に解析した。Klüver-Barrera 染色を用いて，脊髄の髄鞘を検討したが，明らかな変化はなく，また脊髄運動神経の数にも有意な変化は認めなかった。同様に，大脳運動野や海馬においても有意な変化を認めなかった。さらに詳細な病理学的検討において，運動神経細胞内において TDP-43 の核から細胞質への異所性分布を認め，いくつかの運動ニューロンにおいて TDP-43 陽性の封入体を認めた（**図 1**）。また p62 抗体陽性の封入体も認めた。さらに運動神経細胞において，ゴルジ装置のフラグメント化を認めた。また座骨神経内においても同様な封入体を認めたが，その出現は運動神経細胞質に出現するより早く，軸索でのオートファジー障害または軸索輸送障害が封入体出現のトリガーになっていると考えられた。

結論

Optn 欠損マウスで，その表現系において変化を認めなかった。しかし病理学的検討において，ヒトの OPTN 遺伝子変異 ALS にみられるような，脊髄運動神経において TDP-43 陽性の封入体およびゴルジ装置

のフラグメント化を認めており，神経変性の初期変化
をとらえたものと考えられた。

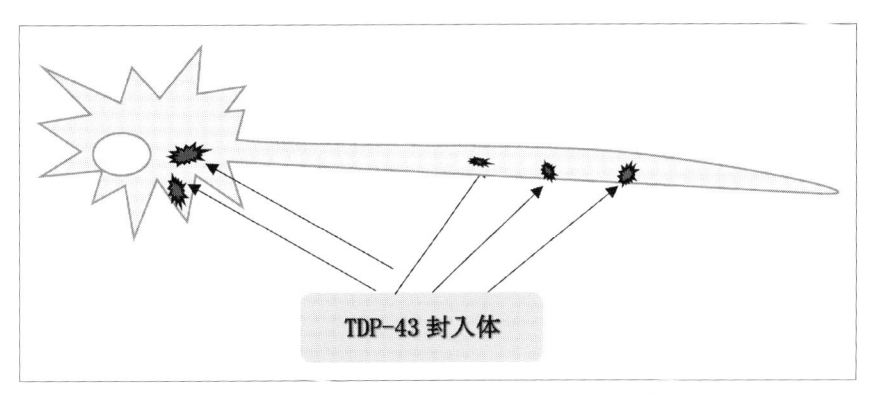

図1　Optn KO マウスにおける脊髄運動神経における病理〜模式図

●● **参考文献** ●●●

1）Rezaie T, Child A, et al : Science 295, 1077-1079, 2002.
2）Maruyama H, Morino H, et al : Nature 465, 223-226, 2010.
3）Maruyama H, Kawakami H : Geriatr Gerontol Int 13, 528-532, 2013.
4）Ito H, Nakamura M, et al : Acta Neuropathol 122, 223–229, 2011.
5）Kamada M, Izumi Y, et al : Neuropathology 34, 64-70, 2014.

（川上秀史・倉持真人）

opto-fMRI

■ Keywords
アストロサイト，グリア神経相互作用，fMRI，
チャネルロドプシン

■ opto-fMRI とは

機能的 MRI（fMRI）には，task-activation fMRI と resting-state fMRI の 2 つがある。前者では，例えば眼に視覚刺激を与えれば（task に該当），視覚野が活性化し（activation），fMRI 信号が得られるといったものになる。task-activation を光遺伝学で代用すれば，特定脳領域の特定細胞集団の活性化を引き起こすことができる。全脳活動解析が可能な fMRI を用いれば，その特定の活性化に伴う情報の伝播を可視化できる。このような目的を達成するための操作観察技術を opto-fMRI と呼ぶ。opto-fMRI は，optogenetics（光遺伝学）と fMRI を組み合わせた造語である。

グリア細胞操作を起点とする神経活動変化と伝播様式解析

グリア細胞は神経外環境の構造的な要素であり，神経細胞-アストロサイト相互作用は神経外環境の機能的な要素である。グリア細胞の活動変化は細胞外環境の変化にほかならず，この変化によって神経活動，ひいては脳全体の活動が変化する。この一連の変化をとらえるために，グリア細胞だけに摂動を加える実験系を構築した。次に，グリア選択的摂動がどのような結果をもたらすか検討した。

グリア細胞（アストロサイト）選択的な摂動は，光遺伝学的手法を用いた。まず，アストロサイト特異的にチャネルロドプシンを発現させるマウスを作出した。アストロサイト特異的に発現する遺伝子 *Mlc1* のプロモーター，改良したテトラサイクリン遺伝子発現増幅システム（KENGE-tet）を実装したマウス[1]では，アストロサイト特異的に光感受性の高いチャネルロドプシン C128S 変異体を十分量発現させることができた。これによって，頭蓋骨越しに光で皮質アストロサイトに摂動を加えることが可能になった。つまり脳実質に外傷を加えることなくアストロサイトに摂動を加えることが可能になった。

最近の松井らの研究によって[2,3]，チャネルロドプシンの開口時間に比例してグルタミン酸の放出と K イオンの放出が起こることがわかったので，光照射時間を調節して皮質アストロサイトに摂動を加えた。5 秒間の青色光照射によって，マウスが身をよじることが再現よく観察された。0.5 秒間の照射では外見上変化はみられなかった。前者の場合，一過性の過興奮と引き続く spreading depression が再現よく観察された。後者の場合，特段の神経活動変化は観察されなかった。

皮質アストロサイトの摂動が，脳の活動をどのように変化させるのかを知ることを目的として，opto-fMRI を構築した[4,5]。7 テスラ高磁場の MR スキャナーにクライオプローブを搭載した信号ノイズの低い機器を使用した。覚醒下で MRI 撮像するための脳固定方法の開発，拘束ストレスを軽減させて撮影中に体動を抑制させるための馴化方法の開発，光ファイバーの設置方法の開発を行い，opto-fMRI を樹立した。0.5 秒間の頭蓋骨越しの光照射によって，照射直下の大脳皮質に fMRI 信号の大きな変化を引き起こすことがわかった。さらに，照射直下に fMRI 信号がとどまらず，信号が広く接線方向，垂直方向に広がることが可視化できた。この信号の広がりは，既存の神経軸索走行では説明のつかないパターンであった。この結果で注目すべき点は，アストロサイト光刺激によって神経活動の変化を伴わずに fMRI 信号を生じることができること，おそらくアストロサイトの活動変化が血流動態を変化させて fMRI 信号を広範囲に変化させていることの 2 点であろう。アストロサイトへの照射強度を変化させることで，神経活動の変化を随伴させることも可能なので，アストロサイト，血管，神経の 3 者の相互作用の時空間ダイナミクスを検証することが可能になった（図 1）。

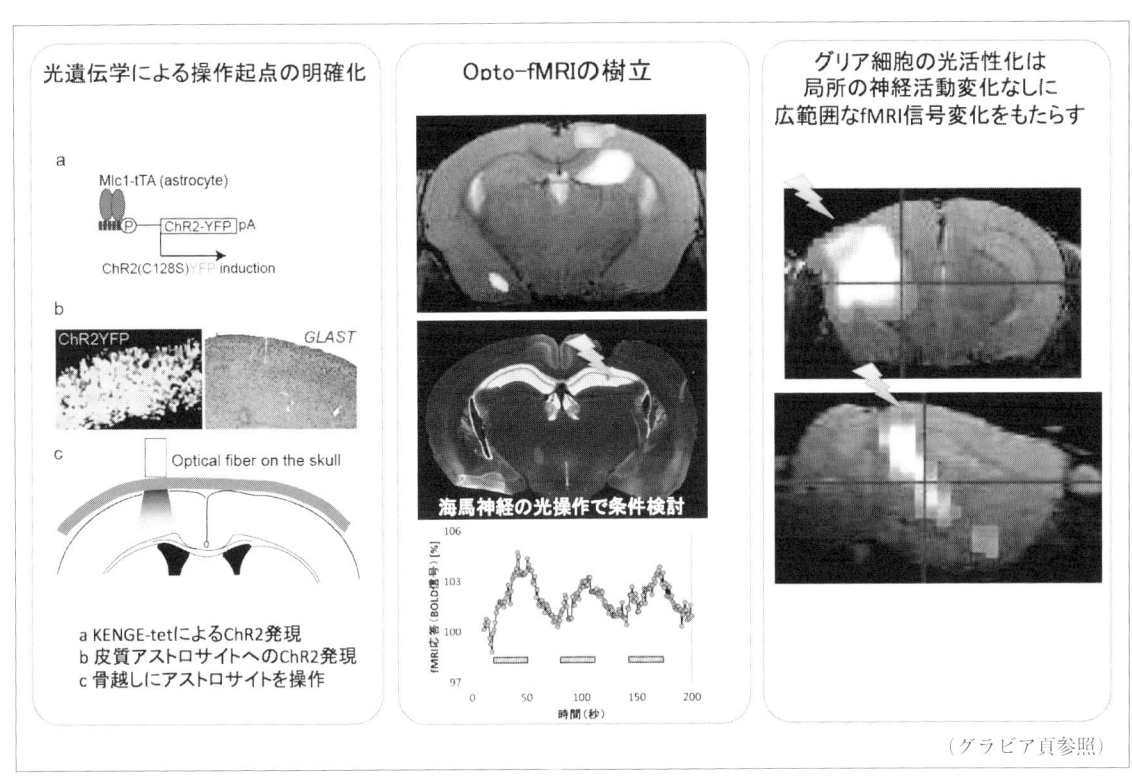

図1　グリア細胞操作を起点とする神経活動変化と伝播様式解析

●● **参考文献** ●●●

1) Tanaka KF, Matsui K, et al : Cell Rep 2, 397-406, 2012.
2) Sasaki T, Beppu K, et al : Proc Natl Acad Sci USA 109, 20720-20725, 2012.
3) Beppu K, Sasaki T, et al : Neuron 81, 314-320, 2014.
4) Takata N, Yoshida K, et al : PLoS One 10, e0121417, 2015.
5) Yoshida K, Mimura Y, et al : J Neurosci Methods 274, 38-48, 2016.

（田中謙二）

PINK1 / Parkin

PINK1/PARKIN とは

PINK1 と *PARKIN* は劣性遺伝性パーキンソン症候群（以後は，わかりやすさを優先して劣性遺伝性 PD と記載）の原因遺伝子である。*PARKIN* に変異を有するパーキンソン症候群（autosomal recessive juvenile Parkinsonism：AR-JP）の家系は最初に日本で山村によって報告され，1973 〜 1990 年代に山村・祖父江・石川・辻・水野らによって多くの家系が集積されて疾患概念が確立した。1998 年に順天堂大学の北田（現オタワ大学）・服部・水野らと慶応大学の清水らの共同研究グループによって原因遺伝子 *PARKIN* が同定された[1]。2000 年には Parkin がユビキチンという小タンパクを別な標的タンパク質に付加する酵素〔ユビキチン連結酵素（E3）〕であることが，臨床医学総合研究所と順天堂大学の共同研究グループから報告された[2]。一方で PINK1 は劣性遺伝性 PD 家系（PARK6）の新しい原因遺伝子として 2004 年にヨーロッパの Wood グループから報告された[3]。PINK1 は N 末端にミトコンドリア移行シグナルを有するセリン／スレオニンキナーゼである。*PINK1* と *PARKIN* の機能喪失型変異で劣性遺伝性 PD が発症することから，両者はパーキンソン病の発症を防ぐ役割を担っていると予想される。

PINK1 や Parkin がパーキンソン症候群の発症を抑えるための鍵反応として，Parkin が膜電位の低下した異常なミトコンドリアに移行すること[4]や，異常ミトコンドリア上で PINK1 が活性化する[5]-[7] ことが知られていた。ミトコンドリア膜電位低下時における PINK1 の蓄積と活性化は，その後の Parkin の異常ミトコンドリアへの速やかな移行と活性化を引き起こす。そして Parkin の触媒するミトコンドリア上のユビキチン化こそが，異常ミトコンドリアを分解してパーキンソン症候群の発症を抑制するシグナルの「本体」である。しかしながら，一連のプロセスの分子機構は不明であった。

2012 年から 2015 年にかけて，われわれやアメリカ NIH の Youle のグループ，イギリス Dundee の Muqit のグループ，順天堂大学の服部のグループなどは，PINK1 と Parkin が協調してミトコンドリアの品質管理を行う分子メカニズムを次々に明らかにした（字数制限および引用論文数制限から，すべてを掲載できないことをお詫びしたい）。新学術領域「脳内環境」の助成をいただきながらわれわれが明らかにした研究成果を，以下に記載する。

まず，われわれは異常なミトコンドリア上で PINK1 が安定化するとともに，PINK1 の 228 番目と 402 番目のセリンが自己リン酸化されることが，PINK1 活性化と Parkin のリクルートに必須であることを明らかにした[8]。さらに，活性化された PINK1 の基質はユビキチンであり，PINK1 によって 65 番目のセリンがリン酸化されたユビキチンが Parkin の活性化因子であることを明らかにした[9]。PINK1 の下流で Parkin を低品質ミトコンドリアにリクルートする「Parkin 受容体」の実体は長く不明であったが，われわれはユビキチンの重合した鎖が PINK1 によってリン酸化された「リン酸化ポリユビキチン鎖」が，異常ミトコンドリア上の Parkin 受容体であることを明らかにした[10]。この仕組みは従来の受容体の概念とはかけ離れており，非常に興味深い。

PINK1 と Parkin の役割を簡単にまとめると以下のようになる。① PINK1 は自分自身の分解を介してミトコンドリアの膜電位をモニターする「ミトコンドリア品質の監視役」であり，膜電位の低下した異常なミトコンドリア上で特異的に蓄積・活性化して，ユビキチンと Parkin をリン酸化する。②リン酸化されたユビキチンは Parkin を活性化するとともに，リン酸化ポリユビキチン鎖となって Parkin を異常ミトコンドリアに呼び寄せる。③異常ミトコンドリア上で活性化した Parkin の産生するユビキチン鎖がさらに PINK1 によってリン酸化される「正のフィードバックサイクル」が形成されることで，異常なミトコンドリア上に速やかにユビキチン鎖が集積する。④ユビキチン鎖を介してプロテアソームやオートファジーによるミトコンドリア分解が起こり，膜電位を失ったミトコンドリアだけが細胞から除去される。⑤このプロセスが破綻すると，低品質なミトコンドリアや活性酸素種（ROS）の細胞内蓄積が引き起こされる。一連のプロセスは Parkin や PINK1 の患者由来の変異によって阻

Keywords
PINK1，Parkin，ミトコンドリア，ユビキチン

害されることからも，「膜電位を失った低品質ミトコンドリアを排除できないために，*PINK1* や *PARKIN* の変異に由来する劣性遺伝性 PD が発症する」ことが強く示唆される（**図1**）。

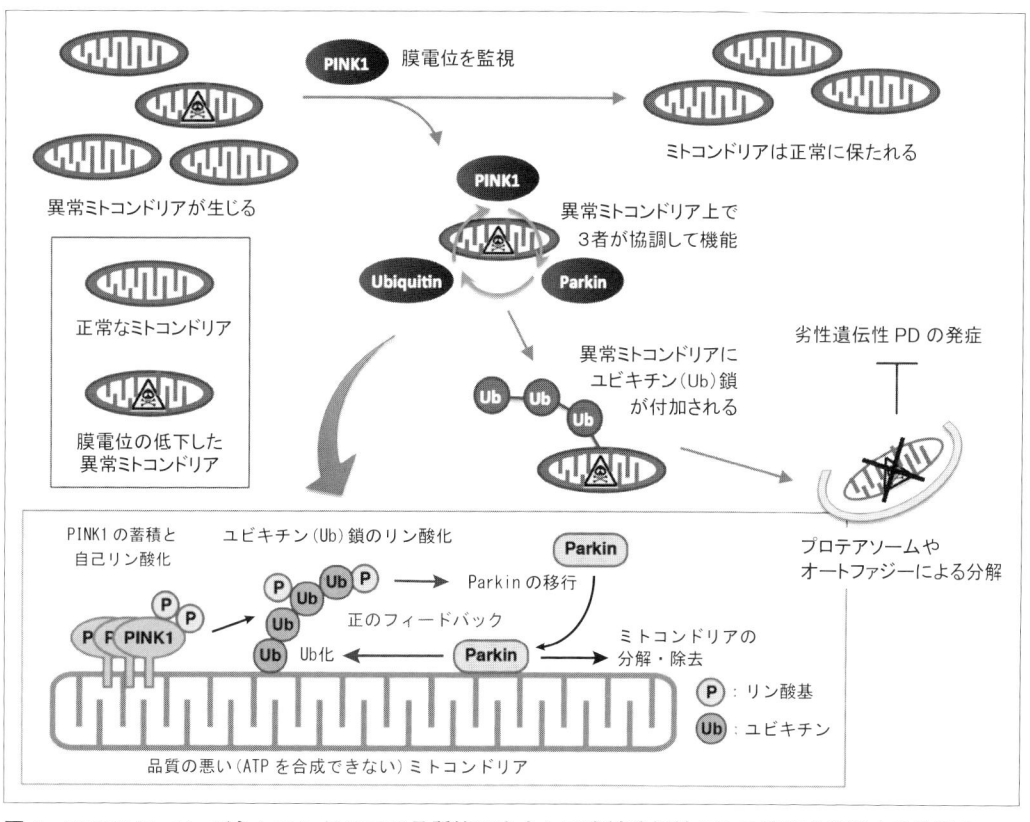

図1 PINK1/Parkin がミトコンドリアの品質管理を介して劣性遺伝性 PD の発症を抑制する仕組み

MtDNA の変異や活性酸素種の攻撃などによって，細胞内には低頻度ながら「膜電位の低下した異常ミトコンドリア」が生じる。図に示すように，PINK1/Parkin/ユビキチンの3者は協調して異常ミトコンドリアにユビキチン鎖を付加して，細胞内ミトコンドリアの品質を維持している。しかしながら，この過程が破綻して異常なミトコンドリアが神経細胞内に蓄積すると，劣性遺伝性 PD の原因になると考えられる。なお，PINK1/Parkin/リン酸化ユビキチンの3者がミトコンドリアを分解に導く仕組みの詳細を四角枠内に図示した。

•• **参考文献** ••

1）Kitada T, et al : Nature 392, 605-608, 1998.
2）Shimura H, et al : Nat Genet 25, 302-305, 2000.
3）Valente EM, et al : Science 304, 1158-1160, 2004.
4）Narendra D, et al : J Cell Biol 183, 795-803, 2008.
5）Narendra D, et al : PLoS Biol 8, e1000298, 2010.
6）Matsuda N, et al : J Cell Biol 189, 211-221, 2010.
7）Tanaka A, et al : J Cell Biol 191, 1367-1380, 2010.
8）Okatsu K, et al : Nat Commun 3, e1016, 2012.
9）Koyano F, et al : Nature 510, 162-166, 2014.
10）Okatsu K, et al : J Cell Biol 209, 111-128, 2015.

（松田憲之）

SIRP ファミリー受容体

■ SIRP ファミリー受容体とは

SIRP（signal-regulatory protein）ファミリー受容体はイムノグロブリンスーパーファミリーに属する 1 回膜貫通タンパク質で，3 つのイムノグロブリンドメインからなる細胞外領域はファミリー分子間で高い相同性を示す。ファミリー分子 SIRPα は，細胞内ドメインに immunoreceptor tyrosine-based inhibition motif（ITAM：抑制性のチロシンリン酸化モチーフ）を有し，細胞機能を抑制的に制御する。別のファミリー分子 SIRPβ は，immunoreceptor tyrosine-based activation motif（ITAM：活性化型チロシンリン酸化モチーフ）を有するアダプター分子（DAP12）と複合体を形成する活性化型受容体である。また，細胞内シグナルモチーフをもたない SIRPγ も知られている。

SIRPα シグナルによるミクログリアの制御

　白質はミエリン化した神経軸索が高密度に束化した特殊な脳内環境であり，ミエリンを形成するオリゴデンドロサイトや，アストロサイト，ミクログリアなどのグリア細胞が，その恒常性制御に重要な役割を果たす。白質に存在するミクログリアは灰白質の分枝型ミクログリアよりもシンプルな双極性の形態を示し，神経回路構築が進む発達期の脳や，退行が進む老化脳においてプライミングと呼ばれる易活性化状態を示す点に特徴がある[1,2]。活性化ミクログリアは，サイトカイン産生や貪食作用などの細胞機能を介して，損傷組織の除去・修復に重要な役割を果たすが，これらの機能が過剰に活性化すると脳組織にダメージを与え，白質では多発性硬化症，脳室周囲白質軟化症（PVL）など脱髄性脳疾患の病態にも関連すると考えられる。ミクログリアの活性化には，神経細胞など周囲の細胞・組織からの入力，すなわちサイトカイン，ケモカイン，神経伝達物質などの液性因子や，細胞表面の分子を介した細胞接触シグナルが重要な役割を果たす[3]。

　SIRP ファミリー受容体に属する膜タンパク質 SIRPα は，別の膜タンパク質 CD47 と互いの細胞外領域で相互作用し，細胞間接触シグナル CD47-SIRPα シグナルを形成する。SIRPα は免疫系では樹状細胞やマクロファージなどの骨髄系細胞に高発現し，神経系では神経細胞やミクログリアに強く発現する。一方，CD47 は組織普遍的に発現しており，中枢神経系では SIRPα と同じく神経細胞に特に強く発現する[4,5]。培養神経細胞では，CD47-SIRPα シグナルは，神経突起の伸長や，フィロポディアやスパインなどシナプスに関連する細胞構造の形成を促進する。また，SIRPα や CD47 のノックアウトマウスは強制水泳テストにおける学習依存性うつ様行動の増加や社会性行動の異常などがみられ[6,7]，SIRPα の下流シグナル分子であるチロシン脱リン酸化酵素 Shp2 の神経細胞特異的ノックアウトマウスではシナプス短期可塑性や記憶形成に異常がみられる[8]。これらのことから，CD47-SIRPα シグナルやその下流シグナル分子は神経細胞の機能制御を介して神経回路形成や高次脳機能制御に関わると考えられる。

　一方，末梢マクロファージなどの貪食細胞に発現する SIRPα は，赤血球など貪食標的上に発現する CD47 と相互作用してマクロファージの貪食作用を抑制的に制御するが[5]，脳内貪食細胞であるミクログリアも SIRPα を発現する。このミクログリアに発現する SIRPα は，神経細胞など周囲の細胞に発現する CD47 と相互作用し，ミクログリアの活性化を抑制的に制御するというモデルが提唱されている。このモデルについて，培養細胞とミエリンを用いた in vitro の解析から，ミエリン髄鞘を形成するシュワン細胞やオリゴデンドロサイトに発現する CD47 が，ミクログリア SIRPα と相互作用して，ミクログリアのミエリン貪食を抑制する可能性が報告されている[9]。また，ヒトのミエリン画分に CD47 が存在し，抗体で SIRPα との相互作用を阻害すると，マクロファージによるミエリンの貪食が促進することなども報告されている[10]。一方で，in vivo におけるミクログリアの SIRPα の役割についてはまだ明らかにされていないが，筆者らは，ミクログリア特異的に SIRPα が欠損したマウスが，白質特異的にミクログリアのプライミング状態を示すことを見出している。通常，ミクログリアのプライミングは脱髄や神経変性，老化に伴ってみられるが[1]，SIRPα を欠損したマウスでは脱髄など

■ Keywords

イムノグロブリンスーパーファミリー，ミクログリア，チロシン脱リン酸化酵素，ミエリン

の負荷をかけない状態でもプライミングが現れることから，白質にはプライミングを促す内在性因子が存在すると考えられる。白質ではミエリン髄鞘をもつ軸索が高密度に束化しており，またミエリン貪食によりミクログリアが活性化することが報告されている。これらのことから，ミエリン由来の成分がプライミングの内在性因子であり，SIRPαが貪食作用の抑制を介してその感受性を制御する可能性が考えられる（図1）。

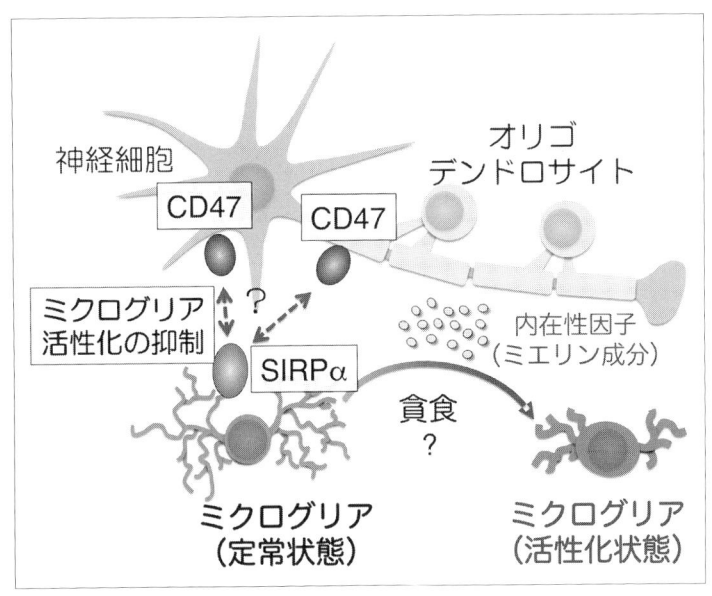

図1　SIRPαによる白質ミクログリア活性化制御モデル

●● 参考文献 ●●●

1）Norden DM, Godbout JP : Neuropathol Appl Neurobiol 39, 19-34, 2013.
2）Ueno M, et al : Nat Neurosci 16, 543-551, 2013.
3）Kettenmann H, Hanisch UK, et al : Physiol Rev 91, 461-553, 2011.
4）Ohnishi H, et al : J Neurosci 25, 2702-2711, 2005.
5）Matozaki T, Murata Y, et al : Trends Cell Biol 19, 72-80, 2009.
6）Ohnishi H, et al : J Neurosci 30, 10472-10483, 2010.
7）Koshimizu H, Takao K, et al : PLoS One 9, e89584, 2014.
8）Kusakari S, et al : Mol Cell Biol 35, 1557-1572, 2015.
9）Gitik M, Liraz-Zaltsman S, et al : J Neuroinflammation 8, 24, 2011.
10）Han MH, et al : J Exp Med 209, 1325-1334, 2012.

（大西浩史）

SOD1

SOD1 とは

Cu/Zn-superoxide dismutase（SOD1）は，銅イオン・亜鉛イオンを結合する金属タンパク質で，スーパーオキサイドの不均化を触媒する酵素である。また，分子内ジスルフィド結合を形成し，ホモ二量化することで，非常に高い構造安定性（$T_m > 90℃$）を有している。SOD1 は好気下に生育するすべての生物に保存されており，*SOD1* 遺伝子をノックアウトすることで生体分子への酸化的傷害が蓄積することからも，多くの生命現象に関与する重要な抗酸化酵素である。さらに，*SOD1* をコードする遺伝子への変異は，家族性の筋萎縮性側索硬化症（ALS）の原因になることが報告されている。病変部位（脊髄など）には，変異 SOD1 が不溶性の凝集体として蓄積していることから，アミノ酸変異による SOD1 のミスフォールディングが毒性の発揮に関与していることが提案されている。

ALS の発症に関わる SOD1 のミスフォールディング

SOD1 は家族性の筋萎縮性側索硬化症（ALS）で最初に同定された責任遺伝子で[1]，その遺伝子産物である SOD1 タンパク質は活性酸素の除去に関わる金属酵素である。現在までに 150 種類以上の ALS 変異が報告されており[2]，マウスに変異 SOD1 タンパク質を発現させると ALS 様の症状を再現することができる[3]。一方で，*SOD1* 遺伝子をノックアウトしたマウスは ALS 様の症状を呈さないことから[4]，変異に伴う SOD1 の生理機能（活性酸素の除去）の低下が ALS を発症させる要因ではなく，神経毒性につながる新たな物性を SOD1 が変異によって獲得することが示唆されている。特に，脊髄運動ニューロンなどの病変部位には，変異 SOD1 が異常に蓄積していることから[5]，SOD1 の構造形成（フォールディング）における何らかの異常が毒性の発揮に関与しているのではないかと考えられている。

野生型 SOD1 は銅・亜鉛イオンを結合し，分子内ジスルフィド（S-S）結合を形成することで，構造的に非常に安定化するタンパク質である。しかし病因性変異によって，金属イオンとの親和性や分子内 S-S

Keywords

ミスフォールディング，タンパク質熱変性，ジスルフィド結合

結合の安定性が低下することが知られている[6][7]。つまり，SOD1 の構造が変異に伴って異常となる（ミスフォールディング）メカニズムを明らかにすることで，ALS の発症や病態進行を抑制する手法の開発につなげることができる。しかし，病因性変異によって SOD1 がどのようにミスフォールディングするのか，その詳細なメカニズムは明らかとなっていない。これまでに私は，変異 SOD1 を発現する ALS モデルマウスにおいて，分子「間」S-S 結合でクロスリンクされた異常な SOD1 オリゴマーを同定することに成功してきた[8]。そこで，物理化学的・免疫化学的な手法を駆使することで，SOD1 がオリゴマーへとミスフォールディングするメカニズムの解明を試みている。

まず，金属イオンを結合していないアポ型 SOD1 の熱安定性が ALS 変異によって低下することを示差走査熱量測定により確認することができた。しかし，アポ型 SOD1 の熱変性は，天然状態（F 状態）と変性状態（U 状態）の単純な二状態転移（$F \Leftrightarrow U$）で進行するのではなく，中間的な状態（I 状態）が存在することがわかった（$F \Leftrightarrow I \Leftrightarrow U$）。特に，生理的温度である 37℃ 付近では，野生型 SOD1 が F 状態として存在していたのに対して，変異型（G37R）SOD1 は I 状態として存在していた。また，アポ型 SOD1 の I 状態のコンフォメーションについて，円二色性分光法および X 線小角散乱法により解析したところ，F 状態とほぼ変わらないコンパクトな全体構造を有していたものの，二次構造含量が大きく低下していることがわかった。その結果，アポ型 SOD1 の F 状態は比較的安定に存在できるものの，I 状態は容易にオリゴマーを形成し，それらは S-S 結合によってクロスリンクされていた（S-S オリゴマー）。SOD1 は 4 つのシステイン残基を有しており，そのうちの 2 つが分子内 S-S 結合の形成に関与している。I 状態では，SOD1 の分子内 S-S 結合が他のシステイン残基との間でシャッフルし，分子間 S-S 結合へと異性化することで S-S オリゴマーを形成することがわかった[9]（**図1**）。

そこで，S-S オリゴマーの病理学的意義について検討するために，S-S オリゴマーを特異的に認識する抗

体（S-Sオリゴマー抗体）を作製し，ALSモデルマウスや *SOD1*-ALS患者におけるS-Sオリゴマーの免疫化学的検出を試みた[10]。その結果，*SOD1*-ALSの主要な病変部位である脊髄運動ニューロンにS-Sオリゴマーの形成を認めることができた。一方で，病変が限定的である小脳や脊髄後角領域にはS-Sオリゴマー抗体による免疫化学的シグナルが検出されず，また*SOD1*遺伝子に変異がみられないALS患者においてもS-Sオリゴマーは見出されなかった。

以上より，SOD1はALS変異の導入に伴ってその高い構造安定性を失い，生理的温度においては，二次構造含量の低下した *I* 状態として存在することを明らかにできた。さらに *I* 状態にあるSOD1では，システイン残基間でS-S結合のシャッフリングが進行し，S-Sオリゴマーの形成を *in vitro/in vivo* のいずれの条件においても確認することができた。現在は，これらの知見をもとにして，変異SOD1における *F* から *I* への状態転移，ならびにS-Sオリゴマーの形成過程をターゲットとすることで，変異SOD1のミスフォールディングを抑制できる薬剤の開発を進めている[11]。

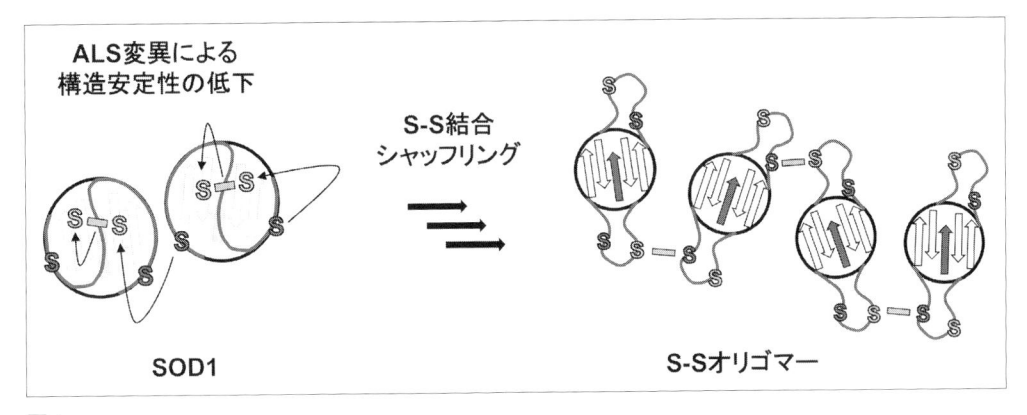

図1

●● **参考文献** ●●●

1） Rosen DR, Siddique T, et al : Nature 362, 59-62, 1993.
2） Abel O, Powell JF, et al : Hum Mutat 33, 1345-1351, 2012.
3） Gurney ME, Pu H, et al : Science 264, 1772-1775, 1994.
4） Reaume AG, Elliott JL, et al : Nat Genet 13, 43-47, 1996.
5） Bruijn LI, Houseweart MK, et al : Science 281, 1851-1854, 1998.
6） Hayward LJ, Rodriguez JA, et al : J Biol Chem 277,
15923-15931, 2002.
7） Tiwari A, Hayward LJ : J Biol Chem 278, 5984-5992, 2003.
8） Furukawa Y, Fu R, et al : Proc Natl Acad Sci USA 103, 7148-7153, 2006.
9） Anzai I, Tokuda E, et al : Protein Sci, 2016, in press.
10） Tokuda E, Anzai I, et al : Mol Neurodegener, 2016, in press.
11） Anzai I, Toichi K, et al : Front Mol Biosci 3, 40, 2016.

（古川良明）

TDP-43

■ **Keywords**
TDP-43, 筋萎縮性側索硬化症, 前頭側頭葉変性症, プリオン

■ TDP-43 とは

前頭側頭葉変性症や筋萎縮性側索硬化症の患者脳に認められるユビキチン陽性の細胞内凝集体の主要な構成タンパク質として同定された TDP-43 は, 核に局在する不均一核内リボ核酸タンパク質の一種であり, 様々な遺伝子の RNA スプライシングに関与する。患者脳では, リン酸化およびユビキチン化を受けて細胞内で凝集しており, それにより細胞死が誘導されると考えられている。最近では, 細胞内で不溶化した TDP-43 は, アルツハイマー病の患者脳に蓄積しているタウやパーキンソン病の患者脳に蓄積している α シヌクレインと同様に, プリオン病における異常プリオンタンパク質と同様な「プリオン様性質」を有することが明らかとなり, TDP-43 の凝集体が細胞間を伝播する可能性が示唆されている。

TDP-43 の構造と機能

2006 年に, 前頭側頭葉変性症（FTLD）および筋萎縮性側索硬化症（ALS）の患者脳に蓄積するユビキチン陽性の細胞内凝集体の主要な構成タンパク質として TAR DNA-binding protein of 43 kDa (TDP-43) が同定された[1,2]。TDP-43 は 414 アミノ酸からなり, 核移行シグナル, 2 つの RNA 認識配列（RRM）, およびグリシンに富む領域（Gly-rich）が存在する核タンパク質である。このタンパク質は, 不均一核内リボ核酸タンパク質 (heterogeneous nuclear ribonucleoprotein : hnRNP) の一種であり, Gly-rich ドメインを含む C 末端領域を介して hnRNP A2/B1 や hnRNP A1 などの他の RNA 結合タンパク質と結合して様々な遺伝子のスプライシング抑制に働く。

2008 年には, 家族性および孤発性 ALS において, TDP-43 遺伝子のミスセンス変異が相次いで報告され, TDP-43 の異常と神経変性の直接的な関係が明らかとなった。 現在まで多数の変異が報告されているが, 興味深いことに, その多くは C 末端領域に見出されている。

患者脳に蓄積した TDP-43 のプリオン様性質

TDP-43 の遺伝子変異が家族性 ALS 発症の原因となることが明らかにされたが, TDP-43 の細胞内蓄積と神経変性のメカニズムに関しては不明な点が多い。

そこで, このメカニズムを解明する目的で, 培養細胞を用いた TDP-43 の細胞内蓄積モデルの構築に取り組んだ。培養細胞に TDP-43 を一過性に発現させたところ, その核内での発現はみられたが, 患者脳で検出されるリン酸化 TDP-43 からなる細胞内凝集体は認められなかった。そこで, この細胞に TDP-43 の凝集の核となるシードを導入することを思いついた。すなわち, ALS 患者脳のホモジェネートより, 界面活性剤に不溶な画分（不溶化 TDP-43 を含む画分）を生化学的に調製し, これをシードとして TDP-43 発現細胞に導入したのである。その結果, 外から導入した不溶化 TDP-43 が細胞内でシードとして機能し, プラスミド由来および内在性 TDP-43 が細胞質で蓄積することを見出した[3]。細胞内に出現したこれらの凝集体には, リン酸化やユビキチン化といった翻訳後修飾も観察されたことから, 患者脳でみられる凝集体と性質がよく類似していることが示された。このような凝集体を伴う細胞では, 細胞内プロテアソーム活性の低下およびネクローシス様の細胞死も観察された[3]。また, 患者脳由来の不溶化 TDP-43 は, 100℃ での熱処理あるいはプロテイナーゼ K による酵素消化の後でも細胞内でシードとして機能するという極めて安定な性質を有することも明らかとなった[3]。

さらに, 不溶化 TDP-43 が細胞間を伝播する可能性について検討した。患者脳由来の不溶化 TDP-43 をシードとして用いて細胞内に TDP-43 凝集体を産生する細胞と, 凝集体は産生しない代わりに赤い蛍光を発する DsRed を発現する細胞を準備し, これらを共培養したところ, 頻度は低いがリン酸化 TDP-43 陽性の細胞内凝集体を伴う DsRed 発現細胞が観察された[3]。以上より, 生体内で異常凝集した TDP-43 は, その安定な性質のため生体による分解・排除機構を免れ, 細胞から細胞へと伝達され, 自身を鋳型として本来なら凝集しないはずの正常 TDP-43 を次々と凝集させ, 最終的に細胞死を誘導するという機構が考えられる（図1）。

おわりに

FTLD や ALS を含む種々の神経変性疾患に関する

創薬研究では，細胞内で最初のタンパク質凝集体が形成される機構の解明やそれを抑制する化合物の探索などに重点が置かれてきた。しかしながら本研究で得られた知見は，最初の異常蓄積を抑制するだけではなく，タンパク質凝集体が細胞から細胞へと伝播する過程を抑制することも重要な治療薬開発のターゲットとなることを示唆している。これらの知見を生かした新たな治療薬開発が進展することを期待したい。

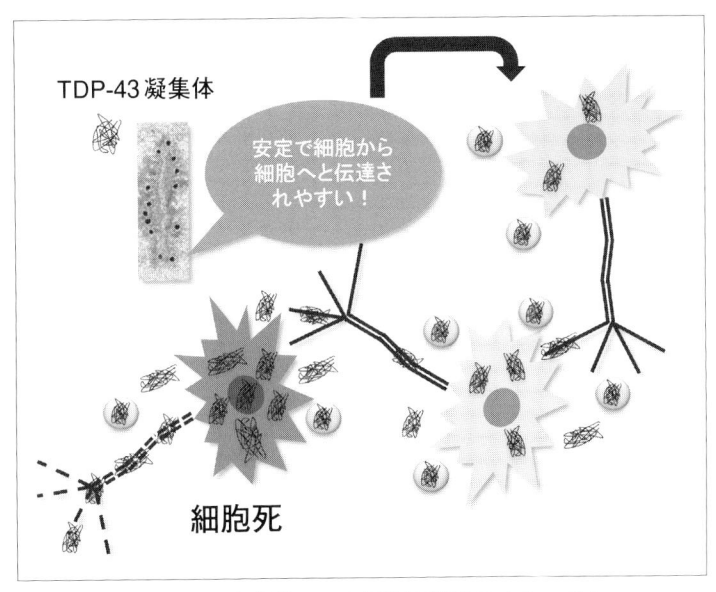

図1　TDP-43 の細胞内蓄積による細胞死誘導のメカニズム

細胞内で凝集・蓄積した TDP-43（糸くず状）は，その安定な性質のため生体による分解・排除機構を免れ，細胞間を伝播する。その過程において，細胞内で自身を鋳型として本来なら凝集しないはずの正常 TDP-43 を次々と凝集させ，最終的に神経細胞死が誘導されると考えられる。

•• **参考文献** •••

1）Arai T, et al : Biochem Biophys Res Commun 351, 602-611, 2006.

2）Neumann M, et al : Science 314, 130-133, 2006.

3）Nonaka T, et al : Cell Rep 4, 124-134, 2013.

（野中　隆）

Thyroid hormone

Thyroid hormone とは

甲状腺の濾胞細胞からはサイロキシン（thyroxine：T_4），トリヨードサイロニン（triiodothyronine：T_3），リバース T_3（reverse T_3：rT_3）の３種類の甲状腺ホルモン（thyroid hormone：TH）が分泌される[1]。いずれもサイログロブリンにペプチド結合しているチロシン分子にヨウ素が結合し，縮合することで生成される。TH は甲状腺ホルモン受容体(TR)に結合し標的遺伝子の転写を調節する。TR は核内受容体スーパーファミリーに属するリガンド依存性の転写調節因子であり，TRα1，α2 および TRβ1，β2，β3 の５つのサブユニットが存在する。TR はホモダイマーまたはレチノイド X 受容体とのヘテロダイマーを形成し，標的遺伝子のプロモーター領域の TH 応答領域に結合する[2]。TH は熱量産生や酸素消費の増加を介して基礎代謝率を上昇させ細胞や組織の正常な代謝を維持し，体温を一定に保つ。また，アドレナリンに対する組織の感受性を高めてグリコーゲン分解を促進させ血糖値の上昇を促す。胎児期から乳児期における十分な TH 受容は脳の正常な発達や個体の成長・成熟に必須である[3]。

先天性甲状腺機能低下症における脳内環境の破綻による行動異常の解析

甲状腺ホルモン（TH）は，中枢神経系の発達および機能維持において重要な役割を果たす[4]。TH の神経機能についての広範な研究にもかかわらず，甲状腺機能低下における行動特性については不明である。ここでは先天性甲状腺機能低下症モデル動物である rdw ラットの行動解析と脳内環境の破綻との相関について示す。rdw ラットは，Wistar-Imamichi ラットのクローズドコロニーから先天性侏儒症を示す変異体として確立され甲状腺機能低下症を示す[5]。この原因は，サイログロブリン（Tg）遺伝子のグアニンがシトシンへ変異（G6958C）しているため，アミノ酸がグリシンからアルギニンへ置換（G2320R）していることによる[6]。変異した Tg は小胞体に滞留し適切に分泌されないため，rdw ラットは十分量の TH を利用することができない。したがって，rdw ラットは正常な TH 分泌能をもつラットよりも血中の T_4 濃度が低く，逆に

Keywords

先天性甲状腺機能低下症，rdw ラット，小脳発達遅延，寡動性，ドパミン軸索輸送の障害

甲状腺刺激ホルモン（TSH）レベルが著しく高いという内分泌特性を示す。

rdw ラットにおける小脳発達遅延は運動協調障害を引き起こす[7,8]

甲状腺機能低下の小脳機能に及ぼす影響をロータロッド試験により評価した。rdw ラットの雌雄におけるロータロッド上での時間は，それぞれ雄野生型ラットの約 15%，雌野生型ラットの 5% 未満であった。この運動協調障害の重大な障害の原因を明らかにするために，小脳プルキンエ細胞内に特異的に発現する calbindin-D28k の抗体を使って小脳の形態学的相違を免疫組織化学的に調べた。齧歯類において出生後 2 週間は TH による多数の遺伝子発現の調節を受けることで，プルキンエ細胞樹状突起形成，シナプス形成，および顆粒細胞の移動による小脳形態形成がなされることが報告されている[9]。rdw ラットのプルキンエ細胞では野生型と比較して，その細胞体は有意に小さく，樹状突起形成も乏しかった。また，小脳の細胞層の形成では外顆粒細胞層が厚く分子層が薄いことがわかった。これらの結果より TH は，①正常な小脳プルキンエ細胞の形態形成に必要であること，②小脳顆粒細胞の移動による正常な細胞層の形成に必要であること，が確認された。

rdw ラットは寡動（活動性低下）である

rdw ラットの概日リズムと運動量を測定した。rdw ラットの概日リズムは野生型同様，明/暗サイクルに従って変化し，暗時の運動量は明時に比べ有意に高かった。しかしながら，運動量自体は野生型ラットに比べ顕著に低く，同時期の野生型ラットと比較して明/暗期ともに 25% 程度に減少した。

離乳後の T_4 投与は rdw ラットの小脳機能異常を改善させない

離乳後の rdw ラットに対する T_4 の経口投与は，甲状腺機能低下症による体重減少を改善し同年齢の正常ラットと同等のサイズに成長させた。また，T_4 投与は rdw ラットの血清 TSH レベルを減少，血清 T_3 レベルを上昇させ，正常ラットと同等のホルモン濃度にした。一方，rdw ラットの小脳機能障害に対する T_4

投与の効果をロータロッド試験などで評価したが，運動協調における重度の障害を改善しなかった。さらにrdw ラットは依然として寡動であった。離乳後の rdw ラットに対する T$_4$ 投与は小脳機能および運動活性を改善しないことがわかった。齧歯類における TH 作用の臨界期（critical period）は生後 2 週間とされている。離乳後では小脳機能に関する遺伝子発現はもはや TH によって影響されないことが明らかになった。

rdw ラットは黒質−線条体系においてドパミンの異常な軸索輸送を示す

寡動などの行動特性を制御する神経機構は複雑であり多数の経路が存在する。その主要な経路の 1 つとして黒質−線条体系におけるドパミン作動性シグナルがある。rdw ラットの甲状腺機能低下症に対する黒質−線条体系のドパミン作動性シグナルの関与を解析した。rdw ラットの黒質におけるドパミン含有量は野生型と比較して有意な増加を示した。反対に rdw ラットの線条体におけるドパミン含有量は野生型に比べ有意な低下を示した。

ドパミンの生合成における律速酵素であるチロシンヒドロキシラーゼ（tyrosine hydroxylase）はチロシンのL-3,4-ジヒドロキシフェニルアラニン（L-DOPA）への変換を触媒する。rdw ラットにおける黒質チロシンヒドロキシラーゼの発現障害が線条体におけるドパミンの欠乏の原因でありうるかどうかを解析した。しかし，rdw ラットと野生型ラットにおける黒質および線条体のチロシンヒドロキシラーゼのタンパク質発現量には有意な差は観察されなかった。一方，

脳における TH の欠乏は，チューブリンアイソフォームの発現量の低下による軸索輸送の障害を引き起こす[10]。rdw ラットでは，黒質と線条体におけるチューブリンⅢの発現量が，野生型ラットのそれよりも有意に低かった。これらの知見は，rdw ラットの寡動性の要因である線条体ドパミンレベルの低下は，チューブリンⅢの発現量の低下により黒質から線条体へドパミンの軸索輸送が障害されることによることを示している。TH は小脳形成およびドパミンの軸索輸送の制御を介して脳内環境の形成・維持に極めて重要な機能を有している（図 1）。

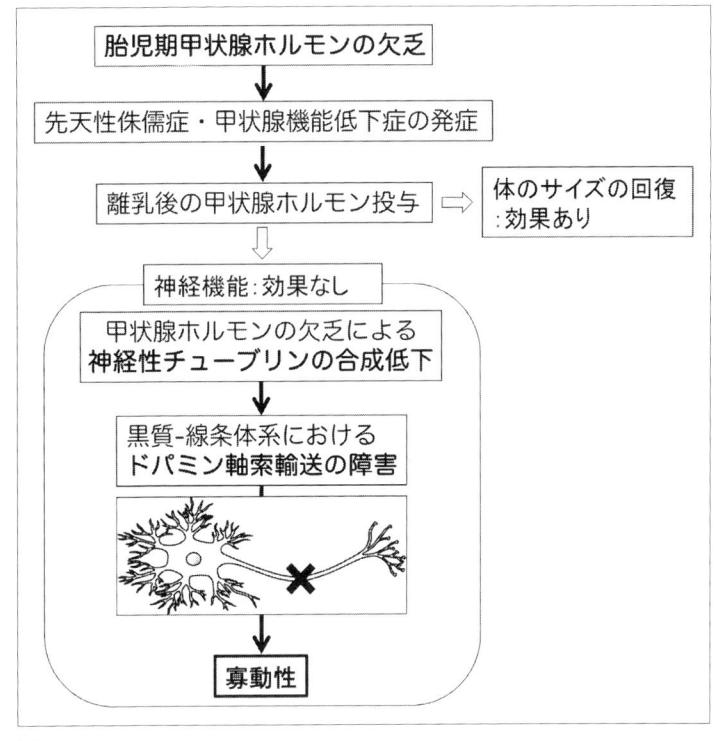

図 1

●● 参考文献 ●●●

1) Brent GA : J Clin Invest 122, 3035-3043, 2012.
2) Glass CK, Rosenfeld MG : Genes Dev 14, 121-141, 2000.
3) Porterfield SP, Hendrich CE : Endocr Rev 14, 94-106, 1993.
4) Oppenheimer JH, Schwartz HL : Endocr Rev 18, 462-475, 1997.
5) Umezu M, Kagabu S, et al : Lab Anim Sci 48, 496-501, 1998.
6) Hishinuma A, Furudate S, et al : Endocrinology 141, 4050-4055, 2000.
7) Shimokawa N, Yousefi B, et al : J Neuroendocrinol 26, 164-175, 2014.
8) Shimokawa N, Koibuchi N : Thyroid Hormone Disruption and Neurodevelopment (Koibuchi N, Yen PM, Eds), Springer, 2017.
9) Koibuchi N : Cerebellum 7, 530-533, 2008.
10) Stein SA, Kirkpatrick LL, et al : J Neurosci Res 28, 121-133, 1991.

（下川哲昭・鯉淵典之）

Translocated in liposarcoma (TLS) /Fused in sarcoma (FUS)

TLS/FUS とは

translocated in liposarcoma（TLS）または fused in sarcoma（FUS）は RNA/DNA 結合タンパク質の 1 つであり，同じく RNA/DNA 結合タンパク質である TAR DNA-binding protein-43（TDP-43）とともに筋萎縮性側索硬化症（amyotrophic lateral sclerosis：ALS）の関連因子として知られている。TLS は転写制御や mRNA 前駆体の選択的スプライシング，micro-RNA のプロセシング，mRNA の運搬など RNA 制御において様々な役割を果たしていることが報告されている。家族性 ALS の患者でみられる TLS の変異の多くは C 末端近傍の核局在シグナルに位置している。神経細胞内において，通常 TLS は主に核に局在しているが，これら TLS 変異体は細胞質に局在し，封入体を形成する[1]。

われわれは Shaw および Ule らのグループとの共同研究において，TLS の標的 RNA の網羅的解析を行った[2]。この研究では，胎生 18 日目のマウス脳サンプルにおいて TLS と相互作用している RNA を iCLIP（individual-nucleotide resolution UV crosslinking and immunoprecipitation）法により同定した。また，mRNA 前駆体の選択的スプライシングにおける TLS の役割を明らかにするため，TLS の有無により量が増加または減少するスプライシングバリアントを splice-junction microarray により同定した。その結果，細胞接着や軸索伸長などに関与する複数の因子が TLS に制御される mRNA にコードされていることが明らかとなった。

さらにわれわれは，その中でアクチン骨格制御および神経系の発生に関与することが報告されていた Mena（mammalian enabled）と TLS の関係について，詳細な解析を行った[3]。Mena は N 末端側の EVH1（Ena VASP homology 1）ドメイン，中央の poly-proline ドメイン，および C 末端側の EVH2（Ena VASP homology 2）ドメインから構成されている。EVH2 ドメインは globular actin（G-actin）結合領域，filamentous actin（F actin）結合領域，およびコイルドコイル領域を含んでいる。TLS を欠損したマウスの脳では EVH2 ドメインの F-actin 結合領域とコイルドコイル領域の間に 21 アミノ酸分の配列が挿入され

Keywords

TLS/FUS，RNA 結合タンパク質，ALS

たスプライシングバリアント（Mena[insert]）が増加していた。Mena[insert] の増加は TLS を欠損したマウス線維芽細胞（MEF）でも認められた。野生型の MEF では Mena は過去に報告されているとおり糸状仮足，葉状仮足，接着斑などの末梢構造への局在を示したが，TLS 欠損 MEF においては主に細胞質に分布していた。したがって，TLS は Mena の正常な局在に重要であると考えられた。一方，Mena[insert] は TLS の有無にかかわらず末梢局在を示した。よって，EVH ドメインへの 21 アミノ酸の挿入は Mena の末梢局在を促進すると考えられた。

次に MEF の細胞運動における Mena および TLS の機能を調べた。野生型 MEF において，Mena および Mena[insert] はいずれも過剰発現により細胞運動速度の低下を生じたが，TLS 欠損 MEF では Mena[insert] のみが細胞運動速度の低下を生じた。よって，TLS は Mena の糸状仮足および葉状仮足への局在を促進することで細胞運動を抑制していると考えられた。

次に初代培養ニューロンにおける Mena の局在を調べたところ，Mena[insert] は Mena よりも多く成長円錐への局在を示した。よってニューロンでも MEF の場合と同様，21 アミノ酸の挿入は Mena の末梢構造への局在を促進していると考えられた。次に，神経突起伸長における Mena の機能を調べた。野生型ニューロンでの Mena の発現は Mena[insert] 発現よりも顕著に神経突起伸長を誘導した。一方，TLS 欠損ニューロンではいずれの Mena の発現も影響しなかった。これらの結果から，Mena の神経突起伸長における機能には TLS が必要であることが示唆された（図 1）。

最後に Mena と Mena[insert] の生化学的な解析を行った。共沈降法により Mena の EVH2 ドメインと F-actin への結合を調べたところ，Mena と Mena[insert] の間に顕著な差異は認められなかった。しかしながら，Mena 結合タンパク質のプロテオミクス解析を行ったところ，Mena[insert] は Mena よりも protein-L-isoaspartate（D-aspartate）O-methyltransferase（PCMT1）に強く結合することがわかった。よって，PCMT1 との結合の有無が Mena と Mena[insert] の局在および機能の際に関係している可能性があると考えられた。

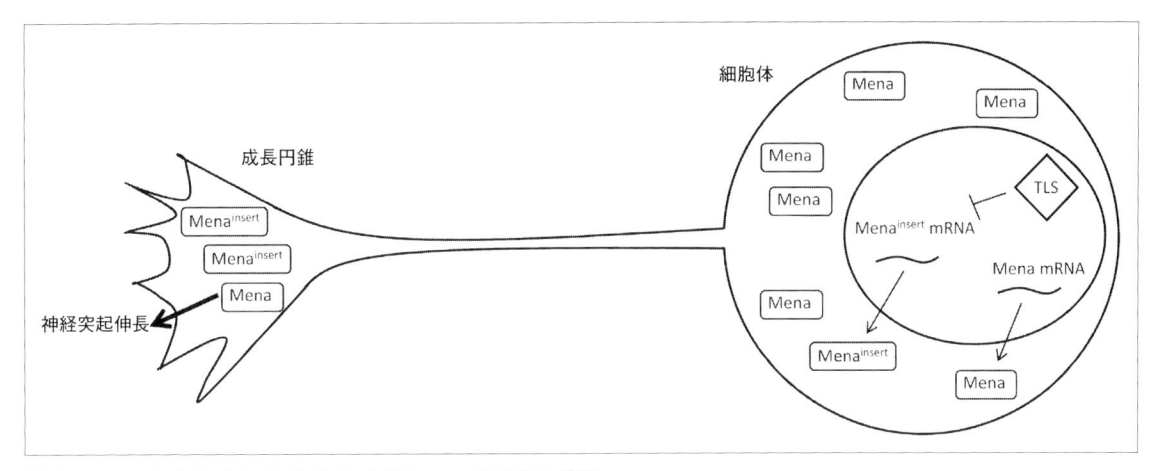

図1　ニューロンにおける TLS および Mena の局在と機能

TLS を欠損する細胞では Mena[insert] が増加する。Mena[insert] は Mena よりも多く成長円錐に局在する。Mena は Mena[insert] よりも顕著に神経突起伸長を誘導する。図には示されていないが，Mena による神経突起伸長には TLS の何らかの機能が必要であると考えられる。

●●　参考文献 ●●●

1）Guerrero EN, et al : Prog Neurobiol 145-146, 78-97, 2016.

2）Rogelj B, et al : Sci Rep 2, 603, 2012.

3）Sugiura T, et al : FEBS J 283, 1475-1487, 2016.

（貝塚剛志・内匠　透）

TRPV4

■ Keywords
TRPV4，温度，脳内温度，アストロサイト，グリア，てんかん

■ TRPV4 とは

TRPV4 は transient receptor potential vanilloid（TRPV）ファミリーに属するイオンチャネル[1]で，2000 年に低浸透圧を感知するセンサー分子としてクローニングされた非選択的陽イオンチャネルである。その後，34℃以上の温かい温度，脂質，機械刺激によっても活性化することが明らかにされたマルチモーダルセンサーである[2]。生体内で多くの生理機能に関わっており，TRPV4 点変異患者では，ほとんどの場合において神経障害を発症する点が興味深い[2]。

はじめに

われわれは脳内温度が有する生理学的意義に焦点をあてながら脳内環境の変化を解析し，病態の分子基盤解明や治療法の開発につなげようとしている。この中でも特に，脳内温度をセンスし，その情報を電気信号へと変換する温度センサー分子 TRPV4 に着目している。TRPV4 は脳内では脈絡叢上皮細胞に一番強く発現しており，脳脊髄液の効率的産生に関与していることを明らかにしている。この他，海馬ニューロンにも強い発現が認められ，脳内温度情報を電気信号に変換することで，神経活動を円滑化させていることを見出している。一方，アストロサイト，ミクログリアにも発現し，グリア細胞の活動にも重要である。本稿では，TRPV4 の分子的特色とニューロン・アストロサイトにおける機能を解説する。

ニューロンにおける脳内温度感知と TRPV4

脳内では海馬ニューロンで TRPV4 の発現レベルが非常に高い。錐体細胞・顆粒細胞の両者で，およそ半数のニューロンが TRPV4 陽性である[3]。WT マウスと TRPV4 KO マウスから調製した培養海馬ニューロンを用いた解析結果から，海馬ニューロンの TRPV4 は 37℃近傍の脳内温度情報を電気信号に変換し，神経興奮を促進している可能性が示唆された[3]。そこで急性海馬スライス標本を用いた電気生理学的解析を行ったところ，TRPV4 が生理的温度により活性化し，神経興奮を促進していることが確認された[4]。また自由行動下マウスの脳波解析結果から，TRPV4 が脳内温度情報を電気信号に変換し，脳機能を向上させており，この機構が破綻したマウスは統合失調症に類似した行動異常を示すことも明らかになった[4]。

上記の結果より，TRPV4 は脳内温度を介して神経興奮・脳機能を制御する重要なセンサー分子であると明らかになった。この点より，てんかん原性域のように異常神経興奮を起こしている場所では脳内温度上昇が起こり，これを TRPV4 が感知し，さらなる神経興奮を引き起こすことで病態悪化が進行するのではないかと仮説を立てた。この仮説証明のために新規の局所温度測定システム（柴崎ら，特許公開）を開発し，正常領域とてんかん原性域の局所脳温度を測定・比較した。その結果，てんかん原性域では約 1℃の温度上昇が起こっており，これにより TRPV4 活性化が促進し，病態の増悪化につながることを明らかにした。

てんかん原性域アストロサイトの異常化と TRPV4

われわれは TRPV4 がニューロン[5]以外にアストロサイトやミクログリアにも発現していることを見出した[5-7]。この中で，アストロサイトではわずか 20%程度のごく限られたアストロサイト亜種のみが TRPV4 を発現していた[8]。アストロサイト TRPV4 はニューロンが放出するアラキドン酸により活性化する。そして細胞内 Ca^{2+} 上昇と ATP 放出を引き起こし，周囲のアストロサイトへの興奮を惹起する[8]。これらのアストロサイトがグルタミン酸をニューロンに放出することで，神経活動を促進していることを見出した（図 1）[8]。また驚くべきことに，てんかん原性域においては，すべてのアストロサイトが TRPV4 陽性へと変化していることを見出した。これがニューロンの異常興奮を促進し，てんかん病態の増悪化を助長していると予想された。現在，てんかん原性域のアストロサイト TRPV4 活性化阻害とてんかんの治療効果に関する実験を進めている。今後，TRPV4 を標的とした画期的なてんかん治療法を見出すことができるかもしれない。

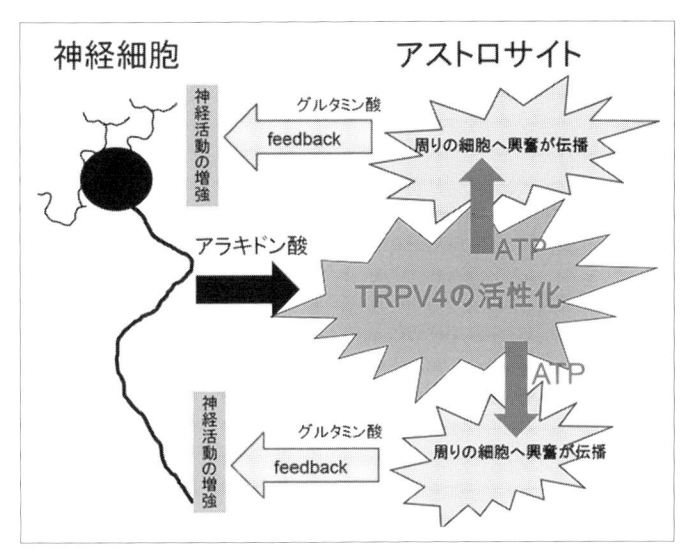

図1

●● 参考文献 ●●

1) Shibasaki K : J Physiol Sci 66, 359-365, 2016.
2) Shibasaki K : J Anesth 30, 1014-1019, 2016.
3) Shibasaki K, Suzuki M, et al : J Neurosci 27, 1566-1575, 2007.
4) Shibasaki K, Sugio S, et al : Pflugers Arch 467, 2495-2507, 2015.
5) Shibasaki K, Tominaga M, et al : Biochem Biophys Res
Commun 458, 168-173, 2015.
6) Shibasaki K, Ishizaki Y, et al : Biochem Biophys Res Commun 441, 327-332, 2013.
7) Konno M, Shirakawa H, et al : Glia 60, 761-770, 2012.
8) Shibasaki K, Ikenaka K, et al : J Biol Chem 289, 14470-14480, 2014.

●● 参考ホームページ ●●●●●●●●●●●●●●●●●●●●●●●

・柴崎貢志の研究内容
http://www.nips.ac.jp/cs/sibaHP/shibasaki.html

（柴崎貢志）

USP15

■ Keywords ■
RNA スプライシング，脱ユビキチン化酵素

■ USP15 とは

USP15 は，ubiquitin specific protease（USP）ファミリーに属する脱ユビキチン化酵素で，標的からユビキチン鎖を除去し，プロテアソーム依存的分解や細胞内シグナリングを調節する。これまでに USP15 は，細胞の増殖や分化，ストレス応答，恒常性維持など，様々な生体機能の制御に関与することが報告されている。興味深いことに，USP15 は分解に重要な K48 連結型ユビキチン鎖以外に，K63 連結型ユビキチン鎖やモノユビキチン化基質も脱ユビキチン化することが示唆されている [1)2)]。また，USP15 の機能異常が様々な神経変性疾患・精神疾患につながる可能性も考えられており，脳神経系の機能を制御するうえでも重要なタンパク質であるといえる。しかし，脳内におけるその詳細なメカニズムや標的因子など USP15 の機能の全容はいまだ解明されていない。

USP15 異常による RNA スプライシングの破綻と神経疾患

脳神経系における RNA 代謝は，時期ならびに領域特異的に制御されることで，複雑かつ精密な高次脳機能獲得ならびに恒常性維持に寄与している。なかでも RNA スプライシングは，限られた数の遺伝子よりも数倍多いタンパク質産生を促し，タンパク質の多様性創出に貢献している。それゆえ，RNA スプライシングは脳が高次機能を獲得していくうえで必須の分子機構といえる。さらに，スプライソソーム完全性の破綻や RNA スプライシングに関わる遺伝子の変異が筋萎縮性側索硬化症（ALS）や前頭側頭型認知症（FTD）などに関連することから [3)4)]，RNA 代謝制御がどのようにして脳神経系の恒常性維持に関与するか注目が集まっている。われわれは，脳神経系における脱ユビキチン化酵素 USP15 の機能解析を行う過程で，USP15 が U4/U6 スプライソソーム調節を介してグローバルな RNA スプライシング制御に関与することを見出した。本稿では，これまで報告されている USP15 異常による脳神経疾患との関連を概説するとともに，われわれが見出した USP15 による RNA スプライシング制御のメカニズムについて紹介していく。

USP15 異常と脳神経系における疾患との関連

先行研究から，USP15 の過剰な活性化は脳神経疾患の発症や悪性化を促すことが示唆されている。例えば，悪性脳腫瘍では USP15 が活性化し，標的である TGFβ receptor I の効果を減衰させることができず，TGFβ シグナリングの過剰な活性化が認められる [5)]。その結果，グリア細胞の増殖が引き起こされ，悪性脳腫瘍へとつながる。また若年性パーキンソン病では，USP15 が Parkin によってユビキチン化された障害ミトコンドリアのユビキチン鎖を取り除き，ミトファジーを負に制御する可能性が示唆されている [6)]。その結果，障害ミトコンドリアが蓄積し，神経細胞にダメージを与えることが考えられる。一方，USP15 の変異によって自閉症発症のリスクが亢進することも報告されており [7)]，USP15 の制御バランスは脳の高次機能や恒常性の維持に重要であるといえる。しかしながら，脳神経系における USP15 の詳細な機能は明らかとなっていない点が数多く残されている。

USP15 による RNA スプライシング制御

RNA スプライシングは，U1，U2，U4，U5，U6 からなる核内低分子 RNA と 50 種類以上にのぼるタンパク質群がスプライソソーム複合体を形成し，スプライシング反応を調節している。近年，これら一連の反応に，ユビキチン反応の重要性が示唆されている [8)]。われわれは，脳神経系における USP15 の機能解析を行っていたところ，USP15 が U4/U6 スプライソソーム制御に重要な terminal uridylyl transferase 1（TUT1）を脱ユビキチン化すること，またこの際，SART3 が足場タンパク質として働き反応を効率化させることを発見した（図 1）。TUT1 は U6-snRNA の 3'末端に poly（U）を付加し，U6-snRNA の安定性に寄与するヌクレオチド転移酵素として機能することから，USP15 の欠損が TUT1 活性に影響を与えスプライシング変動を引き起こすのではないかと考えた。実際，Affymetrix exon array で USP15 KO マウス脳のスプライシング変化を解析したところ，シナプス形成やストレス応答に関わる複数の遺伝子にスプライシングの違いが認められた。このことから，USP15 の機能異常がスプライソソームの機能を破綻させ，結果的に

グローバルなスプライシング変化を誘発することが考えられた。われわれは，USP15 KO マウスが月齢依存的に運動障害・小脳変性の表現型を呈することを見出しており，通常とは異なるスプライシング変異体が脳内に蓄積することで，これら表現型につながるのではないかと考えている。

今後の展望

近年，TDP-43 や FUS/TLS，SMN1 をはじめとする RNA 代謝関連因子と神経変性疾患の関係に注目が集まっている。興味深いことに，TDP-43 の病原性変異が USP15 のイントロン領域に cryptic exon を挿入し，nonsense-mediated mRNA decay（NMD）のメカニズムによって USP15 mRNA が分解されるという仮説も提唱されている[9]。このことから，脳神経系における USP15 の機能を理解するためには，USP15 の下流のみならず上流のメカニズムの詳細な検証も必要になってくることは想像に難くない。今後，様々な角度から USP15 の解析を進め，脳内 RNA スプライシングのメカニズムと神経疾患との関連性が解明されることが期待される。

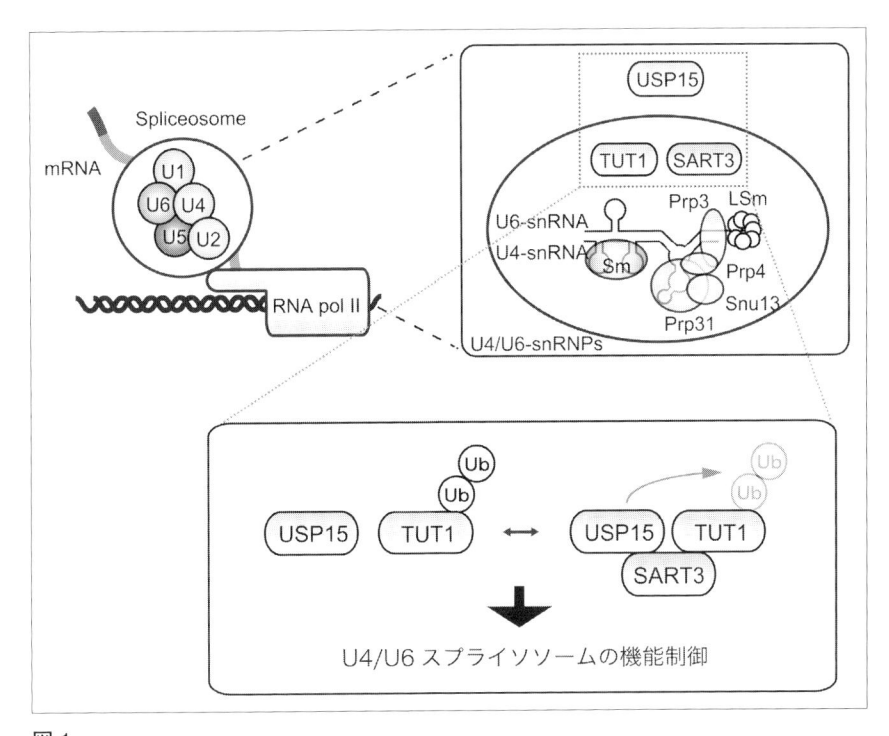

図 1

一連のメカニズムに異常が生じると，様々な脳神経疾患の原因となる。

•• **参考文献** ••

1) Inui M, et al : Nat Cell Biol 13, 1368-1375, 2011.
2) Zhang H, et al : Sci Rep 5, 11220, 2015.
3) Tsuiji H, et al : EMBO Mol Med 5, 221-234, 2013.
4) Ling SC, Polymenidou M, et al : Neuron 79, 416-438, 2013.
5) Eichhorn PJ, et al : Nat Med 18, 429-435, 2012.
6) Cornelissen T, et al : Hum Mol Genet 23, 5227-5242, 2014.
7) O'Roak BJ, et al : Nature 485, 246-250, 2012.
8) Bellare P, et al : Nat Struct Mol Biol 15, 444-451, 2008.
9) Ling JP, Pletnikova O, et al : Science 349, 650-655, 2015.

（鶴田文憲・金　材炫・千葉智樹）

VHL（von-Hippel-Lindau protein）

■ VHL（von-Hippel-Lindau protein）とは

　複合型ユビキチンリガーゼ Cullin-3 の分解基質を認識するタンパク質であり，血管系の多発腫瘍を主徴とする von Hippel-Lindau 病において遺伝子突然変異が存在する。従来 hypoxia inducing factor 1（HIF1）の分解酵素複合体として知られ，低酸素に対する細胞内応答システムとして知られていたが，ALS 原因タンパク質である TDP-43 のミスフォールド体を認識し，病巣に蓄積するカルボキシル末端断片を分解することが明らかとなった。VHL はニューロンとともにオリゴデンドロサイトに存在し，glial cytoplasmic inclusion（GCI）と共局在しており，ALS におけるオリゴデンドロサイトの機能不全に関与することが示唆される。

■ Keywords

筋萎縮性側索硬化症，TDP-43，封入体，Cullin2
タンパク質ミスフォールディング，プロテアソーム

　筋萎縮性側索硬化症（amyotrophic lateral sclerosis：ALS）は脳・脊髄の運動ニューロンシステムの障害により，全身の随意筋群の萎縮と筋力低下をきたし，重篤な麻痺と嚥下・呼吸不全に至る神経変性疾患である。原因は長らく不明であったが，病理学的には大脳皮質運動野，脳幹，脊髄前角の運動神経の消失と，ミクログリア，アストロサイトの増生によるグリオーシスと，細胞質封入体を特徴とし，異常蓄積したタンパク質が ALS 病態のカギを握るものと注目されていた。ALS 患者の 90％は遺伝子異常を認めない孤発性 ALS であるが，その異常封入体の構成タンパク質として同定されたのが TAR DNA-binding protein-43（TDP-43）である[1,2]。

　TDP-43 は核内に存在する分子量 43 kDa の RNA/DNA 結合タンパク質であり，様々な RNA 転写や安定化，軸索内輸送など，そのホメオスタシスに重要な役割を果たしているが，ALS においては，細胞質に異所性局在し skein 様封入体や Lewy 小体様封入体を形成する。このような病的な TDP-43 は著明なリン酸化とアミノ末端の切断を受けたカルボキシル断片化を受けている。TDP-43 の細胞質への異所性局在，封入体，異常断片と ALS 病態との関連にはいまだ不明瞭な点が多いが，カニクイザルやマウス，ショウジョウバエや線虫など多彩な in vivo モデルを用いた検証から，これら病的な TDP-43 自体が運動ニューロン変性をきたし，有力な治療標的であると考えられている。

　われわれは，まず核と細胞質という異なる環境で TDP-43 のコンフォメーション変化が起こるという仮説を立て，その構造変化によって機能への影響が想定される RNA 認識モチーフ（RRM）に着目した。TDP-43 の核移行シグナル（nucleus localizing signal：NLS）は RRM1 よりもさらにアミノ末端側にあるが，核脱出シグナル（nucleus export signal：NES）は RRM1 に続く RRM2 の内部にある。さらに NES 内の 246 番目のグルタミン酸（246E）と 247 番目のアスパラギン酸 RRM1（247D）は RRM1 ドメインが DNA と結合する際に二量体を形成する界面となることから，同部位を認識するモノクロナール抗体（3B12A）を作製した。3B12A は培養細胞において，異所性局在や封入体形成をした TDP-43 を認識し，さらに ALS 患者の脊髄切片においても異常封入体を認識したことから，同部位がミスフォールド型 TDP-43 で分子外に露出していることを示した[3]。さらにわれわれは，野生型 TDP-43 が毒性転化をして病原構造をとる分子内機構として RRM1 のシステイン残基の修飾の有無が極めて重要であることを突き止め，システイン変異体が優れた TDP-43 プロテイノパチーモデルとなることを示した[4]。

　ミスフォールド型 TDP-43 の形成機構とその同定手段を得たため，次に病原構造特有の分解機構の有無を検証するため，TDP-43 のユビキチン化酵素の同定を試みた。組換え TDP-43 を基質とした in vitro ubiquitination 反応液を免疫吸着させ，DSP（dithiobiis sccinimidyl propionate）を用いてジスルフィド架橋を行い，還元解離後，LC/MS-MS による質量解析を行った結果，CUL2 E3 複合体の構成タンパク質である Cullin2（CUL2）を同定した。CUL2 はがん関連タンパク質である von Hippel-Lindau protein（VHL）を基質結合タンパク質とする複合体型ユビキチンリガーゼ[5]であり，hypoxia inducible factor 1α（HIF1α）を基質とするもので，大変意外な結果であったが，実際 CUL2 複合体の基質結合タンパク質である VHL 培養細胞を用いた免疫沈降法により検討した結果，生理状態の TDP-43 に比べ，異所性局在型や凝集型などのミ

スフォールド型のTDP-43を強く認識した。そして，その結合にはミスフォールド型TDP-43のエピトープであるE246が必要であった。さらにCUL2は，全長TDP-43よりはむしろ，ALS病理に特徴的な凝集体内に認められるTDP-43の35 kDa断片のプロテアソームを介した分解を促進していることが判明した。ところがその一方で，VHLは過剰発現においてTDP-43の分解を抑制し，Juxta Nuclear Quality control compartment（JUNQ）内で異常蓄積を促進することが判明した。さらにRNA干渉法でのTDP-43ノックダウン後，real-time PCR法およびWB法で解析した結果，VHLは転写翻訳ともに亢進しており，TDP-43の細胞質への異所性局在による機能欠損とVHL発現との関係が示唆された。さらに，ヒトALS症例脊髄病理組織標本における免疫染色法により検討した結果，従来血管系細胞に存在するとされていたVHLはTDP-43とオリゴデンドロサイトの細胞質，特にグリア細胞質封入体（GCI）と呼ばれる病的封入体に共存していた（図1）[6]。

以上の結果はVHL/CUL2複合体の機能不全がグリア凝集体形成の背景にあることを示唆しており，VHLとCUL2はミスフォールドタンパク質の品質管理に重要なJUNQの機能を介してTDP-43の分解・凝集にも影響を及ぼし，そのバランスがALSの発症の分子機構において重要な働きを果たしている可能性を示している。今後オリゴデンドロサイトの機能解析を通じたALSの理解が進むことが期待される。

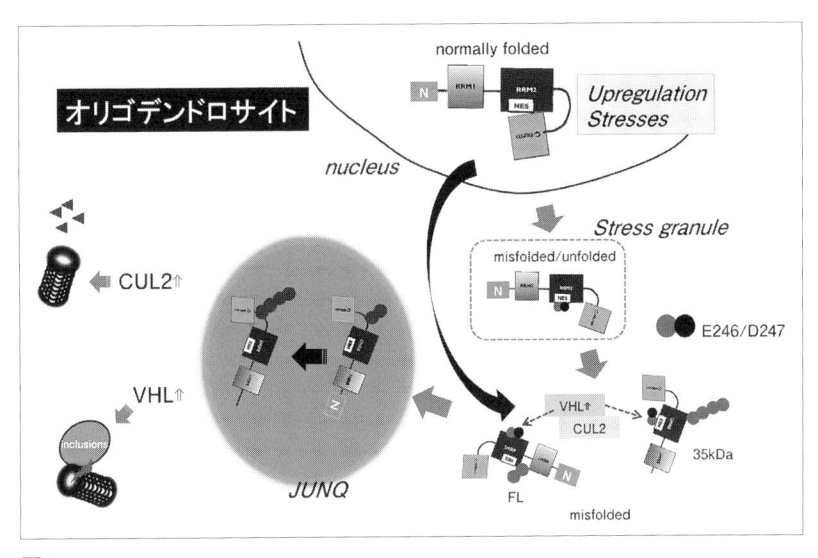

図1

•• 参考文献 ••

1）Arai T, Hasegawa M, et al : Biochem Biophys Res Commun 351, 602-611, 2006.
2）Neumann M, Sampathu DM, et al : Science 314, 130-133, 2006.
3）Shodai A, Ido A, et al : PloS One 7, e52776, 2012.
4）Shodai A, Morimura T, et al : J Biol Chem 288, 14886-14905, 2013.
5）Kamura T, Sato S, et al : Proc Natl Acad Sci USA 97, 10430-10435, 2000.
6）Uchida T, Tamaki Y, et al : Sci Rep 6, 19118, 2016.

（漆谷　真）

Wnt3

■ Wnt3 とは

哺乳類の体内の限られた領域の細胞から産生される分泌型のタンパク質。ヒトでは19種類存在するWnt ファミリー（wingless-type MMTV integration site family）の1つ。細胞運命の調節や様々な発生，発がんなどに関わる情報伝達（シグナル伝達）に使われるタンパク質。幹細胞の制御に関しては，発現される領域や細胞種類，胎生期から成体期に幅広くわたるタイミングの違いに従い様々な役割を担うことが判明しており，神経系でも幹細胞の増殖や分化に深く関わっている。成体脳内海馬の中枢神経系では，神経新生のニッチ環境である「グリア・アストロサイト細胞」から産生されるパラクライン因子であることが明らかになっている。

海馬グリア細胞の環境応答機構の解明

海馬や嗅球など脳内神経新生領域では，多様性に富んだ神経細胞からなるネットワークによって神経活動が維持され，学習・記憶といった基本的機能を支えている。神経細胞の機能維持，幹細胞からの神経分化，疾患化，環境への適応などの様々な「神経新生」が総括している事象は，未分化神経幹細胞，神経細胞，グリア細胞（アストロサイト細胞，オリゴデンドロサイト細胞）間での生体情報に応答した分子・遺伝子機能のレスポンスの結果である。

海馬のグリア細胞は，神経細胞の機能維持や神経活動のサポートだけでなく，未分化の成体神経幹細胞からの神経新生を支える重要な機能をもっている。成体脳内の海馬や嗅球では，生涯にわたり新しい神経細胞が神経幹細胞から日々産み出されているが，その頻度は年齢とともに減少し，ストレスや疾患など個人が置かれた環境によって変化する。これは，脳内の神経新生現象が外的刺激によって容易に変化しうる分子メカニズムで調節されていることを示唆している。この成体脳内の神経新生を制御する中心となる分子メカニズムの1つがWnt シグナル伝達系である。

Wnt シグナル系タンパク質 Wnt3 および Wnt3a は，種々の幹細胞の増殖や分化にとって重要な役割を担う。成体脳内海馬および嗅球の神経新生領域では，Wnt3/Wnt3a は主にグリア細胞のアストロサイトで生

■ Keywords
シグナル伝達，神経新生，海馬，嗅球，転写制御

産され，神経幹細胞から神経細胞への分化を開始させ，さらに促進する機能をもつ[1]-[10]。Wnt シグナル系でのβカテニンシグナル伝達経路は Canonical Wnt シグナル伝達経路とも呼ばれる古典的な経路の1つである。成体神経幹細胞では細胞外からの入力であるWnt3/Wnt3a によってシグナル伝達活性が調節されており，βカテニンを含む細胞内シグナルが伝達されると，標的となる遺伝子群の転写活性が結果的に制御される。Wnt3/Wnt3a が Wnt 受容体として知られる Frizzled（Fz）と LRP の受容体に結合すると dishevelled（Dvl）を介して GSK-3β にシグナルが伝達され，βカテニンのリン酸化と分解が抑制される。神経幹細胞内のβカテニンが安定化されると，安定化したβカテニンは核内へと移行し，Wnt シグナルの転写促進因子 TCF および LEF（T-cell factor/lymphoid enhancer binding factor）と結合する。グリア・アストロサイト細胞から産生・分泌された Wnt/Wnt3a が神経幹細胞に結合すると，これらのシグナル伝達と核内移行を経て，βカテニン/TCF/LEF 転写因子結合体が形成され，標的となる遺伝子のプロモーター領域にある TCF/LEF 転写制御配列に結合し，転写を活性化させる（**図1**）。

この標的となる遺伝子群の1つが NeuroD1 と呼ばれる遺伝子である。NeuroD1 を欠損すると成体脳内では神経新生が生じないことが実験的に確認されており，NeuroD1 遺伝子は神経新生にとって必須な遺伝子であることを示している。成体神経幹細胞から神経細胞への分化を開始・促進する Wnt3 の制御機能は，主として NeuroD1 などの神経分化を牽引する遺伝子の転写活性化を導くことによる。未分化の成体神経幹細胞では，外部からの Wnt タンパク質のシグナル伝達の入力の on/off により，神経分化を開始する遺伝子群の転写の on/off が調節されていることになる。この Wnt3/Wnt3a 自体の発現を左右するのは何があるかについてさらに調べると，興味深いことが明らかになった。神経新生能力は年齢によって低下することが多くの研究例から実証されているが，年齢の高齢化に従い，アストロサイト細胞での Wnt3/Wnt3a の発現量が低下していた。また，ストレスを感じない程度

の軽い運動を実験動物群に施すと Wnt3/Wnt3a の発現量は上昇し，それに伴って未分化神経幹細胞の神経新生能力が上昇することが確認できた。Wnt3 の効力を左右する個体への「外部刺激」に，新しい神経細胞のネットワーク形成を上昇するもの（例：運動，豊かな環境など）もあれば，減少させるもの（例：ストレ ス，疾患，老化など）もあることは，ある意味において神経新生が可逆的な応答機能を潜在的に含有していることの証明であり，数多くの遺伝子群の発現様式が Wnt3 を軸として多様に変化する機構で支えられていることがわかってきたことは，将来的な創薬や再生医療の有力な切り口となると考えられる。

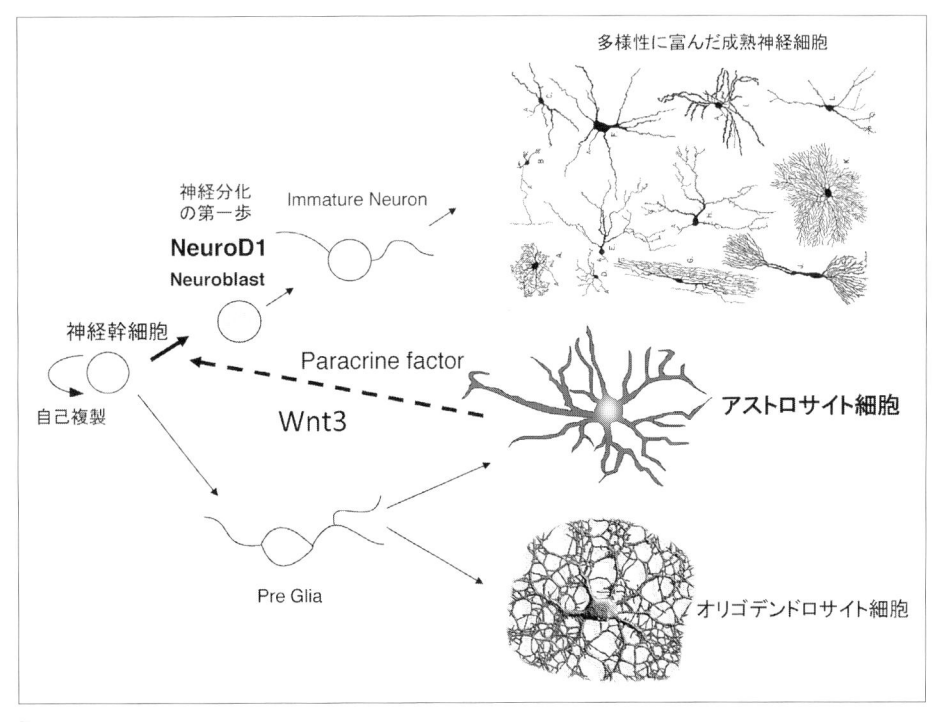

図 1

●● **参考文献** ●●●

1) Kuwabara T, Hsieh J, et al : Nat Neurosci 12, 1097-1105, 2009.
2) Okamoto M, Inoue K, et al : FASEB J 25, 3570-3582, 2011.
3) Hidaka R, Machida M, et al : Stem Cell Res Ther 4, 51, 2013.
4) Fujimaki S, Wakabayashi T, et al : Histol Histopathol 30, 1411-1430, 2015.
5) Kuwabara T, Asashima M : J Mol Cell Biol 4, 133-139, 2012.
6) Fujimaki S, Hidaka R, et al : J Biol Chem 289, 7399-7412, 2014.
7) Wakabayashi T, Hidaka R, et al : J Biol Chem 289, 7399-7412, 2016.
8) Fujimaki S, Wakabayashi T, et al : Biomed Res Int 2015, 592915, 2015.
9) Kuwabara T, Asashima M : Inflamm Regen 32, 438-445, 2012.
10) Antoszczyk S, Terashima K, et al : Neural Stem Cells and Therapy 11, 223-238, 2012.

（桑原知子）

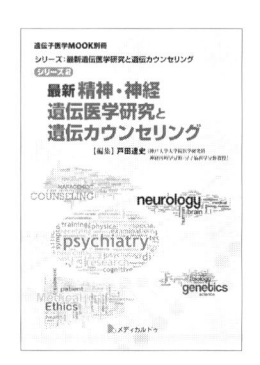
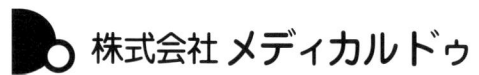

用語ライブラリー

用語ライブラリー

本文中の ＊ をつけました用語の解説を掲載しています。

▶ A

＊ anoctamin 1（ANO1）
カルシウム活性化クロライドチャネルファミリーanoctamin の 1 つ。細胞内のカルシウム濃度上昇によって活性化する。クロライドイオンの移動方向はその細胞がもつクロライドイオンの平衡電位で決定される。

＊ Atg
オートファジー関連遺伝子。オートファジーは，基礎的なオートファジーと誘導性オートファジー，またバルクオートファジーと選択的オートファジーがある。オートファジーは，細胞質の不要な物質を隔離膜で一般細胞質より隔離しオートファゴソームを形成し，これがリソソームと癒合して内容物を分解する機構。Atg 分子は，オートファジー刺激を受けて初期に必須な遺伝子群とオートファゴソーム形成に必要な遺伝子群がある。出芽酵母で見つかった遺伝子（大隅良典先生が見出した遺伝子群で，ノーベル賞の単独受賞となった）は，ヒトでも見出されている。

▶ F

＊ Flip excision
目的の遺伝子両側に loxP 配列を異なる方向に配置すると，Cre により loxP 間の遺伝子は反転する。これを Flip excision という。2 つの loxP 配列が同方向に位置している場合は，loxP 間の遺伝子は切り出される。

＊ FRET（fluorescence resonance energy transfer）
蛍光共鳴エネルギー移動のことで，近接した 2 個の色素分子の間で励起エネルギーが電磁波にならず電子の共鳴により直接移動する現象。各種プローブのデザインにより，Ca^{2+} キナーゼの活性などをモニターするのに応用されている。

▶ K

＊ K_{ATP} チャネル
ATP 感受性カリウムチャネル（K_{ATP}）は，内向き整流作用をもつカリウムチャネルで，細胞内 ATP 濃度が低い通常状態では開口した状態にあり，細胞膜電位を過分極側で維持することに貢献している。そのため，細胞内 ATP 濃度上昇により閉じると，細胞膜電位は脱分極側にシフトする。

▶ N

＊ NADPH オキシダーゼ
NADPH から電子を受け取って酸素分子を 1 電子還元することでスーパーオキシドアニオンラジカルを生成する。生成されたスーパーオキシドアニオンラジカルは過酸化水素やヒドロキシラジカルなどに派生する。NADPH オキシダーゼ遺伝子（Nox）はヒトでは Nox1 ～ Nox5 という 5 種類があり，ニューロンでは Nox1，2，4 の働きが重要とされる。

▶ P

＊ PDZ 結合モチーフ
様々な足場タンパク質において共通してみられる，80 から 90 アミノ酸からなる PSD95/Disc-large/ZO-1（PDZ）ドメインを有するタンパク質を PDZ ドメインタンパク質と呼ぶが，この PDZ ドメインと結合するアミノ酸配列を PDZ 結合モチーフという。

▶ S

＊ SNARE タンパク質
シナプス小胞と細胞膜との融合に必須である 3 種類のタンパク質（Syntaxin1A，SNAP25，VAMP2）のこと。Syntaxin1A と SNAP25 は細胞膜に存在し，VAMP2 はシナプス小胞に存在する。細胞膜とシナプス小胞が近接している状態（docking）になるとき，これらのタンパク質は 3 量体を形成する。これを SNARE 複合体形成と呼ぶ。これに引き続いて活動電位によるカルシウムイオンの細胞内への流入が生じることで，細胞膜とシナプス小胞膜の融合が生じ，神経伝達物質がシナプス間隙に放出される。シナプス小胞 docking の程度は，活動電位によって神経伝達物質がそのシナプス前終末から放出される確率と強く相関する。したがって，SNARE 複合体形成の測定によりシナプス前終末機能を定量化することができる。

▶ Z

＊ ZNRF1
zinc and ring finger 1 の略でユビキチンリガーゼの 1 つ。ユビキチンリガーゼは，標的となるタンパクにユビキチンというタンパクを鎖状につなぐ役割をもつ。ユビキチン鎖が付加された標的タンパクはプロテアソームで分解されるため，ユビキチン連結酵素の役割は特定のタンパクを分解に導くことにあると考えられる。ZNRF1 はニューロンでは AKT を標的としている。

▶ あ

＊ アダプター（レセプター）タンパク質（p62，NBR1）
選択的オートファジーに必須なアダプター（あるいはレセプター）タンパク質。オートファジーのターゲットとなる分子で，オートファジーができなくなると増加することから，オートファジーの活性の 1 つと考えられている。ターゲットとなる分子（ミトコンドリアなどのオルガネラあるいはタンパク質分子）がユビキチン化されると，p62 や NBR1 はこれと結合する領域をもっていることから，ユビキチン，p62，NBR1 の複合体を形成する。p62 や NBR1 は隔離膜上の LC3（Atg8）分子とも結合領域を有しており，これと結合してターゲット構造を隔離膜で包み込む。

▶ い

＊ インビボ二光子レーザー顕微鏡
通常の蛍光顕微鏡は，特定波長の光子 1 個により励起

された蛍光分子が発する蛍光を観察するが，その2倍の波長の光子2個がエネルギーを与えることでも同様の蛍光が生じる。これが二光子励起の原理で，近赤外など生体透過性が高い波長の光を励起光として用いることができるため，生体に応用すれば0.5～1 mm近くの深部まで観察可能になる。蛍光タンパクを細胞内に発現させる方法と蛍光プローブを体内に投与して観察する方法がある。

▶お

＊オートファジー・リソソーム系
細胞内に形成された隔離膜と呼ばれる二重膜が分解されるべきオルガネラやタンパク質凝集体の周りに形成され，オートファゴソームとなり，それにリソソームが融合して内容物が分解されるバルク分解系。一般的には非特異的分解系であるが，特異的にミトコンドリアのみが分解されるミトファジーのような例もある。

▶か

＊活性酸素（活性酸素種）
酸素がより反応性の高い状態に変化したものを活性酸素と呼ぶ。活性酸素がニューロンに与える傷害が神経変性疾患の原因の1つとして注目されるが，どのような仕組みで神経変性を引き起こすのかは明らかになっていない。ZNRF1は酸化ストレスを神経変性を促進する細胞内反応に変換する働きがあると考えられる。

＊感覚性脳室周囲器官（sensory circumventricular organs：sCVOs）
脳室周囲器官（CVOs）の中でニューロンの細胞体が存在する脳弓下器官，終板脈管器官，最後野の総称。末梢臓器で前駆体が産生されるアンジオテンシンⅡの受容体を発現している細胞など，末梢臓器由来の血中シグナルに応答する細胞が存在していることから，こうした情報をモニタリングし，脳の他の組織に伝達する役割を担っていると考えられる。

▶け

＊蛍光寿命
一般的な蛍光色素が励起された場合，励起から0.1～30ナノ秒程度の遅延時間の後，蛍光が放出される。この遅延時間を蛍光寿命と呼ぶ。蛍光の放出は確率的（stochastic）であるため，蛍光寿命の度数分布は指数分布になる。FRETなどによってエネルギー移動が生じることでも励起された蛍光色素の割合が減少するので，見かけ上の蛍光寿命が減少する。これを利用して蛍光寿命を測定することでFRET現象の評価ができる。2光子励起用パルスレーザーのパルスを送った時刻と蛍光が検出された時刻を精密なカウンターで計測することで，蛍光寿命を測定する（2光子励起蛍光寿命法）。

＊ケイジドグルタミン酸（caged glutamate）
ケイジド化合物の一種。グルタミン酸に官能基を付加

することで不活性化されている。特定の波長の光を照射することで，光分解しグルタミン酸が生じる。2光子励起法でグルタミン酸を光分解することで単一シナプスの大きさ程度（～1 μm^3）の限局した領域にグルタミン酸を投与することが可能である。

＊顕微内視鏡（micro-endoscope）
内視顕微鏡（endo-microscope）とも呼ばれる。一般に数ミクロン以下の空間解像度をもち，顕微鏡による組織あるいは細胞レベルの観察が可能な内視鏡のことを指す。

▶さ

＊細胞外マトリクス（extracellular matrix）
細胞外の空間に存在する構造で，コラーゲンなどの構造タンパク質や糖タンパク質などからなり，組織構造を維持することに貢献する。マトリクスメタロプロテアーゼ（matrix metalloproteinase：MMP）は，細胞外マトリクスタンパク質や細胞表面タンパク質を切断する酵素で，細胞間の結合を切断するために神経細胞形態が変化しやすくなると考えられる。

▶し

＊シナプス前終末
プレシナプスブトン（presynaptic bouton）とも呼ばれる。神経細胞軸索の途中あるいは末端部分のふくらみのこと。シナプス前終末には神経伝達物質を包含するシナプス小胞が集積し，active zone（AZ）と呼ばれる部分付近でシナプス小胞が細胞膜と融合することで，神経伝達物質のシナプス間隙への放出が生じる。

＊神経性セロイドリポフスチン蓄積症
進行性ミオクロニーてんかんの一種である神経性セロイドリポフスチン蓄積症（neuronal ceroid-lipofuscinosis：NCL，Batten disease）は，神経細胞を中心にセロイドリポフスチンを含むリソソームが蓄積する常染色体劣性遺伝の神経変性疾患である。日本での発症は10万人に1人であるが，欧米では割合が高く，日本の10倍である。現在までに，原因遺伝子としてCLN1からCLN14まで認められている。

＊神経突起剪定
脳内で不要な神経突起（軸索や樹状突起）がミクログリアやアストロサイトなどのグリア細胞に貪食され除去される現象。シナプス剪定，軸索剪定（剪定は刈り込みの意味）とも言われる。脳内では軸索と樹状突起の結合によるシナプスが形成されているが，発達初期の脳内では必要以上のシナプスが形成されている。発達後期になると不要なシナプスが除去されて，必要なシナプスのみが残り成熟した機能的な神経回路が完成する。記憶や学習の基盤になっているとも考えられている。

▶の

＊脳弓下器官（subfornical organ：SFO）
第三脳室の吻側背側に海馬交連が形成する壁面上の正中部に位置し、大半が脳室側に突出している。脳脊髄液が側脳室から第三脳室に向かって流れる室間孔に近く、脳脊髄液の流れが速くなる場所に位置している。脳弓下器官には、前大脳動脈から分岐して脈絡叢に通じる動脈から血管が分岐し、内部で毛細血管網を形成している。血管の一部は小孔を有する有窓毛細血管である。小孔を通じて各種イオンや血中ペプチドが脳弓下器官内に拡散すると考えられる。

＊脳室周囲器官（circumventricular organs：CVOs）
脳の正中部またはその近傍に存在する血液脳関門（血液と脳および脊髄の組織液との間の物質交換を制限する機構）がない組織の総称。脳弓下器官（subfornical organ：SFO）、終板脈管器官（organum vasculosum laminae terminalis：OVLT）、正中隆起（median eminence）、松果体（pineal grand）、交連下器官（subcommissural organ）、最後野（area postrema）の7組織を指す。「脳の窓」と呼ばれることもある。

▶ひ

＊微小管
細胞の構造を支える骨組み（細胞骨格）の一種。チュブリンと呼ばれるタンパクが多数重合したり、バラバラになったりすることで、細胞の形態維持や変化、細胞分裂、繊毛の運動など、細胞の様々な機能に重要な役割を果たす。

▶ふ

＊不対電子
原子あるいは分子の最外殻の軌道に位置する電子で、対になっておらず電子対を形成しない電子。共有結合を形成する共有電子対や非共有電子対（原子の外殻電子軌道に位置する2個の電子が対となって入って形成された電子対であり、他の原子と共有されておらず結合に関係しない）と比較して化学的に不安定であり、高い反応性を有する。

＊フリーラジカル
不対電子を有する原子や分子、イオンなどのこと。安定な電子対に光や熱などのエネルギーが加えられると、励起された電子が移動したり、化学結合が均一に解裂することで不対電子が形成されフリーラジカルが生じる。代表的なフリーラジカルである活性酸素としては、ヒドロキシラジカルやスーパーオキシド（スーパーオキシドアニオンラジカル）などが挙げられる。

＊プロテアソーム
細胞内でタンパク質を分解するための装置。多数の構成タンパクからなる巨大な複合体である。

▶ほ

＊ポジトロン断層撮影（positron emission tomography：PET）
生体内の特定分子や代謝・酵素活性などを可視化する技術。特定の放射性同位元素で標識した薬剤を投与し、同位元素から放出される陽電子（ポジトロン）に起因するガンマ線を検出することによって、薬剤の分布を三次元的に画像化できる。特定の病変・受容体・酵素などに結合する薬剤を用いることで、様々な分子を標的とするイメージングが可能になる。薬剤は極微量の投与で済むため、薬剤による有害作用の可能性が低く、モデル動物にもヒトにも利用されている。ガンマ線の生体透過性が高いので、ヒトでも深部観察が可能である。空間分解能は、小動物用PETで1.5 mm程度、ヒト用PETで4〜5 mm程度である。

▶ゆ

＊ユビキチン・プロテアソーム系（UPS）
76網アミノ酸のタンパク質ユビキチンから、ユビキチン活性化酵素（E1）、ユビキチン結合酵素（E2）、ユビキチンリガーゼ（E3）の3種類の酵素の働きにより形成されるポリユビキチン鎖が異常タンパク質に付与され、それを26Sプロテアソームが分解シグナルとして認識して、ATP依存的に基質を特異的に分解する経路。

▶り

＊リン酸化
タンパク質分子などにリン酸基を付加する反応。リン酸化によってタンパク質分子の働きが変化したり、細胞内での局在や他のタンパク質分子との会合状態が変化したりすることから、細胞の生存や機能維持に極めて重要な反応の1つである。

＊リン酸化プロテオミクス
プロテオミクスの手法を用いて、リン酸化された部分をペプチドとして濃縮して質量分析装置で網羅的に解析する手法。リン酸化部位と、リン酸化の頻度が同時に決定できるほか、リン酸化を行うプロテインキナーゼもリン酸化部位からバイオインフォマティクスを用いてある程度推測することが可能で、タンパク質のリン酸化の概念に革新的な知見をもたらしつつある方法論である。

▶れ

＊レドックス
酸化（oxidation）と還元（reduction）が供役した酸化還元のことをレドックス（redox）と呼ぶ。酸化還元反応では、ある物質の酸化過程と別の物質の還元過程が必ず並行進行する。つまり、一組の酸化される物質と還元される物質があって、初めて酸化還元反応が行われる。酸化される物質は電子を放出し、還元される物質は電子を受け取る。

索引

索引

数字

1分子イメージング ································ 56
2光子励起蛍光寿命法 ····················· 48

ギリシャ文字

α シヌクレイン ·························· 80, 100

日本語

▶あ

アグリン ·· 72
アストロサイト ········ 18, 38, 88, 92, 114, 122, 126, 140
アストロサイト微細突起 ················· 92
アセチルコリン ································· 46
アディポネクチン（APN） ············· 20
アデノ随伴ウイルスベクター ········· 40
アファディン ····································· 22
アポトーシス ····································· 94
アミロイド β ······························· 28, 80
アミロイド β タンパク質 ·············· 24
アミロイド β ペプチド ·················· 66
アミロイドイメージング ················· 84
アルギニンバソプレッシン ············· 26
アルツハイマー病（AD） ············· 20, 24, 28, 46, 66, 74, 80, 116
アロディニア ··································· 108

▶い

イオン化 ··· 46
育仔放棄 ··· 106
異常タンパク凝集体 ························· 80
異常タンパク質 ································· 86
一酸化窒素 ··· 98
遺伝子コード型 Ca²⁺ プローブ（GECI）
··· 30
遺伝性パーキンソン病 ··················· 104
イムノグロブリンスーパーファミリー
··· 130
インスリン受容体シグナル ············· 20
インスリン様シグナル ····················· 74
インテグリン ····································· 34
インビボ二光子レーザー顕微鏡 ····· 66

▶う

運動ニューロン ·························· 34, 110

▶え

エクソソーム ····································· 32
炎症 ··· 24, 38
炎症性サイトカイン ······················· 108

塩分欲求 ··· 118

▶お

オートファゴソーム ························· 96
オートファジー ················ 68, 95, 97, 124
オートファジーアダプター ············· 62
オプチニューリン ······················ 63, 68
オリゴデンドロサイト前駆細胞 ······· 88
温度 ··· 140
温度感受性 TRP チャネル ··············· 36

▶か

概日時計 ··· 26
海馬 ··· 28, 146
学習 ··· 102
可塑性 ··· 102
活性酸素種（活性酸素） ····· 70, 94, 98
カテプシン D ······················ 96, 104
寡動性 ··· 136
カルシウム ······································· 98
加齢 ··· 70, 98
感覚神経 ··· 36
ガングリオシド ································· 38
関節拘縮症 ······································· 110
間葉系幹細胞 ····································· 40

▶き

ギャップ結合 ····································· 90
嗅球 ··· 146
筋萎縮性側索硬化症（ALS）
············· 18, 34, 68, 76, 116, 122, 124, 134, 138, 144

▶く

グリア ··· 140
グリア細胞 ··· 24
グリア神経相互作用 ······················· 126
グリア・ニューロン連関 ················· 92
グリコーゲン ····································· 92
グルタチオン ··································· 122
グルタミン酸 ······················ 90, 102
グルタミン酸受容体 ························· 57
グルタミン酸トランスポーター ····· 123

▶け

ケイジドグルタミン酸 ····················· 48
ケミカルシフト ································· 84
顕微内視鏡 ··· 78

▶こ

口渇感 ··· 118
好気的リン酸化 ································· 92
抗酸化防御機構 ······························· 122
ゴーシェ病 ··· 69
コリン作動性ニューロン ················· 47
ゴルジ装置 ······································· 124
コンドロイチン硫酸 ························· 42

▶さ

再活性化 ··· 54
細胞間コミュニケーション ············· 44
細胞死 ··· 54
細胞時計 ··· 44
細胞内物質輸送 ······························· 100
サブユニット C ······················ 105
酸化 ··· 98
酸化ストレス ····································· 94
酸化ストレス PET ··························· 76

▶し

視覚系 ··· 61
軸索伸長 ··· 52
軸索分岐 ··· 110
軸索変性 ·································· 94, 113
シグナル伝達 ··································· 146
視交叉上核 ································ 26, 44
時差 ··· 26
脂質メディエーター ························· 24
脂質ラフト ··· 39
ジスルフィド結合 ··························· 132
質量分析 ··· 46
質量分析イメージング ····················· 46
シナプス ······················ 56, 65, 102
シナプス可塑性 ······················ 72, 98
シナプス活動 ····································· 30
シナプス前終末 ································· 48
シナプス長期抑圧（LTD） ············· 65
シナプス伝達 ····································· 93
樹状突起フィロポディア ················· 72
出生 ··· 60
シュワン細胞 ··································· 110
ショウジョウバエ ······················ 50, 54
小脳 ··· 40
小脳失調 ··· 112
小脳発達遅延 ··································· 136
小胞体シャペロン ··························· 120
初期エンドソーム ··························· 114
神経炎症 ··· 90
神経回路形成 ····································· 52

神経幹細胞 ······ 54
神経筋接合部 ······ 110
神経原線維変化 ······ 28, 84
神経再生 ······ 52
神経障害性疼痛 ······ 108
神経新生 ······ 146
神経性セロイドリポフスチン蓄積症
　（NCL） ······ 96
神経損傷 ······ 108
神経伝達物質 ······ 46
神経毒性 ······ 108
神経突起剪定 ······ 32
神経発生 ······ 52
神経発達障害 ······ 114
神経変性 ······ 32, 90, 100
神経変性疾患 ······ 20, 116, 120
進行性核上性麻痺 ······ 80
診断マーカー ······ 53

▶す
水頭症 ······ 22
スパイン収縮（可塑性）の拡散 ······ 48

▶せ
正常眼圧緑内障 ······ 124
成長円錐 ······ 42
脊髄小脳失調症 ······ 40
脊髄損傷 ······ 52
脊髄内浸潤 ······ 58
セクレターゼ ······ 24
セロトニン ······ 60
選択的オートファジー ······ 62
選択的脆弱性 ······ 34
先天性甲状腺機能低下症 ······ 136
前頭側頭葉型認知症 ······ 124
前頭側頭葉変性症 ······ 134
全反射蛍光顕微鏡 ······ 56

▶た
胎仔期の脳内環境 ······ 107
代謝 ······ 74
体性感覚系 ······ 60
大脳皮質 ······ 22
大脳皮質基底核症候群 ······ 80
タウ ······ 28, 64, 80
タウオリゴマー ······ 64
タウタンパク ······ 66
多系統萎縮症 ······ 80
脱ユビキチン化酵素 ······ 142
多動性 ······ 106

多発性硬化症 ······ 52
多モード性侵害受容器 ······ 50
タンパク質熱変性 ······ 132
タンパク質ミスフォールディング
　 ······ 145

▶ち
チャネルロドプシン ······ 126
中枢神経感作 ······ 58
チロシン脱リン酸化酵素 ······ 130

▶て
電位センサー ······ 70
てんかん ······ 140
転写因子 ······ 120
転写制御 ······ 146

▶と
統合失調症 ······ 114
糖転移酵素 ······ 38
糖尿病 ······ 74
逃避行動 ······ 50
毒性転換 ······ 90
時計遺伝子 ······ 26, 44
ドパミン軸索輸送の障害 ······ 137
ドパミン受容体 ······ 106

▶な
ナトリウムセンサー ······ 118

▶に
二重皮質 ······ 22
乳酸 ······ 92, 118
ニューロトリプシン ······ 72
認知機能 ······ 74
認知症 ······ 28

▶の
脳弓下器官 ······ 118
脳虚血 ······ 122
脳梗塞 ······ 70
脳室周囲器官 ······ 118
脳脊髄液 ······ 52
脳内温度 ······ 140
脳内分子イメージング ······ 80

▶は
パーキンソン病 ······ 46, 68, 76, 122
パッチ・クランプ法 ······ 93
バレル ······ 60

▶ひ
ヒト型分化多能性 ······ 82
品質管理 ······ 86

▶ふ
封入体 ······ 144
フッ素 ······ 84
プリオン ······ 134
プルキンエ細胞 ······ 40, 98
プローブ ······ 80
プロテアーゼ ······ 24, 110
プロテアソーム ······ 68, 86, 95, 145
プロトン ······ 70
プロラクチン ······ 107

▶へ
変異 SOD1 マウス ······ 18

▶ほ
ポジトロン断層撮影（PET） ······ 66
補体 ······ 32

▶ま
マクロファージ ······ 58
マトリクスメタロプロテアーゼ ······ 34

▶み
ミエリン ······ 130
ミクログリア ······ 32, 38, 58, 70,
　　　　　　　　　　90, 108, 130
ミスフォールディング ······ 132
ミトコンドリア ······ 76, 92, 105, 116, 128
ミトコンドリアダイナミクス ······ 116
脈絡叢 ······ 36

▶め
メタロチオネイン ······ 122
免疫系細胞 ······ 37

▶も
モノカルボン酸トランスポーター ······ 92

▶ゆ
ユビキチン ······ 86, 120, 128
ユビキチンリガーゼ ······ 94, 116

▶り
リアノジン受容体 ······ 98
リソソーム ······ 68, 96
リソソーム蓄積症 ······ 105

緑色蛍光タンパク質（GFP） ……… 30
リン酸化プロテオミクス ……………… 43

▶れ
レドックスシグナル ……………………… 98

▶ろ
老化 ……………………………………… 74
老人斑 ……………………………… 28, 84

英語

▶ A
Aequorin ………………………………… 30
ALS ……………………… 68, 76, 116, 138
AMPA 受容体（AMPA 型
　グルタミン酸受容体） ……………… 57
AnkyrinG ……………………………… 113
anoctamin 1（ANO1） ………………… 36
Atg7 …………………………………… 97
A β オリゴマー ………………………… 84

▶ C
Cameleon ……………………………… 30
Camgaroo ……………………………… 30
CIN85 ノックアウトマウス ………… 106
cofilin（コフィリン） ………………… 48
Cullin2 ………………………………… 144

▶ D
DKO マウス …………………………… 38
Drp1 …………………………………… 116

▶ E
ERK …………………………………… 78

▶ F
fMRI …………………………………… 126
FRET …………………………………… 78
FTDP-17 ……………………………… 64
FUS …………………………………… 68

▶ G
GAP-43 ………………………………… 43
GBA …………………………………… 69
G-CaMP ……………………………… 30
GFP …………………………………… 40
G タンパク質 …………………………… 44

▶ H
HuC …………………………………… 112

▶ I
IGF-1 …………………………………… 88
in vivo 機能イメージング …………… 78

▶ J
JNK …………………………………… 43

▶ L
LC3 …………………………………… 124
LOTUS ………………………………… 52
lysophosphatidylcholine ……………… 88

▶ M
MAP1B ………………………………… 116
MELAS ………………………………… 76
mitochondria-associated ER membrane
　……………………………………… 116
MR 画像法 ……………………………… 84

▶ N
Na⁺/K⁺-ATPase ……………………… 118
NMDA 型受容体 ……………………… 72
Nogo 受容体 …………………………… 52
Nrf1 …………………………………… 86
Nrf2 …………………………………… 122

▶ P
p62/SQSTM1 ………………………… 62
Parkin ………………………………… 128
PDGF-A ……………………………… 88

Pericam ………………………………… 30
PET ……………………………… 66, 80
pHluorin（フルオリン） ……………… 56
PINK1 ………………………………… 128
PKA …………………………………… 78
PSD95 ………………………………… 118

▶ Q
Q-iPS 細胞 …………………………… 83

▶ R
R-CaMP ………………………………… 30
rdw ラット …………………………… 136
RNA 結合タンパク質 ………… 112, 138
RNA スプライシング ………………… 142

▶ S
S100 β ………………………………… 122
SCA1 …………………………………… 40
Slc16 遺伝子ファミリー ……………… 92
SNARE タンパク質 …………………… 48
SOD1 …………………………………… 18
SPECT ………………………………… 80
S-ニトロシル化 ……………………… 98

▶ T
TBK1 …………………………………… 63
TDP-43 ……………… 68, 124, 134, 144
TDP-43 封入体 ……………………… 124
TET1 …………………………………… 82
TGF-β ………………………………… 18
TLS/FUS ……………………………… 138
Troponeon ……………………………… 30
TRPA チャネル ……………………… 50
TRPM2 ………………………… 36, 58
TRPV1 ………………………………… 36
TRPV4 ………………………… 36, 118, 140

■編集者一覧

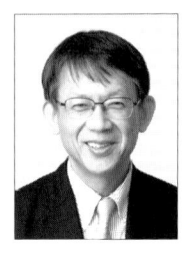

高橋良輔
京都大学大学院医学研究科臨床神経学教授

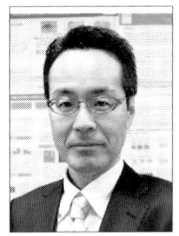

山中宏二
名古屋大学環境医学研究所病態神経科学分野教授

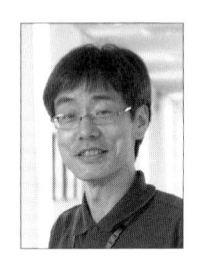

樋口真人
量子科学技術研究開発機構脳機能イメージング研究部チームリーダー

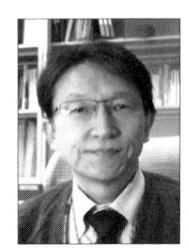

漆谷 真
滋賀医科大学内科学講座神経内科教授

脳内環境辞典

定 価：本体 2,500 円＋税
2017 年 3 月 31 日　第 1 版第 1 刷発行

編　集　高橋良輔・山中宏二
　　　　樋口真人・漆谷　真
発行人　大上　均
発行所　株式会社 メディカル ドゥ

〒550-0004　大阪市西区靱本町 1-6-6 大阪華東ビル
TEL. 06-6441-2231/ FAX. 06-6441-3227
E-mail：home@medicaldo.co.jp
URL：http://www.medicaldo.co.jp
振替口座　00990-2-104175
印　　刷　モリモト印刷株式会社
©MEDICAL DO CO., LTD. 2017　Printed in Japan

ISBN978-4-944157-64-8